U0346776

CURED：
The Life-Changing Science of Spontaneous Healing

自愈的概率

[美]杰弗里·雷迪杰 著

JEFFREY REDIGER

邓攀 译

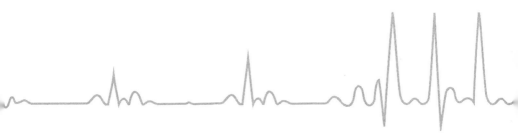

上海科学技术文献出版社
Shanghai Scientific and Technological Literature Press

果麦文化 出品

自发缓解（spontaneous remission）是指疾病的意外痊愈或病情的意外改善。绝症或进行性疾病开始好转而非恶化，个体表现优于均值成为特例，都属于自发缓解。

本书作者杰弗里·雷迪杰博士执教于哈佛大学医学院，也是执业内科医生和精神科医生。他自 2003 年起，严格筛选有明确医疗记录证明属于自发缓解的病例，用 16 年时间持续跟进研究。2015 年，雷迪杰博士在 TEDx 演讲新贝德福德站面向公众发表了研究成果。2020 年，他选取了最有代表性的病例，以严谨的态度、详实的资料和开放讨论的心态写成本书。

目录

引言　　　打开医学的黑匣子　　　　　　　　　　　　　1

第一章　　走进"不可能"　　　　　　　　　　　　　　19

第二章　　免疫细胞：天生杀手　　　　　　　　　　　36

第三章　　食物能给身体带来什么　　　　　　　　　　68

第四章　　切断疾病的"高速公路"　　　　　　　　　104

第五章　　激活治疗模式　　　　　　　　　　　　　130

第六章　　情绪与健康　　　　　　　　　　　　　　162

第七章　　治愈的信心　　　　　　　　　　　　　　190

第八章　　安慰剂　　　　　　　　　　　　　　　　204

第九章　　修复自我认同　　　　　　　　　　　　　227

第十章　　你不等于你的疾病　　　　　　　　　　　258

第十一章　向死而生　　　　　　　　　　　　　　　279

第十二章　烧掉你的船　　　　　　　　　　　　　　301

结语　　　远处的希望与脚下的可能　　　　　　　　322

后记　　　　　　　　　　　　　　　　　　　　　333

致谢　　　　　　　　　　　　　　　　　　　　　335

参考文献　　　　　　　　　　　　　　　　　　　339

引言
打开医学的黑匣子

人有两种被欺骗的方式：一种是相信虚假的故事，一种是不相信事实。

——索伦·克尔凯郭尔，丹麦哲学家

时间是2008年，克莱尔·哈瑟往后的人生看上去一片坦途，这一年她63岁，历经过人生风浪，已经习惯了生活的起起落落，曾经憧憬的未来正在逐渐变成现实：她和丈夫再过几年就要退休了，儿女已顺利长大，过得都挺不错，孙辈也在健康成长。夫妇俩在俄勒冈的波特兰度过了半生时光，这个城市有绵柔的细雨、生机勃勃的公园和红砖砌成的房子。克莱尔曾在卫生保健系统做了很久的行政人员，坐在被日光灯照亮的办公室里，从早到晚埋头于文件堆中。

克莱尔和丈夫很喜欢波特兰，但他们还是准备在退休后移居夏威夷。这些年来，他们一直在为这个计划存钱。眼看就要梦想成真时，克莱尔宁静而充实的生活突然被打破了。她被一些似有似无、让人隐隐不安的症状困扰：恶心的感觉日益频繁，腹部刺痛也反复发作。克莱尔去看了医生，医生也有所怀疑，便让她去做CT扫描。克莱尔躺在CT机里，手臂举过头顶，努力稳定自己的呼吸，期盼这个穿过身体的强大磁场不会发现什么异常。不幸的是，CT在她的胰腺上发现了一个直径大约两厘米的团块。接下来的活检击碎了克莱尔最后一点希望：这团物质是恶性的，也就是说，是癌症。克莱尔最终被诊断为胰腺癌，一种凶残的、无法被治愈的胰腺肿瘤。

肿瘤是一个沉重的词语，是现代社会的恶魔。有些肿瘤并不致命，只是安静而无害地蛰伏在身体里，这种情况下患者不会因癌症死去，而是会在肿瘤的伴随下因为其他原因走到生命的尽头；有些肿瘤虽然致命，却很容易被手术、化疗或放疗治愈。有些肿瘤会缓慢而持续地生长，还有些会恶化后又好转，起起伏伏许多年。有的肿瘤会自行消失，也有的则刀枪不入，对于后者，治疗只是努力让患者感觉好一些、肿瘤恶化的速度慢一些。更多情况下，肿瘤的表现会介于这些类别之间，严重程度也各有不同。

在已知的胰腺肿瘤中，克莱尔患上的恰是最致命的一种，病情发展迅速，杀人毫不留情。每年，大约有4.5万美国人被确诊为胰腺癌，而在欧洲这个数字还要翻倍。大多数患者在被确诊的第一年内就会去世。在目前的癌症致死人数分性别排行榜中，胰腺癌在男性榜和女性榜上均位列第四，趋势显示它很快就会上升到第三位。

胰腺癌的诊断就像一个死亡判决，问题不再是你会不会死于它，而是什么时间死于它。这种疾病为什么如此致命呢？因为在胰腺癌的早期，肿瘤会悄无声息地生长、扩散，让人觉察不到任何症状。等到病症信号出现——比如食欲下降、体重降低、后背疼痛，偶发的轻微黄疸（表现为皮肤和眼白微微发黄）——再治疗就已经有些迟了，肿瘤往往已经从胰腺转移到了身体的其他部位。治疗能够延长患者的寿命，却终究无力回天，96%的胰腺癌患者会在五年内死于这种疾病。大多数病人甚至活不到这么长时间，经验表明，在积极治疗的前提下，患者在诊断后的存活时间仅为三至六个月。按照这个标准，克莱尔还算幸运：医生告诉她还有一年时间。

克莱尔眼睁睁地看着她触手可及的未来——花园、夏威夷、夫妻俩宁静的退休生活——在一夜之间消失了。癌症如同飓风般摧毁了一切。

***

克莱尔与主治医生的第一次会面最早只能预约到两周之后。她的家人和朋友在听到这个消息后都觉得不可思议，克莱尔可是得了凶残的胰腺癌啊！不是需要尽快治疗吗？怎么能让她带着一个随时可能恶化、扩散的肿瘤，就这么生活几周呢？但克莱尔觉得这样也挺好，她需要镇静下来好好想一想，因为最终诊断让一切看起来像一场离奇的梦，她突然看到了生活的终点，就像火车正在眼前驶下悬崖，这太不真实了。还有，医院对待克莱尔的方式也让她感觉不自在：自己像待办事项列表上等待完成的任务，变成了一具没有感情、被不停推向下一个流程的躯体。作为庞大医疗系统中的一名患者，克莱尔觉得自己被困在了这台机器中，流水线冷冰冰地推着她前往一站又一站。一切都是流程化的例行公事，没有一丝人情味。

回到家，克莱尔一头扎进了资料堆，想要弄明白胰腺癌是怎么回事。她疯狂地阅读书籍和文章，浏览网站，寻找每一丝可能的希望和医生遗漏的线索。但是，她读到的一切都只是一遍又一遍地重复了同样的消息：没有人能够在患上这种癌症后存活下来。克莱尔查遍了网络，想找到哪怕一个病情缓解或患者幸存的例子，可一个也没有找到。

一种叫作惠普尔手术的外科手术或许能给克莱尔一线生机。这是一种很激进的手术，它将切除胆囊和部分胰腺，还有可能切掉部分小肠（包括十二指肠和空肠），甚至波及部分胃和脾脏。手术有很严重的不良反应和并发症。第一，身体机能会出现异常，因为胰腺承担了很多重要功能，比如调节血糖和消化食物。第二，胰液中的胰酶侵蚀性很强，在惠普尔手术后往往会随着胰液泄漏出来，造成胰瘘，引起的疼痛让人虚弱无力。此外，克莱尔还将面临体液潴留、胃痉挛和常人难以忍受的术后胀气疼痛。长期来看，她还有可能患上糖尿病和贫血，并面临消化问题，这些会导致维生素和矿物质缺乏，让体质下降。

夜里，克莱尔无法入睡，把想要问医生的问题一一写了下来：

惠普尔手术是我的唯一选择吗？如果我做了惠普尔手术，是不是会得糖尿病或造成胃无力？我还能正常吃东西吗？会疼吗？如果会疼的话，要疼多久，什么时候才能恢复？我在资料里读到过，手术会让我产生疲劳感，它会消失吗？这个手术你做过多少次，结果怎么样？这个手术在医院里常见吗？通常结果是什么？

"结果不会太好。"克莱尔的主治医生在会面时说。他就像克莱尔要求的那样，十分直率坦诚，克莱尔还挺喜欢这样的。

医生告诉克莱尔，两厘米的肿瘤可以通过惠普尔手术切除，这是她康复的机会。但风险同样存在，因为这将是一次不完美的手术，结果也并不明朗。他拿出了外科手术图谱，翻到惠普尔手术的部分。这是一本名副其实的百科全书，里面记录了各种把人分成一块块再组装回去的技术。

"看见了吗？完成这种手术的方法有很多。你知道这意味着什么吗？"他目光坚定，"这意味着没有一种方法让人满意。"

他告诉克莱尔，惠普尔手术可能长达八个多小时，病人有可能在手术台上心脏病发作或中风。关于死亡率的统计结果不一，有人说手术期间患者的死亡率是2%，也有人说是15%。主治医生告诉克莱尔，即使做了手术，她再活五年的机会也只有约5%，也就是说，绝大多数得了这种癌症的人，哪怕做了手术，也会在五年之内因癌症去世。这时，肿瘤专科医生插话表示五年生存率其实接近20%，而主治医生坚持只有5%，然后他们争论了起来。

"你看，有些医生喜欢给病人推销这种手术。"主治医生总结道，"但我不会，这种手术我已经做得够多了。而且，我也不用挣这个钱，我连游艇都买了。"

克莱尔知道医生想要治好自己。他是一名外科医生，接受的训练就是通过科学的魔法和精巧的技术把各种东西修好。但他也像克莱尔要求的那样，把未经雕琢的真相直接呈递在她眼前。

回到家，克莱尔在网上找了许多视频，视频里接受过惠普尔手术的病人讲述着手术的可怕不良反应，疼痛让他们辗转难安。

克莱尔搜索着各种存活率的统计数据，然后痛哭，并祈祷。她严肃地问自己：我能忍受什么程度的疼痛？我余生愿意忍受什么程度的疼痛？我能接受带着什么样的不便继续生活？如果不能再去登山徒步，我愿意接受吗？

克莱尔最终拒绝了手术。她不愿意把剩下的生命浪费在医生办公室和候诊室里，不想去追逐虚幻而渺茫的治愈希望。"我决定顺其自然，"她说，"不管生命还剩下多久，我要尽我所能去热情、快乐地生活。"

* * *

时间飞逝，转眼到了2013年，在被诊断为癌症之后的第五年，克莱尔因为其他疾病住院了。医生们要求克莱尔进行一次腹部CT扫描，这是自那次诊断后她第一次做影像检查。克莱尔曾以为自己会很快死去，所以她只是专心去生活，而时间竟然就这样一天天地过去了。医生们没有特别关注她的胰腺，但从扫描结果上能看到，她的胰腺毫无异样，曾经长着肿瘤的地方干干净净。

困惑不解的医生们认为一定是某次诊断出了问题，他们聚在一起，把每次活检的样本逐一进行重新检查，却发现那些诊断都是正确的。没有接受任何治疗或手术，克莱尔的胰腺癌凭空消失了。

这一切是怎么发生的？没有人知道，克莱尔自己也不知道。她的医生只知道克莱尔没有做什么：没有手术，没有化疗，没有放疗。我见到克莱尔的时候，她已经完成了从诊断到痊愈的惊人转变。但奇怪的是，没有一位医生对此感兴趣，他们说克莱尔的经历"没有任何医学价值"，她只不过像那些意外中了大奖的幸运儿一样，一切只是偶然罢了。

***

许多人会用不可思议来形容克莱尔身上发生的故事，在医学领域，我们把这样的病例称为"自发缓解"，是指疾病的意外痊愈或病情的意外改善。绝症或进行性疾病开始好转而非恶化，个体表现优于均值成为特例，都是自发缓解。

自发缓解的病例其实远没有得到应有的关注，它们就像尚未被医学开启的黑匣子一般。自发缓解的"自"意味着没有原因。但事实上，我们只是没有花心思去寻找原因罢了。医学历史中，几乎从来没有人尝试过使用严格意义上的科学工具去弄明白为什么有人能从这些绝症中恢复。从常理来讲，这些病例也许偶然触及了那些我们求之不得的治愈疾病的关键，所以更值得探究，可是该领域的研究几乎一片荒芜。

医学界把克莱尔这种人称为幸运儿或者个例，潜台词就是"我们没办法解释这种事"。可在我看来，这些医疗领域的个例，与很多在其他领域被称为个例的人一样值得被研究。

网球巨星塞雷娜·威廉姆斯和篮球天才迈克尔·乔丹也都是非比寻常的个例，但他们被看作凸显人类潜力的光辉典范，无数人模仿着他们的技巧和方法，期待实现自身能力的提升。在1968年的墨西哥城奥运会上，美国跳远选手鲍勃·比蒙加速助跑，然后高高跃起冲向沙坑。在那场盛事的影像记录中，鲍勃挺起胸膛，像巨鸟般飞在空中，落地时双脚向前，就像抓住了地面一样稳定。最终鲍勃以超越世界纪录两英尺*的成绩震惊了现场观众，让其他选手的表现都黯然失色。那一跳不仅像观察员所说的"超越了信仰"，也超越了现场仪器所能测量的极限，被称为"世纪之跃"。这之后，运动员和科学家们立刻着手研究世纪之跃的奥秘，他们想知道鲍勃是如何做到的，以及怎样才能超越这项纪录。然而，直到23年之后这项纪录才被打破。

可是，当类似的事情发生在医学领域时（比如一个被医疗系统宣判了死刑的人突然好转），我们却认为这让人尴尬，好像这样的案例会成为医疗系统的潜在威胁，而不是带来启发。幸运、个例，我们给它贴上重重标签后，便不再去寻求更多解释。

纵观历史，人类对于疾病产生的原因有过很多猜测与探索。几百年前，大部分文化还将疾病归因于神灵之力：要么是上帝的意志，要

---

* 　1 英尺约为 0.3048 米。

么是恶灵的诅咒。

如果生活在古埃及，你可能会随身佩戴护身符，一是为了得到神灵庇护以抵御疾病，二来还能用它在割伤或刮伤处涂抹蜂蜜这种天然抗生素。如果你病得很重，医生会建议催吐，当时的理论是，人体由纵横的通路组成，通路堵塞可能造成疾病，而催吐能够清理淤堵。

如果出生在古希腊，你也许会坚信人体是由各种元素组成的，它们之间互相平衡，而疾病则意味着失衡。生病时，你可能会走进医神阿斯克勒庇俄斯之庙，接受净化、梦疗和医学护理，医生会在医神的注视下，为你施加物理和精神的混合疗法。

虽然许多古代文明的医疗实践都严重依赖魔法、宗教和迷信，但它们也有闪光之处：深入的解剖学知识，从观察、试验和错误中得到的健康理论，依赖草药、经得起重复验证的疾病和外伤疗法，这些都是现代医学的早期体现。但疾病的根源隐藏在暗处，长期困扰着我们。疾病是如何产生的？为什么它会发生于这个人，而不是那个人？在依赖放血疗法和占星术的年代，人们就逐渐发现，许多疾病都是由脏水和秽物引起的，保持身体、城市和水源的清洁很重要——尽管当时他们并不十分理解原因。

公元前36年，罗马学者马库斯·特伦蒂乌斯·瓦罗出版了《论农业》一书，这是一本针对农民的实用指南。在关于家畜饲养的章节中，他提出要避免在沼泽附近饲养牲畜，因为"某些肉眼看不见的微小动物会在那里繁殖，这些微小动物能通过空气传播，从嘴和鼻子进入体内，引起难以消除的疾病"。这是一个有趣的理论，但在当时没能得到证明。

意大利医生吉罗拉莫·弗雷卡斯托罗于1546年出版了《论传染

性和传染病》一书。在书中，他详细阐述了自己的理论：微小、繁殖迅速的致病生物通过接触在人与人之间传播，或者随风传播。他的理论在当时很受欢迎，但同样因为没有任何实质性证据的支持而渐渐衰落，最后几乎没人记得。后来，是法国科学家路易斯·巴斯德在19世纪60年代明确证实了细菌学说。他提出的消除病原体的方法至今仍以他的名字命名——巴氏灭菌法。这一理论的确是医学的巨大飞跃，但它也使我们陷入了某种关于健康和疾病的思维定式，钻进了"杀死病原体"的牛角尖。或许，正是因为我们过分专注这一思路，才错过了通向健康的重要途径。

我们的医疗教育体系教导医生不要关注患者的故事和个人生活，从而更好地洞悉患者身上关于特定疾病的症状。我们被病理学所局限，把目光聚焦于缺陷与病态，而非每个人正确、优秀和特别的行为，因此，结局常常和我们的期望背道而驰。我们治疗疾病，而非治疗患者，所以不免管中窥豹，忽略了那些蕴藏在患者生活中、能够帮助他们更好地恢复健康的丰富线索和启示。我们关注病症，而非疾病的根本原因，对症下药却不尝试解决更长远的难题，忘记了让患者恢复免疫力和生命力的重要性。我们把生理健康和心理健康截然分开，而非尝试理解和接纳二者之间的联系，但是大部分疾病往往与这二者同时相关。

最终，因为不符合"唯一病因，唯一疗法"的治疗范式，我们不再考虑那些不同寻常的痊愈经历。凭经验，我敢说大部分专业医疗人员都曾遇到自发缓解的案例，但因为不知道应该如何看待它们，也无法将其纳入自己的知识体系，于是便选择把这些故事埋进记忆里，假装将它们遗忘，顶多在深夜的护士站喝咖啡时，或沉浸在自己的思维世界里时才会偶尔想起。我们不知道如何解释这些故事，也因为惧怕业内同行的嘲笑而避免谈及，更不会让患有同样疾病的人尝试相同的治疗方式。因为我们不想带来"虚假的希望"。

＊＊＊

我在十七年前第一次见证了这样的康复。那时，我刚刚完成住院医师的实习，开始了精神科医生的职业生涯。我接受了麦克莱恩医院（美国最古老、最负盛名的精神病学研究机构之一）和哈佛大学医学院的双重任命，还开着一家小型私人诊所，既当医生又做教授，压力很大。

正是在那时我认识了尼基，一位肿瘤科护士，在马路另一头的麻省总医院工作。她已经被诊断为胰腺癌，不知该如何把这个坏消息告诉已经成年的儿子，便带着他一起来做心理咨询，想从我这里得到帮助。

不久之后，尼基告诉我她从麻省总医院无限期休假了。她的健康状况恶化得太快，人总是很疲惫，无法正常进食，体重也在降低，已经不能再继续工作。尼基计划飞往巴西，去一个叫作阿巴迪亚尼亚的边远小镇待一段时间。

尼基离开之后大约两个星期，我办公室的电话响了，是她从巴西打过来的。

"你得过来一趟。"她说，"我在恢复，你都不敢相信我看见了什么。"

尼基一连几个月通过电话和邮件联系我，讲述了一个又一个故事，都是她在巴西看到的康复案例。但我还是没有去巴西。医院很忙，我要上课，而且我并不相信她的话。我把这一切都归结为可以解释的现象：暂时好转，错误诊断，不经治疗也能恢复的症状。

尼基回来的时候看上去确实好多了，健康状况显著改善，她又开始享受生活，享用牛排（她最喜欢的食物之一）和沙拉，在巴西的那段时光拯救了她。尼基告诉我她重新获得了爱与被爱的能力，曾经困扰她的情绪控制问题也已经消失不见。她觉得自己精力充沛，内心快乐，与离开之前相比，生活质量有了明显提升。但遗憾的是，尼基的故事并没有克莱尔那样的结局。坦率地讲，大多数故事的结局并不圆满。尼基的胰腺癌最终复发，不到一年她就去世了。但是在去世之前，尼基再次催促我去调查在巴西发生的事。

我在专业的学术期刊上读到，自发缓解的真实发生率极低，每10万例病例中大约只会存在1例。这一统计在许多论文中被一遍又一遍地引用，每次都被描绘为绝对真理，所以我决定追溯一下它的来源。最终我发现，这个数字是凭空捏造出来的，却被当成了客观事实，在很多文章中反复出现。

我继续深挖下去，寻找发生在过去和现在的自发缓解案例，最终得到了一个令人震惊的结论。过去的百年间，关于自发缓解的报道在绝对数量和出现频率上都呈现缓慢增长态势。我在公开演讲中也提过自发缓解和它可能带给医生的启示。有一次，我询问在座的医生，他们中有多少人见过从医学角度出发完全解释不了的痊愈，很多听众都举起了手；我又问他们中有多少人把这样的病例观察记录下来并公之于众，所有举起的手又都放下了。

我们难以窥见自发缓解的全貌，并不是因为它罕见，而是我们惧怕周围人的眼光。有多少案例是由于我们担心专业同行的嘲笑而从未见诸医学文献？作为麦克莱恩医院的新医务主任，我能敏锐地感受到这种矛盾。

我不愿公开自己的观察发现或寻求医学界同仁的支持，但是每天，无论在医院、精神科诊所还是急诊室，我都会发现有些患者面临的问题与那些自发缓解的案例渐渐吻合重叠。每一天我都会见到患有癌症、糖尿病、心脏病、自身免疫性疾病和肺部疾病的患者，他们得的都是致死率排名最靠前的疾病，越来越多的证据表明，这些疾病中的大部分都与生活方式关系重大。我也渐渐相信，如果我的病人愿意去尝试经历过自发缓解的患者所采用的应对策略，哪怕有所保留地尝试，他们的健康也一定会有所改善，进而整个社会的健康水平都会逐步提高。但是行业内教条主义根深蒂固，想要动摇它阻碍重重。

我成长在美国中西部的辽阔天空下，童年在印第安纳州乡下的一座小型家庭农场里度过，那里有一望无垠的玉米地和大豆田。我的父母都是阿米什人，那是美国和加拿大安大略省的一个特殊族群。阿米什人推崇原始自然的生活方式，摒弃任何现代化的电器。父母在我两岁时离开了阿米什人的社区，却依然奉行其理念：饲养牲畜，种植粮食，包括肉和小麦粉在内的大部分食物都自给自足；母亲为我们手工缝制衣服；电视、收音机等大多数现代化设施和相关活动都被视为应尽量远离和躲避的东西。对我来说，这是一个孤立隔绝的世界，我在其中生活得很艰难，所以一得到机会我就逃走了。我考入印第安纳大学医学院，后来又进入哈佛大学进行住院医师培训。我至今仍然记得世界在我面前徐徐展开的感觉，好像一扇一直紧闭的门终于打开，各种可能性出现在眼前。

曾有一位老师告诉我，问题和答案一样重要。他说，不一定要以得到绝对答案为目标，而应该提高发问的质量，因为问题的质量决定了答案的质量。于是我相信，问题是引导人前进的光束，如果能提出好问题，那么人就可以朝着正确的方向前进。

但医学世界有着截然不同的逻辑体系，和我期待的完全不同，这种落差感像鞭子一般时刻抽打着我。我仍然记得第一次被"鞭打"的时候身在何处：那是一个空荡荡的圆形剧场教室的前排，在教授结束当天的课程后，我追着让他答疑解惑。

"把材料都背下来就行了，"教授说，"别问那么多问题。"

"别问那么多问题，别问那么多问题，别问那么多问题……"我在医学院生涯中不知听到过多少次。当然，为了夯实成为医生所需的知识基础，医学生需要花费大量时间和精力来背诵材料。但是对我而言，这句话与贯穿我成长的令人不适的理念遥相呼应：永远不要质疑权威信条。

推崇教条背诵，缺乏质疑的自由，这让一些医生只知道埋头做事，从而维持医学体系航船的平稳运行。诚然，这个体系让我们取得了许多科技上的惊人成就，但它也让不少患者错失康复的重要机会，辜负了他们的期待。我自己也数次经历了这样的时刻：本可以改变某个人的命运，却与机会擦肩而过。但现在，我已经准备好循着线索一路追踪，抵达现代科学能够解答的边界，然后尽我所能，把这个边界推得更远一些。

对自发缓解的研究没有临床试验，也没有双盲试验*——这些都是医学体系使用的金标准。目前，我们还不能通过控制变量的方法研究自发缓解病例，在绝症患者身上检验这一理论也并不人道，所以遵循这些

---

* 指在实验过程中，测验者和被测验者都不知道被测验者所属的组别（实验组或对照组），分析者在分析资料时也不知道正在分析的资料属于哪一组。旨在消除试验过程中可能产生的主观偏差。

金标准不太现实。为了研究自发缓解，我们必须成为人类学家、侦探和临床研究人员，通过阅读医疗记录，结合当前的科学知识拼凑出最后的路线图。

这本书记录了我的尝试历程。

***

我从2003年开始研读绝症幸存者的病历报告，并对他们中的许多人进行过访谈。渐渐地，我发觉了暗含其中的规律，也不再惊讶于这些疾病的"意外"消失。我曾看着患者在我负责治疗时出人意料地好转，也曾多次与疑虑斗争。我并不主张患者们停止服药或者拒绝医学干预。我们发展出的药典和医疗技术具有其先进性和必要性，许多情况下都能起到救命的作用。同时，从这本书的讲述中你会发现，许多自发缓解的案例与相关领域内顶级医疗专家的不懈坚持和努力密不可分。这些案例告诉我们的是，有时候仅仅进行医疗干预并不足够，医疗干预中并没有关于治愈的全部答案。

经过亲身调查，结合患者治疗实践，我逐渐意识到，除了日复一日地对症用药之外，我们必须挖得更深一些，对疾病的源头刨根问底。症状治疗在短期内十分必要，这也是人文关怀的一部分，但从长远来看，我们更应该治疗疾病的根源，而根源往往并不显而易见。

自发缓解的案例为我们提供了了解这些根源的难得机会，我们有责任去研究这些案例，并从中学习可以学到的一切。然后，我们就能把这些案例中的经验知识与现代医学工具结合起来，转化为慢性病和绝症的治疗方法。

这本书重现了我多年来的自发缓解研究之旅。

在本书的前半部分，我会介绍这项研究的基础，也就是影响健康的基本要素。在自发缓解案例中，预期疾病进程被彻底扭转，对其原因的合理推测就是免疫系统和影响免疫系统的诸多因素——饮食、生活方式、精神压力。我一次又一次看到绝症幸存者在免疫系统方面实现了天翻地覆的变化，而这些变化却往往会被常规医疗忽略。到底发生了什么？又是怎么发生的？是时候进行更深入的探究了。最终，我不仅发现了这些变化在治疗方面的惊人功效，还更进一步发现了错综复杂的身心联系。

心理与身体之间的沟通感应可能对彻底治愈具有巨大的潜在影响。这并不使我惊讶，即使主流医学也承认我们的压力水平和思维方式会影响身体健康。但出乎意料的是，这种身心联系的深度远远超过我接受的医学培训让我具备的理解范围。在本书的后半部分，我将讲述思想、信心，乃至我们最基础、常常被忽略的自我感觉如何通过与身体相互作用实现彻底治愈。我真正追问的是这样一个问题：是人的内在自我决定了身体的康复能力吗？这个问题很难回答，但也具有很大启发性。

许多绝症幸存者在我寻找答案时向我开放了病历，分享了他们的生活。这本书将深入讲述他们的故事。我尽可能捕捉了每个故事的独特性，因为我相信自发缓解的秘密不仅存在于这些幸存者的共同点中，也存在于他们的差异中。正如著名心理学家卡尔·罗杰斯所说："最个性的东西就是最共性的。"

这些案例表明，身体渴盼痊愈，而我们需要为之创造生理和心理上适宜的环境作为康复的基础。想要创造这个条件，我们已经学到的还远远不够。我的目标是把自己的学习历程分享给读者，在书中，我会带读者一一研读这些案例，探索开创性的身心联系新学科，一起走过被这些案例点亮的康复之路。最终，这条路引领我找到了新医学模式的基础——我称之为健康的"四大支柱"：调节免疫系统，平衡营养结构，改善压力应对，修复自我认同。

这是一个起步不久的研究领域，显然，我也没有全部答案。但我确实有一些初步想法，它们让我在探寻这个领域的路上越走越远。通常，我们会给无法解释的东西贴上"个例"的标签，但即使个例也有其发生的原因，只是我们还没有找到罢了。掀开盖子，去窥探那些以前无法解释的现象，它们的发生机理可能像钟表齿轮一样复杂精妙，这在我看来是一件很有意义的事情。

许多年前，我对自己发誓，除非有绝对值得讲述的东西，否则不会动笔。19世纪的哲学家克尔凯郭尔曾描写过个体如何在现代社会的喧嚣聒噪中生活。与其他哲学家相反，他不想成为广场上七嘴八舌发表观点的声音之一，也不想成为其中最响亮的声音，他选择从广场上搬走一些干扰物，以便读者可以自行发现他们所需要的真相，并重新开始生活。

我希望这本书也能起到同样的效果。我认为现代医学迫切需要讨论这些自发缓解的病例，因此才选择发表自己的看法。在这本书中你将看到，对于如何实现健康、积极的人生，我们并非一无所知。但你也会看到，我们选择性遗忘了这些知识。重新掌握这些知识的唯一方法是消除内在和外在的杂音、摒弃这样那样的观点，重新回归那些更根本、更原初和更真实的事物——然后我们就会发现，这些知识深埋在我们每个人心底，光芒从未熄灭。

这是一个全新且会在未来几十年内快速变化的科学领域。考虑到截至目前的重要发现及它可能给数百万人带来的希望，我必须将它广而告之。我希望这本书可以帮助那些慢性病甚至是绝症患者，或那些爱着他们的人，或那些只是想拥有更健康、更精彩人生的人们。

现代医学通常会为患者描述当下的病情和未来的生活状况，却不会帮助他们了解什么可能发生，或者什么可以发生。无论被诊断出的是糖尿病、心脏病、抑郁症、癌症、自身免疫性疾病还是其他疾病，现代医学可能都无法提供实现真正治愈所需的希望与工具。我们需要将这些自发缓解的案例放在手术台上进行剖析学习，从而点亮存在于每个人体内的生命之光。

***

一如生病前的设想，克莱尔现在居住在夏威夷。

"得到诊断之后，我以为我没机会来了。但一切的时间都刚刚好。"她说。

克莱尔的女儿和女婿都是音乐人，克莱尔和丈夫现在与他们一起住在瓦胡岛。晚上，她常常坐在夏威夷式露台上看风景，映入眼帘的是火奴鲁鲁的灯光和随着天气不停变化的天空。最近，一场飓风刚拜访过。天气预报曾显示这场飓风会给夏威夷带来严重的威胁，但后来的情况没有预想的那么糟糕。我觉得，那个曾经几乎毁了克莱尔的癌症也像这场飓风一样。

"我们这边刮了点风，其实还好。"克莱尔这样对我讲起最近的这场风暴，"我们很幸运，和它擦肩而过了。"

如何与飓风擦肩而过？这个问题并没有一个简单的答案，这本书也并不能提供一种简单的解决方法。我在书里记述了探索自发缓解之谜的漫长旅程，保持健康活力的秘密可能也在其中。这一路困难重重，每当我搬起一块石头想要寻找解释时，眼前都会出现另一个问题。每当偶然发现一个看似很明显的"答案"时，我都必须提醒自己，我的目标不是得出结论，而是提高问题的质量。

第一章
走进"不可能"

我相信，在对自然的研究中，固执地认为某种现象不会发生，远比虚假信息所带来的伤害要大。

——威廉·詹姆斯，美国哲学家、心理学家

我人生中第一场独立完成的手术是腿部截肢。

那是凌晨两点，我已经等了好几个小时。护士们把我叫进手术室，简要介绍了病人的情况：那位患糖尿病的老先生因为左腿剧痛来到医院，小腿和脚掌上有好几个坏疽性伤口。像这样没有得到妥善治疗的晚期糖尿病可能减缓四肢末端的血流速度，引起很严重的循环问题。当这位患者在深夜赶到急诊室的时候，他的组织损伤已经非常严重，还伴随着相当危险的感染。总之，那条腿保不住了。

按照规定，我花了五分钟的时间"刷手"——从每一个指缝一直清洗到了手肘。我举起手臂晾干，然后倒退着穿过门进入手术室的通过间。手术技术员帮我穿上手术服，戴上口罩，接着抬手给我戴帽子——可是没戴上。我长得挺高的。她踮起脚尖，而我正想蹲下一点，我们都笑了。我才意识到自己有多紧张。作为一个刚刚从医学院毕业的实习医生，这是我第一次负责一场手术。

随着第一刀的落下，我的焦虑消失了。手术刀在腿上利落地滑过，划出一道又深又细的线。冥想般的平静掠过我的全身，那是一种全神贯注的感觉。我来回划动手术刀，不时在出血部位烧灼止血好保持手术部位视野清晰，全然不知道过去了多少时间。我永远也忘不了那种被烧焦的肉的气味，以及切开胫骨时骨锯发出的声响。这让我想起小时候在农场上用过的链锯，但那声音有着粗糙、沙砾般的质感，而这声音更精巧、更细腻，也更让人毛骨悚然。这一刻对我来说有点超现实——这个穿着手术服、戴着手术口罩的人竟然是我。我会出现在这里，实在是有点不可思议。

我上学的时候安静得过分，高中时还被票选为班级里"最腼腆的人"。17岁时，我申请了医院里护理员的兼职工作。我常年在农场搬运成捆的干草、成桶的水或谷粒，所以长得又高又壮，把一个成年人抬上转移床或轮椅对我来说十分轻松。

护理员的工作让我得以窥见人生历程的全貌。我护送出院的母亲与她们臂弯里新生的婴孩，将他们从医院一直推到路边；我搀扶病人坐上便盆，再把排泄物清理干净；我收集待洗的衣物用品，清理复杂手术后地面上留下的血迹；我看着一个孩子因为癌症失去了头发，在几个月之后，又顶着新长出来的绒发走出了医院，小小的拳头中攥着一束气球；我给病人翻身，把他们抱在怀里，方便护士给他们擦洗或者包扎；我把人们推进停尸房，一床白布会被拉起来，盖上他们的脸。

我比医生们还了解护士。她们终日围绕在病床边，教我如何抽血，或者如何连接导线进行心电图检查。

"还挺有模有样的，你应该去当医生。"护士们说。

这是个醍醐灌顶的想法。它像一颗种子落在我脑海肥沃的土壤里，发芽、成长。在这之前，我从未想过自己的未来会有这样的可能。

当年做兼职时，我在外科医生结束手术、将口罩和帽子摘下胡乱扔在地上之后，将患者从手术室运走。而此刻，我自己站在手术室里，扮演那些外科医生的角色。

截肢的时候需要在骨头边缘留下足够的肌肉，好让那一截残肢将来能够贴合无痛地穿进假肢里。用一根又长又弯的针头进行缝合时，我努力塑造了这样一个理想的肢体，但是我怀疑这位患者还是没有办法用假肢从轮椅上站起来。手术很顺利，可我依然有些担心。他年事已高，且身患重病；他大半辈子一直在服用的胰岛素渐渐失效了，身体机能也开始衰退，左腿已经出了问题，接下来就会轮到右腿或手臂。我想，早在这场手术之前，医生们是不是可以做些什么，让这一切从开始就不会发生。

选择学医时我以为行医可以帮助他人。我想象着自己能让患病的人们过上更健康的生活，也就是更好的生活。但作为临床医生，我们能做的事情太有限、也太迟了。我看着同事们夜以继日地工作，从一个病人冲向一个病人，疲于奔命却收效甚微。这并不是因为消极怠工或不愿奉献，只是我们往往只关注故事的局部，而忽略了它的全貌，仅仅治疗症状，而不解决根本问题。我每天都能看到患上各样疾病的人们，他们需要的是问题的真正解决方案。

许多年之后，我仍然在想着这位老先生——我的第一个外科病人。早在进入手术室之前他就患上了糖尿病，这种疾病让他的健康陷入了无法恢复的低谷。而我在思考，那些口耳相传却鲜有人探索的自发缓解病例是否暗藏着我们所需要的线索，让我们能在为时已晚之前帮助像他这样的人。

解剖"不可能"

2003年,我去了趟巴西。走下飞机的时候,空气像洗澡水一样又热又滑。那时是三月,南半球夏季的末尾,太阳直直照进我的骨头里,出发时波士顿的凛冬留在我身上的寒意开始消退。我想,也许这次旅行并不是一个坏主意,但仍然心有疑虑。

决定前往巴西的康复中心寻找资料时,我以为只需要去上一个星期,进行简单的调查,就能得出答案。我相信只要轻轻刮蹭,"奇迹康复"的闪亮外衣就会脱落,暴露隐藏其下的真相。我准备让速战速决的旅行解决我良心的困扰,然后继续原来的生活和工作,不用再操心这些故事的真实性。

在这之前的一年里,我不断听到从绝症中突然恢复的故事,不止来自巴西,也来自其他地方。我接到全国各地的来电,人们迫不及待地分享着他们的康复经历。有些故事乍听上去难以置信,但讲述者们出奇地坦率,他们会详细写下自己的经历,然后通过电子邮件发送给我。邮件附件里是他们的X光片、磁共振成像(Magnetic Resonance Imaging,简称MRI)扫描结果,以及角落里有医生笔迹的医疗记录。

有些案例缺乏足够的证据支持,或者在我看来最初的诊断就比较模糊。有些时间窗口太短,可能只是回光返照。还有一些患者是在自欺欺人,病情其实正在恶化,但他们认为自己在康复。我理解这种对痊愈的渴望,它过于强烈,最终让一些人骗过了自己。

这些故事乍一看确实吸引人——肿瘤像冰块一样融化了,瘫痪的人站起来开始行走,绝症患者在本应死去的多年之后还健康地生活着。但它们只是故事而已,没有证据。当人们通过电话或者邮件讲述自己的故事时，我会倾听，仅此而已。行政、临床和教学任务的重担像山一样压在我身上，我没有时间进行这种无意义的探索，去寻找一种难以定义的现象、一场海市蜃楼、一个不老泉的传说。

我是冒着断送职业生涯和声誉的风险来到巴西的。我担心最终找不到丝毫实际证据来支持任何一个自发缓解故事的真实性，但面对几乎完全未经探索的开创性研究领域，我有些动心。有些案例有确诊和症状缓解的切实证据，让人难以驳斥。我看着这些病例，努力想要找到一个解释。如果有些现代医学拒绝承认的事情真的发生了，我该怎么办？

当意识到自发缓解发生概率的文献数据和真实情况出入巨大时，我便加快了研究进度。每个夜晚，完成了夜间查房后，我就坐在计算机前，在医学数据库的搜索栏中输入"自发缓解"，点开不同的期刊，从中寻找蛛丝马迹。

我发现的案例数量着实令人震惊。从绝症中自发缓解的例子不在少数，只不过被当作"个例"。人们在讨论疾病进展和选择治疗方案时往往不会提到它们，收集汇总数据时，看起来像小概率事件或者数据误差的自发缓解案例也会在计算平均值时像水滴进入大海般消失不见。我们的医学建立在大量数据的平均结果之上，建立在一般性和普遍做法之上。但是当我专门去搜索自发缓解的病例时，它们出现在我翻过的每一块石头下面。一直以来，它们就藏在众目睽睽之下。

很久以前，当我决定放弃与世隔离的乡村生活、继续接受高等教育时，我曾起誓要追随真理，无论它将引领我到达何处。是时候追问现代医学没有提出的问题了：为什么会出现自发缓解？即使调查将揭示一切自发缓解都是故弄玄虚，我仍有责任追问下去。我总是想起那位老师的话——问题的质量决定了答案的质量。如果我们从未提问，又将如何得到答案呢？

　　机场距离我将拜访的第一个康复中心有一个半小时的车程。出租车驶向巴西利亚郊外，视野开阔起来，起伏的绿色山丘映入眼帘。我试图通过欣赏美景来分散注意力，但脑海里充满了疑问和困惑。这会是一次错误的行动吗？我必须牢记要保持开放的心态。我准备好开始提问了，希望这些问题能为我指引接下来的方向。

　　康复中心藏在巴西乡下的小镇上。在这里，巴西人精神信仰的痕迹随处可见。这种信仰十分深厚，与我习惯的文化截然不同。在这个信仰体系中，疗愈者会与另一块大地进行沟通，从那里输入精神与能量。我这次旅行的重点是阿巴迪亚尼亚一所叫作伊纳西奥·洛约拉之家的康复中心，这也是尼基催我来调查的地方。这里不止吸引了巴西的患者，还吸引了来自世界各地的人们。我听说了这家康复中心的许多案例，其中的不少案例都勾起了我深入研究的兴趣。

　　到达后，我环顾了康复中心的环境。这是一栋被绿色田园环绕的露天别墅，室外花园纵横着曲折的小径，长椅掩映在巴西黑黄檀的树荫之下。显然，来到这样一个远离日常生活、没有压力与焦虑的地方，从某种意义上讲确实可以让身体和精神产生变化，帮助患者积蓄能量来应对自身的异常与疾病。我甚至也感觉烦恼开始离去，从波士顿带来的压力和焦虑在阿巴迪亚尼亚的暖阳轻风下蒸发不见。但是，休假并不能治愈绝症。如果我听说的案例是真实的，这背后一定还有其他隐情。

　　当我遇见约翰·特谢拉·德·法里亚时，他正坐在一把宽大的椅子上，面对着摩肩接踵的冥想者。法里亚有一头稀疏的深色头发，戴着眼镜，全身白衣。人们排着长队从他身旁经过，在那短暂的几秒钟之内得到诊断结果和处方，然后又重新回到冥想者的队伍里。我与法里亚握手的时候就明确地意识到，有些人会认为他是能给人带来疗愈的医者，也一定会有人说他是个骗子。

我有理由对法里亚保持怀疑。我知道他声称在进行"精神手术"，尽管治疗过程是完全免费的（每天的午餐也是），但康复中心还是在通过售卖独门复方草药和其他乱七八糟的东西来盈利。每当有人将痊愈归因于特定的人或地点时，我便会警觉起来。数百年前，人们声称法国卢尔德的圣水有治疗功效，但是专门小组进行调查时无法找到圣水和康复之间任何具有统计意义的联系。如果是我去调查卢尔德的传言，我会将注意力放在痊愈的患者身上，而不是泉水上面。同样，在阿巴迪亚尼亚，我对这里的患者最感兴趣——这是一个独特的群体，他们中出现过很多自发缓解案例。

私下里，我为自己设定了底线：只有一个案例难以用现在的科学理论解释，却又存在明确的医学证据，我才会继续跟进。[1]*

胡安是我最早接触的那批患者之一，他已经80岁高龄，每年都会与家人一起造访康复中心。胡安是个农民，来自巴西另一侧的农村，靠种植大豆为生。他的手晒得黢黑，像木头一样干皱，这是多年室外工作留下的痕迹。几十年前，胡安被确诊为多形性胶质母细胞瘤。这是一种发展迅速的致命脑癌，无法被治愈，只能采取姑息治疗，目的是让患者不太难受，并在可能的情况下稍微争取一点时间。患者很难幸存，确诊后的五年生存率只有2%到5%。然而数十年过去了，胡安正坐在我对面，以他的年龄来说惊人地健康，周身散发着宁静睿智的从

---

* 本书所有上角数字标注均见书后参考文献。

容气息。

我问胡安，在他看来是什么把不可能变成了可能，帮助他实现了痊愈。他耸了耸肩，摊开手掌：谁知道呢？胡安说他得到诊断后便开始造访这家康复中心，并且之后每年都会来这里冥想打坐。他认为这是一年一度的身体维护，就像给机器换油一样。

"确诊后，你的生活有什么变化吗？"我问胡安。他想了一会儿，然后摇了摇头说"不知道"。他不认为有什么变化。

交谈时胡安的妻子一直坐在他身旁。听到这里，她突然开始哭泣。我们吃惊地转过头去，只听她说："一切都变了。"

确诊前，胡安很少花时间陪伴妻儿。胡安的妻子这样描述丈夫之前的生活：要么在外面干活，要么在喝酒，要么不知道在哪里。胡安跟妻子之间的气氛很紧张，时不时会有争执。对妻子而言，胡安就像一艘在海上独自漂泊的小船。

自从被诊断出患有癌症、被死亡紧紧盯上，胡安的生活重心完全改变了。一夜之间，他好像变成了另外一个人。胡安的妻子说："他回家了，现在和我们亲密多了。"

在一场又一场对话中，我一次又一次听到这样的描述：一切都变了。来到阿巴迪亚尼亚的人们并非坐等痊愈，他们其实改变了生命中最根本的东西，改变了与世界相处的方式，甚至改变了自己。他们辞退工作，修补婚姻；他们重新拾起已经放弃的梦想，奋力追寻；他们重新规划自己的时间，改变生活的重心……他们来到这家康复中心，希望得到指引，接近更深层次的某种东西，并相信这可以带来治愈。有时，这种改变似乎真的奏效了。我认真检查了一些肿瘤患者的MRI结果，那都是能够致人死亡、也无法通过手术移除的肿瘤。接着，我又检查了后来肿瘤减小、消失的MRI结果，试图弄明白这到底是怎么一回事。当然，事情不会那么简单。

出发前，我仔细阅读了所有能找到的有关这家康复中心的资料。多个经过认证的消息来源声称这家康复中心的治愈率高达90%至95%。95%！如果这是真的，那着实令人震惊。有报道称巴西的一些研究能够支持这一统计，然而语言障碍增加了信息追踪的难度，我没能找到这些研究。后来我发现了其中的一两项研究，但只有最原始的葡萄牙语版本，几乎没能引起任何人的注意。

通过一周的密集调查（与患者面谈，筛查医疗记录，搜索医疗数据库以查找也许会有帮助的研究），我确定这里的治愈率远没有达到它所声称的95%。的确，许多人造访这里后感觉自己好转了，似乎属于真正的病情缓解。但是当我撕开表象，真实的故事开始浮出水面，与我最初的预料基本一致。

有些人确实经历过症状的明显缓解，可随后疾病又复发了。有些人痊愈了，可他们同时也在尝试其他主流疗法。痊愈的人认为是康复中心让他们恢复健康，但这一说法完全无法被证实或证伪。还有些人状况有所好转，生活质量确实改善了，我很高兴听到这些消息，但无法将这些病例归为明确的自发缓解案例。最令人心痛的还是那些坚信自己已经康复、但所有医学证据均指向相反结论的患者。就像飞机失去引擎后依然会滑行一样，信念能够带领他们前进一段距离，但解决不了问题。患者渴盼痊愈，可疾病仍然存在于体内，很快飞机就会坠毁。

告知一个人我不能采信他的案例是一件棘手的事。那些案例十分鲜活，就来自坐在我对面的真实的人，来自深切地想要相信自己已经好转的人。听他人描述身体感受、体验重病像潮水般从身体中退去的感觉，与检查患者肿瘤负荷*打印结果大不相同——MRI只是冷冰冰的黑白扫描图，可能属于任何一个人。

起初，想要区分真实和无意义的故事并不容易。有时，我跟踪了一些有希望的线索，最后却什么也没有发现。也有时，我觉得一些案例过于牵强，却在几个月之后看到了支持案例的医疗记录，不得不重新回头。我记下一场又一场谈话，一次又一次比对人们讲述的故事和医疗文档。有些案例吸引了我的目光，它们有着确凿的书面诊断和后续完全康复的书面记录。这些时隔数周、数月甚至数年的康复记录通常由困惑而讶异的医生和专业技术人员写下，真正的自发缓解案例开始从黑暗中显现，闪耀着钻石一般的光芒。

马修，被活检证实患上了一种很严重的脑瘤。他去了巴西，在那里待了几个星期，又待了几个月，接着恋爱了。他的肿瘤消失了，大脑里原来是肿瘤的位置只留下了一个很小的疤痕——这本是几乎不可能出现的结果。简，她的红斑狼疮已经到了晚期，来到巴西时处于多器官功能衰竭的边缘，当时陪同她的医生确信她无法活着完成这趟旅行；如今，她身体健康，容光焕发地坐在我面前，眼睛里洋溢着笑容。林恩说她的乳腺癌被治愈了。山姆描述了他脊椎上的肿瘤消失的全过程……

这些匪夷所思的痊愈案例陆续浮出了水面。虽然远远没达到95％，但数字也远超现代医学所能解释的范围，足以使我相信巴西的康复中心的确在创造历史。我不能将其归纳为莫名其妙的"奇迹"，因为我们一直在努力攻克未解之谜，用理性诠释奇迹，让它走下神坛。

---

* 指人体中癌细胞的数量、肿瘤的大小或癌症病灶的总量。

作为医生，我即使不知道某些药物如何发挥作用，也会选择用它们治病，而非求助于奇迹。许多在我们看来稀松平常的技术产物（比如手机、收音机、电视等）会被过去的人当作奇迹。想象一下，一个生活在17世纪的人抬起头，看到一架巨大的喷气式客机——一大块重达百万磅*的金属在空中呼啸而过，他的内心会有什么想法？他一定在想：这不可能，这简直是奇迹。但是，现在我们知道了伯努利原理**，造出的飞机能够安全地完成日复一日的飞行。客观地说，随着科技的进步，今天的奇迹将成为明天的寻常。

在巴西的时间过得飞快，一星期好像刚刚开始就结束了。我把装满文件和笔记的旅行包甩到肩膀上，在走向出租车时最后一次环顾四周。一只鸡在马路对面悠闲地寻找玉米粒，一头驴奋力拉着车，旁边是干瘪的赶驴人。我将要带着更多的问题和更少的答案离开这个我不了解的世界，回到那个一星期前我以为自己了解、现在却发觉并没有想象中那么了解的世界。这里人们对健康和治愈的本质以及身体和心理的关系有着独特的看法，这是一种截然不同的方式。我处在一个谜团的边缘，我既被它吸引，又畏惧可能的发现。

在回家的飞机上，我翻看笔记，试图理顺看到和听到的全部信息。我相信那里确实发生了什么，但拼图还缺失太多重要的部分，我还找不到一个合理的解释。

在巴西发现的线索没有一条能让我相信这一切归根结底与疗愈师有关，我甚至能推导出恰好相反的结论。我决定，不管有谁对这家

---

* 1磅约为0.4536千克。

** 在水流或气流里，如果速度小，压强就大，如果速度大，压强就小。由瑞士物理学家伯努利于1726年提出。

康复中心多么感兴趣，只要他可能成为潜在的受害者，我就不会推荐他过去。电视和媒体联系我评论这家康复中心时，我也拒绝了。我不想鼓励任何人去那里，因为说不定就有人会受到伤害，或者被蒙蔽欺骗。我不想为别人带来任何风险。

然而，我决定继续研究那些有趣的、有着明确痊愈结局的案例。我希望聚焦于患者自身的调整和变化，从中找到痊愈的内在根源。我认为，在这些本来不太合理，甚至根本不可能的康复中，治疗师或医生唯一的作用就是唤醒人体自身已经具备的能力，让人体发挥出医治自己的功效。因此，我必须尽快找到那些真正影响康复的因素，觉察到它们的存在，并亲自唤醒它们。

我并不是要贬低优秀的治疗师或医生对患者的价值，恰恰相反，医生会对患者产生深远的影响，医生的工作可能成为痊愈过程中必不可少的一环。但是通过学习思考这些沙中淘金般得到的自发缓解案例，我意识到外部因素并非痊愈发生的主要原因。一粒药丸，一剂药方，一场手术，或一位医生的上帝之手，这些答案看起来简单而清晰，要说它们掌握着患者康复的关键，似乎不会引起什么质疑。但它们并没有。是患者自身的什么东西让痊愈成为可能。

被历史掩埋的线索

几个月之后，为了准备一场演讲，我开始翻阅旧课本和旧笔记，并偶然发现了其中的一个故事。我依稀记得这个故事在医学院被提过几次，但都只是简单带过——可能是病理学课本中这里或那里的一段，或教授讲课时的顺口评论。它就像历史记载的脚注，永远被人忽略。这次，我心里惦记着自发缓解的问题，所以被这则花边消息吸引住了。我把演讲材料扔在一边，开始从头阅读。

故事开始于1890年的秋天。当时，纽约纪念医院一位年轻的外科医生威廉·科利收治了一名新患者。这位同样年轻的女患者名叫贝茜·达希尔，她已经被手上一个无法愈合的伤口困扰了好几周。检查室里，贝茜向科利讲述了受伤的全过程。暑期外出旅行时，在一趟摇晃的火车上，贝茜的手被挤在了两个座位之间。刚开始的肿胀和疼痛并没有引起她的担心，但伤情一直没有好转，反而越来越糟。科利对受伤部位进行了活检，满心期望会找到感染的迹象，然而，他发现了一种罕见且发展迅速的骨肿瘤——肉瘤。

当时，治疗这种肿瘤的唯一方法就是截肢。贝茜吸入了带点甜味的低剂量氯仿麻醉剂，科利把她的胳膊从肘部以下切除了。

但贝茜并没有好转。为时已晚，肿瘤已经扩散。几周后，科利在贝茜的右侧乳房发现了一个杏仁大小的柔软结节。第二天，它长大了一倍。与此同时，贝茜的左侧乳房也出现了两个结节。肉瘤在她全身迅速生长，从皮肤下膨胀而出，开始像高尔夫球一样大，然后长成了葡萄柚大小。腹部触诊时，科利发现了一个"小孩子脑袋那么大"的肿瘤。[2]在确诊几个月后，1891年1月，贝茜去世了，那时她18岁。

贝茜·达希尔确实死于一种罕见的癌症，但由于类似的故事在那段时期并不罕见，所以这个案例本不会在医学历史中被提及。不过科利没办法轻易把这件事放下——贝茜还很年轻，却这么痛苦地死去，这让科利遭受到了严重的打击。因此，科利没有继续接收下一个病人，而是开始研究治疗过程中可以改进的地方。他仔细梳理查阅了医院的历史医疗记录，发现了一个与贝茜几乎一模一样的病例，唯一的差别是：这位患者幸存了下来。

这两个病例有什么不同？幸存的患者是一位名叫施泰因的德国人，他在截肢手术的几天之后出现了高热，情况十分凶险；伴随的感染（很可能是丹毒，一种由链球菌感染引起的皮肤炎症）几乎要了他的命。但是，施泰因的免疫系统成功击退了入侵的细菌，人也开始退热。令人诧异的是，施泰因的肉瘤也在缩小。当感染消除的时候，肿瘤完全消失了。施泰因的医生带着困惑让患者出院了。

通过与其他丹毒病例进行交叉比对，科利发现了更多类似的例子：患者在接受了肿瘤切除手术后被感染，开始发热，然后出人意料地从癌症中痊愈了。科利注意到，路易斯·巴斯德等医学先驱也曾提到过与丹毒相似的发现。科利开始怀疑，某些情况下，术后感染有助于患者的康复。他认为感染引发的免疫反应不仅能够驱除入侵机体的细菌（这就是发热的作用），还能刺激机体的免疫系统去攻击肿瘤细胞。

为了检验这一理论，科利立即向一位癌症患者注射了活链球菌。这名男患者的脖子上长了一个鸡蛋大小的肿瘤，几乎无法说话或吞咽，其他治疗方法全部失败了，他大概只剩下几星期的寿命。注射之后，男子发热了，热得很厉害。但是当他挺过感染后，科利眼睁睁地看着肿瘤溶解消失了。男子幸存了下来，出院回家的时候已经从癌症中痊愈。

这个故事蕴含着惊人的启示——身体中对抗感染的自然过程不知怎么也能够破坏恶性肿瘤，让它们液化溶解，最终被清理出身体，几乎不留下一丝曾存在过的痕迹。

重读科利医生和贝茜·达希尔的故事，我被这个久远之前的发现震撼了。它太具有前瞻性。如今被称为"免疫疗法之父"的科利发现了一些有关人体免疫功能的重要秘密，一条能让免疫系统帮助我们对抗绝症的途径。后来，他研发了一种死细菌混合物，并开始用这种混合物治疗癌症。对于患者来说，死细菌更加安全，因为它们致病性更低，不太会让患者由于病情过重而死亡。但是，人们很难接受将"坏"细菌引入体内的想法。

科利作为先驱者超越了他所在的时代。在他尝试激发更强烈的免疫反应、促使身体做本就该做的事——清除癌细胞——的同时，历史潮流却向着抑制免疫反应的方向发展。当时，医学界刚刚意识到药物治疗的魔力，很快就出现了对新免疫抑制剂和退热药的追捧。人们设计出各种药物来抑制免疫系统、退热并杀死癌细胞，放疗最终也成了这个"抑制"工具包的一部分。这些新疗法存在不良反应，会杀死许多健康细胞，但确实可以救命，因此我们接受了这种医疗模式，通过抑制免疫系统而非激活免疫系统来治疗疾病，把科利的工作扔进了历史的垃圾堆里。科利的思路是正确的，但他在一个错误的时间把正确的方法带到了这个世界。

抑制免疫的疗法非常重要。实践已经证明，正是由于它的出现，现代医学才挽救了大量生命。但我不禁在想，如果我们同时参考科利的思路——把自己的免疫系统打造成击退绝症的秘密武器，我们今天会是什么样子？

那些过去的故事教给我们的

后来在医院值班或者准备各种演讲的时候，我总是不自觉地从自发缓解的角度思考一切。它是怎么发生的？读医学院时那些被习惯性忽略的老套内容，那些类似科利及其求索历程的故事，不断在我大脑中闪现。再遇到正在好转的患者时，他们的言谈议论也会牢牢吸引我的注意，与我记忆中那些巴西绝症幸存者的讲述遥相呼应。

去巴西，揭穿康复中心的真面目，将它从待办事项清单上删掉，然后继续原来的生活——我曾经是这样设想的。然而，巴西之旅让我迸发了新的热情。我确定真的有什么事情发生了。我仍然不知道它们是怎么发生的，但是直觉告诉我，近年来有关免疫系统及其影响因素的最新科学研究能够给我们带来醍醐灌顶的答案，或者至少一部分答案。

我们都知道，免疫系统是抵御感冒病毒和其他病毒的最有效工具。我们感冒时，会一边擤鼻涕或打喷嚏，一边向朋友和同事解释说自己太累了。一个人睡眠不足，或面临很大的工作或生活压力时，免疫系统就可能出现小纰漏，导致感冒病毒进入体内。如果睡眠充足或者压力适当，病毒很可能会被免疫系统的坚实铠甲阻挡在外。这是我们都能理解并接受的观点。但是，当涉及困扰许多人的癌症、心脏病、糖尿病或其他慢性病甚至绝症时，我们往往不会考虑自身免疫系统能够起到什么样的作用，或者不能起到什么作用。我们会立即求助于外界那些直接处理最严重症状的干预方法，而不是聚焦自身，寻找内在病因。也许病因就是免疫系统——它出了点毛病，产生了慢性炎症，结果不仅无法有效地完成工作，还导致了免疫问题与其他疾病。尽管我们的医疗系统从某种程度上讲还算优秀，可它提供的治疗常常只是让患者在疾病的泥潭中原地踏步。

科利的试验表明，发热就像重启电脑一样，有时可以重置人体免疫系统，让它能够"看到"并攻击那些之前放任其生长的肿瘤。医学院的学习以及多年的精神病学临床实践让我见识了人们摄入体内的各种东西——从能吃的与不能吃的食物，到抽象的想法与感受——如何从根本上改变免疫功能。食物能影响免疫系统，它决定了身体和细胞能否摄取良好运转所需的营养。密切接触的环境会影响免疫系统，斯坦福大学最近的一项研究发现，我们周围的世界——从母亲的子宫，到童年时代的家，再到当下的居住环境和工作场所，都比基因更能塑造和决定免疫功能。[3]实际上，90%的慢性病不是基因导致的，而是环境中的致病因素导致的。[4]应对压力的方式也会影响免疫系统，我们很早就知道，慢性压力会抑制免疫功能，而在心理神经免疫学领域（该学科旨在揭示大脑与免疫系统之间错综复杂的联系），一些开创性研究表明积极的情绪和幸福感可以提升免疫功能，改善人体健康状况。

人们偶尔会从绝症中幸存。他们或许没有接受医疗干预，或者接受了治疗，然而最终"疗效"远远好于治疗的预期结果。在这些患有各种疾病的患者身上，不为人知却又至关重要的转变让他们的免疫系统举起了反抗的大旗，将矛头对准了疾病。这一切发生的原因就是我需要关注的问题，而康复中心所谓的治愈是否真实合理其实并不重要。如果自发缓解现象确实发生了，哪怕极其偶然，只要清除表面的所有干扰——虚假的故事、主流医学界的轻视以及对他人看法的顾忌，我就可以利用科学方法对其进行研究。

我对自发缓解的研究开始于提出更好的问题。我的第一个问题是关于免疫功能的：为什么它不是现代医学更加优先考虑的事项？当慢性病或绝症患者来到我们医生面前的时候，为什么我们没有最先考虑免疫系统？

第二章
免疫细胞：天生杀手

对于科学研究来说，更重要的不是获取新知识，而是发现思考问题的新思路。

——威廉·亨利·布拉格爵士，英国物理学家

现代医学好比高耸的悬崖下蜿蜒等候的救护车队伍。等人们从悬崖上一步迈出，跌入谷底，救护车就会把这些摔得破破烂烂的身体运到医院，让医生和护士用最新的技术和药物把它们修复——这套流程已经相当成熟高效了。但其实，想要帮助这些人，真正有效的方法只有一个——在高处设置好"护栏"，也就是推广那些从免疫系统出发的生活理念，让人们拥有健康的生活状态和生命活力，这样在一开始就不会跌落悬崖。[1]

我在这本书中记录的案例将揭示这些绝症幸存者（可以称他们为健康领域的"顶级大神"了）应对疾病的思路与方法，每一个人都可以从这些经验中获益。我从他们的故事中总结出的跨诊断*要素能够起到护栏的作用，不让人们掉落悬崖。不仅如此，在熟练运用的前提

---

* 可应用于多种不同疾病的跨领域诊断方法，通常通过寻找不同类型疾病的共性症状或病因来实现。

下，这些要素也可以作为阶梯，让那些已经在悬崖脚下的人们再向上爬一段路，甚至像这些案例中的幸运儿一样，重新回到悬崖顶上。

这话听上去简单，但想要一直停留在悬崖顶上并不容易，更不用说那些已经因为护栏缺失而跌落谷底的人了，重新回到山上将是一个更大的挑战。当然，健康是有诀窍的，我们先来聊一聊新兴的免疫疗法吧。

人体自身就有抵御疾病的能力。在飞速发展的免疫疗法领域，医生和研究人员正在努力突破人类对这一能力的理解极限。本质上，免疫疗法是指通过操纵病人自身的免疫细胞来对抗疾病（通常是癌症）。纪念斯隆·凯特琳肿瘤中心[*]的肿瘤学家和免疫疗法创新者吉德·沃尔乔克曾说，自发缓解"要么是神的干预，要么是免疫系统的功劳"。[2]

什么是免疫系统？免疫系统对生存至关重要，我们却只有在它崩溃的时候才会意识到它的存在。免疫系统好像很难被描述，我们常常将它形容为人体的隐形护盾——一个最好能一直工作下去的护盾。但其实，免疫系统是真实有形的，它像神经系统一样，也是人体中极其复杂的系统之一。免疫系统通过器官、组织和细胞形成了一个遍布全身、错综复杂的多功能保护网：始于皮肤、唾液和鼻腔内的黏膜，让病原体在进入体内之前就被拦截、捕获并中和[**]；也深抵骨髓——白细胞诞生的地方，白细胞是免疫系统中聪明、专业、敏捷、冷酷的士兵，从入侵的病原体到迅速生长的癌细胞都是它们追捕并消灭的对象。

---

[*] 纪念斯隆·凯特琳肿瘤中心（Memorial Sloan-Kettering Cancer Center）是世界著名的癌症中心，位于美国纽约。

[**] 指削弱或消除病原体入侵能力。

免疫系统一刻不停地运转着。每一秒，不管我们是醒着还是睡着，它都在奋力工作，保护我们免受来自身体内外的伤害。它就像一个顶级防盗警报系统，一直在嗡嗡作响，进行内部诊断、探查问题、纠正错误、抵御病毒。比如现在，你坐下来读这本书的时候，免疫系统就在勤勤恳恳地工作，对每一次呼入的气体进行筛查，寻找可能的入侵者。夜里，在你熟睡的时候，免疫系统会加快某些特殊蛋白的合成，这些蛋白有助于识别并清除有害的病原体和体内的流氓细胞。如果可以获取所需的生理和情绪营养，免疫系统就能得到适当强化，创造性地找到保护你的最佳策略，发展出针对不同情况的独特解决方案；而当营养得不到满足时，细胞活动和消息传递就变得迟缓，整个免疫系统则更容易出现沟通障碍和运行错误，无法达到最佳状态。

为了维持稳定的警戒水平，白细胞会源源不断地从骨髓中生成，然后被运往胸腺——胸骨后一个梅子大小的器官。在胸腺里，白细胞们生长、成熟，直至完全长成，便散开进入血液，准备迎接战斗。白细胞在血液中的移动速度比红细胞还要快——这可是一个相当了不起的本事，因为红细胞循环身体一周大概只需要一分钟的时间。各种类型不同、各司其职的白细胞能够长出百来条细小的腿，抓着血管壁，像千足虫一样冲向伤口、感染、免疫系统屏障的其他裂隙，或者身体内部的紧急事件（例如一个坏细胞突变成危险分子）。[3]

许多我们习惯于用吃药来消除的"坏"症状，实际上是免疫系统抵抗病原体的重要步骤。割伤或擦伤周围出现的红肿就是一个很好的例子。发红是静脉和毛细血管扩张导致的，就像马路上的车辆给救护车让行一样，血管扩张能让对抗感染的免疫细胞尽快抵达目的地。一旦抵达，细胞们就会组成各有分工的队伍：有些负责清理，有些负责修复，还有些促进新组织的生成。这些细胞工作时就会引起肿胀。只要能成功地阻止感染，这种红肿（也就是速成的"发炎"）就是正常、健康的反应，也是痊愈的必要步骤。

再举一个典型例子——发热，这是经常被我们误解的免疫反应。

发热的时候，我们往往会想办法尽快退热。直到不久之前，临床上的标准做法还是使用非处方退热药来控制发热症状。但最近的实验表明，只要不是危险的高热，发热实际上可能对我们的免疫系统大有裨益。

2011年，美国纽约州水牛城罗斯威尔帕克癌症研究所免疫学系的几位科研人员观察到，在自然界中，发热的动物并不会通过降温来退热。反之，这些动物会转移到更温暖的地方来保持发热状态。动物们为什么这么做呢？

研究人员在小鼠身上做了一个对照实验。他们让一组（实验组）小鼠发热，另一组（对照组）小鼠不发热。结果表明，实验组小鼠体内对抗病原体的T细胞（白细胞的一种）多于对照组小鼠体内的T细胞。同时，发热带来的高温让免疫细胞行动更迅速，攻击更精准。换句话说，T细胞本来就已经很厉害了，但是如果有什么东西逃过了它们的排查，引起的发热则会进一步解锁T细胞的超能力，让它们全速运转，火力全开。

发热是免疫系统的巧妙创造之一，它让人感到不适，却能使身体生产出更多对抗病菌的细胞，从而帮助我们更快地摆脱流感等疾病。这一结论印证了科利100多年前的发现——高热和恶性肿瘤的消失具有某种关联。虽然科利并没有完全弄明白一切是怎么发生的，但他正巧蒙对了答案：对抗感染时，免疫系统会借助发热得到强化；这也增强了它有效对抗癌症的能力。这是一个出人意料的副作用。因此，我们用药物抑制发热反应，可能是在破坏免疫系统想要让身体康复的努力。

尽管人类的免疫系统已经十分出色了，但它并不完美，有时也会出错。当生理或情绪营养得不到满足时，免疫系统可能会工作异常，攻击错误的目标，或者对可能的威胁反应过度。举例来说，过敏就是免疫系统对并没有真正造成威胁的物质产生的过度反应。有些人只要吸入少量花粉就会头脑昏沉、鼻涕横流，也有些人只要吃一点点花生就会出现过敏性休克。前者只是生活上的不便，后者则危及生命，但它们的内在机制是一样的，都是免疫系统的小故障，是程序中的小错误，一个一旦写入了人体代码就很难被修复的错误。仅仅在美国，就有5000万人忍受着各种形式的过敏，而大多数情况下，医生能做的只是对症治疗。最近一些研究表明，过敏可能与加工食品和化学制品有关，但其实我们仍然不了解这种免疫系统故障为什么如此常见，也不知道如何才能挽救这一局面。

在自身免疫性疾病中，免疫系统的错误就更加严重了。患有这类疾病时，免疫系统会调转矛头，攻击人体自身——它曾誓死守护的东西。具体来说，它会把自体细胞、组织或器官标记成外来入侵者并发动攻击。1型糖尿病就是这样一个例子：免疫系统破坏了胰腺细胞，致使人体无法产生代谢糖类物质所需的胰岛素，因而影响人体的正常生存。有的自身免疫性疾病被编码在脱氧核糖核酸（DNA）中，更倾向于在年轻患者身上发病；也有一些自身免疫性疾病不具有很强的遗传性，更常在年龄偏大的患者身上出现，然而一旦出现往往会被视为不可治愈。对于后者，我们现在的关注重点是如何控制疾病恶化的速度，让患者与疾病共存，而非如何治疗疾病。在本书中，我将介绍一些从不可治愈的自身免疫性疾病中康复的案例。这些疾病涵盖了2型糖尿病、红斑狼疮以及强直性脊柱炎（一种破坏性强、发展迅速的关节炎，能够"冻结"脊柱和骨盆）。在所有这些案例中，幸存者们无一不是偶然发现了重置免疫系统的方法，清除了免疫系统中攻击自体细胞与组织的有害程序，从而恢复了完全正常、健康的免疫功能。

利用自己的秘密武器

这些幸存者是如何重置免疫系统的？而一开始，又是什么导致了自身免疫性疾病的发生呢？

在一些研究中，科学家怀疑自身免疫性疾病的触发因素可能与环境和饮食有关。目前，自身免疫性疾病已成为年轻女性和中年女性死亡的主要原因之一。[4]各种证据显示，环境毒素、某一次感染、长期慢性压力都可能引发自身免疫性疾病。甚至怀孕也有可能成为导火索：一项关于丹麦女性的研究表明，生育过的女性发展出各种自身免疫性疾病的比例明显高于她们未生育的同龄人。在怀孕期间，胎儿细胞会混入母亲的血液中，并随着血液扩散，在母体四处安家。数十年后，母体的脑组织或骨髓中还有可能发现这些胎儿细胞。因此，研究人员认为，对于许多生育过的女性而言，当身体为了摆脱胎儿细胞而发动攻击时，就可能不小心陷入攻击自身的免疫模式中。

糖尿病、强直性脊柱炎、红斑狼疮……对于各种自身免疫性疾病，我们还知之甚少。不过，虽然每个患者的患病原因各不相同，这些疾病归根结底是运行轨道上的某块石头让免疫系统这趟列车脱了轨。无论这块石头是某个与生俱来的基因序列，是某种被身体吸收的毒素，还是一次梦寐以求的怀孕，医生们后续的任务都是相同的：让火车重回轨道，而非急匆匆去转动轮子，导致身体受到更大的伤害。

如果我们的免疫系统能像运转良好的机器一样保持完美的工作状态，永远不偏离轨道，岂不是一件妙事？但即使是机器也需要维护，如果我们没有像保养汽车那样保养免疫系统，我们怎么能期待免疫系统维持在巅峰状态？怎么能期待它产生可以清晰正确地执行指令的健康免疫细胞呢？我自己在很长一段时间内也是如此：我会按照要求定期保养汽车、更换机油，却对自己的身体、自己的免疫系统不甚上心。要知道，汽车坏了可以买新的，但身体只有一个。

那么，我们怎样使免疫系统保持巅峰状态呢？或者，如果它正在走下坡路，我们要怎样扭转局面？如何避免自身免疫性疾病？如果我们已经被自身免疫性疾病困扰，如何才能找到并按下免疫系统的重置按钮？

免疫系统的秘密武器之一是自然杀伤细胞。自从人类出现在地球上，这种细胞就存在于我们身体的生物编码中。自然杀伤细胞是骨髓产生的各种类型的白细胞之一，被编程后可以完成高度专业化的工作。其他类型的白细胞还有：辅助细胞，它的任务是标记待清除的问题细胞；记忆细胞，它能够记住病毒和细菌，等这些病毒和细菌再出现的时候，记忆细胞可以帮助免疫系统更有效地与之对抗。自然杀伤细胞则可以被视为免疫系统的秘密特工，专门猎杀反派头目——追踪、吞噬肿瘤与坏细胞，将它们从体内驱逐出去。自然杀伤细胞在消灭肿瘤和被感染细胞的过程中有着至关重要的作用。

自然杀伤细胞能够从发热症状中获得超能力，是科利实验中战胜肿瘤的重要角色。当然，我们不能寄希望于通过什么感染引发的危险高热来激发免疫系统，但是从科利的实验中，我们应当意识到可以刺激免疫系统来让它更好地完成工作。

75年前，威廉·科利坐在垂死的贝茜·达希尔身边，思索着还有什么方法能够拯救她的生命。75年后，另一位年轻的外科医生拿起了手术刀，准备开始一次常规的胆囊切除手术。他的病人年迈且长期酗酒，每周都要喝掉大量的波本威士忌。在他们的第一次会面中，患者说他几年前就被诊断为胃癌晚期伴随肝转移，但很明显这些疾病已经消失了。[5]

史蒂文·罗森伯格医生并不相信这种说法。他知道这种类型的胃癌是无法治愈的，患者一定有哪里搞错了。但是罗森伯格医生找到了原始的病理报告，并震惊地发现这位老先生说的确实是事实。当时的胃癌诊断后，医生切除了肿瘤，好让患者没那么难受，能多活一段时间。扩散的肿瘤已经遍布患者的肝脏，死亡只是早晚的问题，老先生应该只剩下几个月的时间。

可是12年后，这位早就被宣判了死刑的患者正躺在罗森伯格医生的手术台上等待胆囊切除。医生无法想象这位老先生为什么还活着，他甚至怀疑切除胆囊时会发现什么。

胆囊是一个梨形器官，能够分泌胆汁来帮助消化。罗森伯格医生先在最后一根肋骨的正下方沿着肋骨的角度做了一个侧向切口，然后翻过肝脏——肝脏像毯子一样盖在胆囊上边。在继续进行胆囊切除之前，罗森伯格医生停顿了一下，好奇地对肝脏进行了触诊。在12年前的外科医生记录中，这个器官已经遍布砾石一般的坚硬肿块，所以它现在应该充满了肿瘤。但眼前的肝脏如丝般光滑，对于一个酒鬼来说这状况相当不错。

罗森伯格医生在困惑中完成了胆囊切除与术后缝合。躺在那里的老先生无论从哪个方面看都是一个普通人，然而他的经历不可谓不传奇。

手术后的几天里，这位年轻外科医生的脑海中一直萦绕着许多疑问。多么令人震惊的发现啊！一个原本应当在几个月内死于凶险癌症的人，眼看着自己的身体像对待一场普通的感冒一样把疾病扫地出门。在肿瘤被切除后，这位老先生自觉病情好转，于是根本没有进行过复诊，也没有人继续跟进，医院的人们可能以为他去了别的护理机构或已经去世，他变成了文件堆中的一张纸。但其实，老先生一无所知地回到了健康、快乐的生活中。要不是因为胆囊切除手术，这次惊人的康复将无人知晓。对于罗森伯格医生来说，一切就像是"一个硕大无比的谜团"[6]，就像在后院打井却发现了原油一样。罗森伯格医生认为，一定有什么方法可以将这"原油"精炼成可用的东西，以帮助更多人。

这种康复机制可能是生物上的，或者说这位患者生理上所特有的。为了验证这一猜测，罗森伯格医生尝试将这位患者的血液注入了另一位胃癌患者的体内。但是血液并没有什么特殊之处，没有能通过输血转移的神奇因子，另一位患者还是去世了。罗森伯格医生意识到，并不是血液或体内的其他什么魔法物质让肿瘤消失，而是别的东西，比如免疫系统中的某个开关。这个开关不知道怎么被激活了，于是免疫系统自己清除了那些肿瘤细胞。如果这种解释成立，那这次康复就不是偶然事件，而是可重复事件。我们可以弄明白如何开启其他人的免疫系统开关，以此消除疾病。

就像贝茜·达希尔对科利的影响一样，消失的胃癌也让史蒂文·罗森伯格踏上了对人体免疫系统的终生求索之路。他想要知道如何能够更好地利用免疫系统固有的本领来应对最致命的疾病。如今，罗森伯格领导着美国国家癌症研究所的肿瘤免疫部门，并开创了癌症治疗的新方向——癌症免疫疗法，通过激活而非抑制免疫系统来治疗癌症。在过去的40年中，罗森伯格就像考古学家通过发掘出的一块又一块骨头拼凑着被掩埋的尸骸那样，一步步揭示了免疫系统的秘密，向真相的全貌不断靠近。

史蒂文·罗森伯格一直没有办法解释1968年他刚开始行医时遇到的那个案例，消失的胃癌仍然是个谜。与许多其他类似案例一样，它发生在无人关注的黑暗里。研究这些案例常常像置身于侦探小说，总是需要根据不完整的线索来拼凑出何时可能发生了何种故事。

今天，人们把这样的案例称作个例。明天，当我们回头审视时，就会意识到这些案例其实是通往知识的漫长而陡峭的阶梯。就像黑客通过破解软件来修复错误代码一样，我们正在破解免疫系统，希望从中找到操纵免疫功能的新方法。

目前，免疫疗法还无法用来治疗全部癌症或其他绝症，但它仍被视为划时代的医学进步。罗森伯格和其他免疫学家发现了如何从体内取出免疫细胞，接着"训练"它们更准确高效地工作，然后将它们放回体内以猎杀癌细胞。最近，罗森伯格的团队正在钻研一种叫作检查点抑制剂的新型治疗方案。生长的肿瘤可以抑制免疫细胞功能，这是肿瘤绕过免疫系统监测网络的众多花招之一，检查点抑制剂方案正是要重新激活那些被抑制的免疫细胞。

这些伟大的工作挽救了许多患者，但是目前的免疫疗法并不适用于所有人，或者说不适用于所有疾病，它仍是一种仅在特定疾病、特定情况下可用的疗法。那么我们其他人可以从中学到什么呢？

免疫疗法的成功告诉我们，击退绝症的力量很可能就隐藏在我们每个人的身体之中。免疫疗法是一种精准的细胞操纵方法，能让免疫系统中的特定细胞将矛头对准肿瘤，技术性很强。虽然我们无法在家中对自己施行免疫疗法，但我们可以与自己的免疫系统对话，甚至像许多有过自发缓解经历的患者一样，改变免疫系统的工作方式，逆转疾病的发展趋势。

开启通信：如何与免疫系统对话

为什么自然杀伤细胞有时会把火力对准突变的癌细胞并全力剿灭它们，而有时又无视它们？自然杀伤细胞什么时候为我们工作，追捕病原体和入侵的病毒，什么时候又把矛头对准人体，攻击自身的组织和生物系统？

在20世纪50年代，一个年轻人创造了一项自发缓解史上的第一：他是第一位患上重病，却又在许多医生的照顾和密切观察下经历了惊人痊愈的患者。[7]

丹尼尔在20岁出头的时候开始进行心理治疗。他成长在一个规矩严苛的家庭，对于性爱与同居有着根深蒂固的负罪感，社交也很困难，内心充满挣扎。心理治疗师称丹尼尔"叛逆、畏缩、顽固而焦虑"。丹尼尔不知道自己想做什么，这让他备受折磨。他描述自己的大学生涯像"一场噩梦"，而毕业之后，一切变得更糟了。丹尼尔一直以为自己会成为一名牧师，但又觉得自己的意愿不够强烈，配不上这份职业。他还遇到了一个女人，想要与她建立恋爱关系，但遇到了重重困难，不得不霸道地与她保持着距离。丹尼尔彻底迷失了，他把自己关进了一座由愤怒、内疚和耻辱构成的情绪牢笼。

1959年，丹尼尔26岁。那年1月，他注意到自己的左睾丸有个硬块，随后被诊断为睾丸胚胎性癌。医生们立即切除了肿瘤，并满心以为治疗成功了。然而手术后，丹尼尔陷入了更深的抑郁状态，觉得癌症是上天对他罪孽的惩罚，这种焦虑感甚至超过了对高额治疗费用的焦虑。手术后4个月，医生们发现丹尼尔的肿瘤细胞再次繁殖，扩散到了淋巴系统，几乎遍布全身。肿瘤造成了腋窝淋巴结和颈部淋巴结隆起，让丹尼尔连抬头都困难。他的肺和胸腔内也散布着转移的肿瘤。淋巴结活检证实，这些肿瘤就是一开始被切除的胚胎性癌。

丹尼尔的预后*十分糟糕，根本活不过一年。当丹尼尔让医生如实告知自己还剩多少时间时，医生说："几周吧。"

心理治疗师问了丹尼尔一个问题："你死前还有什么想做的事情吗?"

丹尼尔的回答没有一丝犹豫："当牧师，还有结婚。"[8]

面对要命的疾病，丹尼尔的愿望和梦想变得明晰。即使死亡当前，他依然感受到了前所未有的平和与清明。任职仪式立刻被安排了起来，丹尼尔的家人也着手张罗婚礼。抛开各种困难不说，丹尼尔和女友康斯坦丝都很高兴。

几周之后的7月13日，丹尼尔和康斯坦丝结婚了。丹尼尔穿着婚礼礼服，脸色很差，看上去都无法撑过整个结婚仪式。但奇怪的是，他脖子上的肿瘤明显缩小了很多。丹尼尔和新娘子都认为这只是回光返照，是癌症杀死丹尼尔前留给他们的最后狂欢。

然而，在仪式后的几天之内，丹尼尔脖子上隆起的肿瘤完全消失

---

* 根据患者当前状况推估出的未来可能结果。

了。7月20日，婚礼一周后，充满疑惑的医生们为丹尼尔安排了一次X光检查。令人震惊的是，不仅仅淋巴系统中肉眼可见的肿瘤完全消失了，丹尼尔胸腔中的肺转移灶似乎也在缩小。医生们想不出任何解释。自从丹尼尔被诊断为癌症以来，他接受的所有治疗都是安慰性的姑息治疗。7月31日，X光检查显示所有的转移灶都消失了，就好像有人涂抹掉了检查结果中的黑色斑点。

又过了几天，丹尼尔被任命为牧师。1959年8月8日，他被告知癌症已经完全治愈，他的身上再也找不到丝毫疾病的迹象，十分健康。

在这一案例中，患者的心路历程十分清晰，并且被详细地记录了下来，成为学习情绪和免疫系统之间关联的绝佳案例。这是唯一已知的、患者从患病到康复有持续临床治疗和心理咨询记录的自发缓解案例。丹尼尔身上致命癌症的每一次恶化与缓解都反映了他心理状态的起伏与转折，并引出了许多重要问题：死亡幽灵为什么放过了丹尼尔？如果考虑康复过程中发生在丹尼尔身上的所有生理和心理变化，这是否与丹尼尔假我的死亡和真我的诞生有关？是否与克服内心恐惧、拥抱和勇敢追求生活有关？还是被爱的感觉让丹尼尔获得了解放？

让我们暂时把目光转向神经系统。神经系统是指遍布整个身体的复杂的神经细胞网络。数十亿（实指而非夸张）神经细胞（或者叫作神经元）在帮助我们完成从举起手指到感受强烈情绪等一系列事情。通过神经系统，信息不间断地在细胞间发送与传递，以电流的速度飞快地穿越身体。

现在我们知道，免疫系统和神经系统间有着错综复杂的交织。它们不是在身体不同部位各自运行的独立系统，而是可以交换信息并彼此"交谈"的有重合的网络。

首先，神经系统直接与胸腺相连。胸腺是免疫系统的供能工厂之一，它可以根据指令生产自然杀伤细胞和其他类型的白细胞，并在人体内对这些细胞进行调配。但更神奇的是，研究人员发现，免疫系统的细胞上竟然长着神经受体。长久以来，人们以为只有大脑和神经系统的细胞才有神经受体，直到被誉为"心理神经免疫学之母"的坎达丝·珀特发现免疫系统表面也存在着神经递质和神经肽受体。到底什么是神经受体？简单来说，它们是神经系统在细胞间交流沟通的途径。就像将对讲机调整到某个无线电频率即可与别人交谈一样，免疫系统的细胞在身体中四处游荡的时候，也一直开通着能够与神经系统直接通信的无线电频道。珀特的发现意味着大脑中发生的一切都会直接向免疫系统广播。丹尼尔及类似的病例说明，情绪或许能与免疫系统沟通，有时这种沟通还会导致意料之外的神奇结果。[9]

深入研究丹尼尔的案例时，我发现在那个速度快到令人惊讶的恢复期，丹尼尔在治疗师的帮助下尝试了催眠回溯疗法，并在催眠中重温了挚爱的曾祖母对他深沉而无私的爱。后来，丹尼尔将痊愈的主要原因归于这种被爱的感觉，这种来源于无比重要的人的持久而牢固的爱。这样强烈的被爱的感觉能够扩散到免疫系统中，重新唤醒丹尼尔内心深处的什么东西吗？无论这种被爱的感觉来源于心理治疗、恋爱、深度冥想抑或其他，它能触及一些药物无法触及的致病因素，并将其抹除。

治愈丹尼尔的并不只是他的免疫系统和神经系统，还有他的"肠道感觉"。肠道（或者说整个消化系统：食道、胃以及大小肠）中包含超过一亿个神经元，比脊髓中的神经元还要多。血清素是一种能够调节情绪、记忆、社交行为、性欲和性功能以及食欲、消化能力和睡眠质量的神经化学物质（也是抗抑郁药的主要目标之一）。[10]人体内90%以上的血清素都是在肠道中合成的。[11]肠道能够对情绪、情感甚至思想产生巨大影响，所以现在人们将肠道视为另一个"大脑"。而血清素并非由肠道中的细胞独自生产的，肠道细胞会与肠道中的微生物进行合作。

肠道微生物又被称为微生物组。[12]微生物组是一个在人体内生息繁衍的完整的微观生态系统。它错综复杂，具有智慧，对人体功能有着巨大影响，也很有可能能够决定人体的治愈能力。

什么是微生物组？

谈论微生物组基本就是在谈论人类自己，以及人类体表与体内的万亿个细菌。这些细菌中的大部分都居住在肠道里，但整体上，细菌们形成了一个遍布全身、纵横交织的生命网，如同一个额外的器官一般行使着各种功能。绝大部分居于体表与体内各处的细菌都是有益的，人体为它们提供庇护所，它们则为人体工作：促进食物消化，产生人体所需的特定维生素与神经化学物质，甚至阻止"坏"细菌立足。这些有益微生物与人体形成了共生关系，并且占据了人体3%的体重。

那么，人与细菌的界限在哪里？科学家希望找到这个问题的简单答案，但这样的答案并不存在。微生物组中的细菌对人体健康的影响太过重大，甚至能够影响我们是否生病，生病后能否康复。

每个人的微生物组都像指纹一样独特。出生时，母体产道中的细菌会植入婴儿的身体，让微生物组初步成型。在这之后，我们生活的环境，摄入的饮食，去哪里旅行，从事的工作，都会对微生物组进行进一步的塑造。微生物组一直在变化，也可能从新环境中得到补充，变得更加丰富多样。

有一种东西能重创微生物组——抗生素。抗生素是现代医学的巨大进步，是挽救了无数生命的医学干预方法。但它也有不良反应，其中之一就是：在清除攻击"坏"细菌的同时，也会清除辅助免疫功能的"好"细菌。人体80%的免疫细胞都集中在肠道。越来越多的证据表明，一个健康、丰富、多样的微生物组塑造出的免疫系统，不仅能够更加有效地对抗病毒或感染这样的外来威胁，还能更好地捕捉内部威胁，比如一不留心就会发展成肿瘤的突变细胞。

微生物组中的"好"细菌如何塑造健康的免疫系统呢？人体内的万亿个细菌各有自己的DNA，这些DNA共同形成了细菌的"基因组"。近期研究发现，尽管人体基因组已经预先写入了抵抗特定疾病的程序，也能够通过接触病原体或接种疫苗的方式学会抵抗疾病，但依然没有足够的"代码"来保护我们免受所有已知疾病的伤害。这就好比一个被写满的硬盘，已经没有空间了。我们要依靠微生物组的基因组——肠中的大脑——来帮助储存对抗疾病的知识、计谋等信息。所以，滥用抗生素来清除细菌就像是在焚烧图书馆。

一轮抗生素用药对肠道微生物的影响可能长达一年。当然，这种破坏微生物组的抗生素治疗和其他免疫抑制疗法（比如化疗）一样，有时是救命的必需途径，难题在于掌握时机、合理使用。而这一难题之所以存在，是因为我们从一开始就没有创造出本章开篇提到的护栏与梯子，没有照料好身体、减少生病的可能；反之，我们创造出了一种好战的医疗文化，一步跨越到了抗生素这种晚期干预措施。微生物组是我们免疫系统的延伸，而我们在治疗严重疾病时却通常会选择重创微生物组的方法。

既然明知道微生物组对免疫系统如此重要，为什么我们还在使用"焦土政策"？为什么要用扫平所有微生物的方法来进行治疗呢？我们是如何走到这一步的？

疾病的根源——微生物还是土壤？

在大约150年前，人们还信奉自生论。这一理论认为疾病不是从外部进入，而是从人体细胞中诞生的。同时，人们还认为疾病是一种道德的惩戒，是贫穷或糟糕抉择的副作用。如果一个人生病了，大概率是因为这个人做错了什么事情，因而受到了来自上帝的审判。

在路易斯·巴斯德动手实验之前，许多前辈已经对自生论进行过驳斥。一个经典的例子是19世纪早期的产褥感染，这种疾病常见于分娩不久的女性，那段时间里它杀死了大约四分之一的新晋妈妈。人们对于产褥感染的病因和治疗方法有过很多猜想。负责治疗的医生从不担心自己会受到影响，因为他们确信产褥感染并不传染。当时大众普遍认为产褥感染是自生的，也就是说，生育后的女性器官会自然产生产褥感染。

奥地利一位名叫伊格纳茨·泽梅尔魏斯的外科医生对这一假说提出了质疑。泽梅尔魏斯在自己管辖的医院外还开着两家妇产科诊所。第一家诊所的孕产妇死亡率与当时的平均水平相当（在19世纪，生孩子是一个十分危险的过程，从规律宫缩开始到胎儿分娩都风险重重），只不过产褥感染的发生率极低，是先兆子痫及其他分娩期并发症造成了一部分产妇的死亡。然而第二家诊所完全不同，这里出现了大量产褥感染致死的病例，声名扫地。很多产妇下跪恳求家人不要把她们带到那里，有些人甚至宁愿直接在街上生下孩子，也拒绝前往这家诊所。这种现象普遍到有了专门的名字——街头分娩。

泽梅尔魏斯调查了街头分娩的病例，本以为可以证实这种做法的荒谬。毕竟，医院里有专业医生和顶尖医学生，蹲在排水沟里分娩怎么可能比在医院里更安全？然而，泽梅尔魏斯被自己的发现震惊了：在死亡率统计表上，几乎看不到街头分娩致孕妇因产褥感染死亡的记录。

泽梅尔魏斯开始更加仔细地寻找两家妇产科诊所之间的差异。产褥感染发生率低的诊所配备了助产士，另一家则配备了医学生。泽梅尔魏斯想，也许是因为助产士和医学生的工作方法有所不同，比如助产士会让产妇侧卧，而医学生会让产妇平躺。于是他指导医学生们也让产妇侧卧分娩，结果并没有任何改善。泽梅尔魏斯对比了一系列可能导致产褥感染发生率差异的问题点，并逐一解决，但结局都是一样的：没有变化。

最终，一场与泽梅尔魏斯相关的悲剧让局面出现了转机。

一位外科医生，也是泽梅尔魏斯的同事兼好友，在对一名产褥感染死者进行尸检时被解剖刀划破了手指。几天之后，这位医生去世了，死因正是产褥感染。

朋友的过世让泽梅尔魏斯内心崩溃，但也带来了他需要的线索。产褥感染并不是在女性器官中自发产生的，而是被尸检后没有充分清洁双手的医生们传染给产妇的。比如进行尸检时，医生的皮肤会沾染细菌，当完成解剖的医生径直走向产妇的病床，用未经消毒的双手分娩婴儿时，细菌就会被传递给产妇。这就是两家诊所之间的区别：第一家诊所中的助产士不进行尸检，而第二家诊所中的医学生则会进行这一操作。他们一直在把尸体上的微生物转移到产妇身上，导致了产妇的死亡。

现在我们知道，产褥感染是一种由链球菌引起的败血症*，这种细菌一旦进入体内就会导致痛苦且致命的感染。解决产褥感染的办法是在细菌传播之前就将它们杀死。泽梅尔魏斯虽然没有完全弄明白原因，却偶然发现了解决方案：他让医学生们在进行尸检之后，先用氯石灰溶液洗手，再帮助产妇分娩。产褥感染引起的死亡率迅速从接近25%下降到了1%至2%。

泽梅尔魏斯取得了无可辩驳的巨大成功。但当时的医学界不能，或者说不会接受这样的疾病传播理论。首先，有某种肉眼看不见的微小生物通过沾染物体表面或飘浮在空气中的方式传播疾病，这想法似乎相当荒唐。其次，医生手上带着某种传染性物质的想法肯定是无稽之谈，要让医生对患者的痛苦和死亡负责，就会玷污他们救世主的形象。费城一位著名的医生曾说："医生是君子，君子两手清白。"

泽梅尔魏斯不断受到嘲弄和威胁，最终被逐出了医学界。据说，泽梅尔魏斯会在街上叫住孕妇，再三告诫她们一定要让医生先洗手再助产。人们觉得他疯了，将他送进了精神病院。最终，泽梅尔魏斯在精神病院去世了，很可能死于曾经杀死了他许多女性患者的同一种败血症病菌。

同一时期，法国化学家路易斯·巴斯德也一直在质疑自生论的合理性。他注意到面包会发霉、葡萄酒会发酵，牛奶不仅会变质，饮用变质后的牛奶还会患上致命的疾病。巴斯德认为一定是空气中的某种物质导致了这些变化。他看着自己的三个孩子一个接一个死于伤寒，

---

* 一种由于病菌侵入血液而引起的全身性严重感染。

因而认定是周围环境中的微生物污染了食物、入侵了人体并引起疾病。他要证明这一点。1862年，通过天鹅颈瓶实验，他做到了。

天鹅颈瓶是一种具有狭长S形开口的特殊烧瓶。巴斯德向瓶内灌进了富含营养的肉汤并煮沸，以此杀死了烧瓶中所有的微生物，接着将肉汤静置。结果什么都没有发生，肉汤能够保持澄清。但是，当巴斯德倾斜瓶体、让液体流进天鹅颈后，肉汤变得浑浊，长满了细菌。这是因为微生物会与灰尘和其他微粒一起沉淀在烧瓶的开口处，倾斜烧瓶使得聚集在瓶口的微生物进入了液体。

通过天鹅颈瓶实验，巴斯德有效地驳斥了自生论，并证明了细菌学说，这也是泽梅尔魏斯奋力宣扬的理念。"自生"这个曾被医学界认为是真相的描述，最终被证实为一个错误。在随后的几年中，一系列的技术进步坐实了细菌学说的结论：人们研发出了更强大的显微镜，观察到了肉眼不可见的微小生物，让曾经看上去疯狂而荒谬的理论变成了眼前的现实。细菌是真实存在的，这一点无可辩驳。

伊格纳茨·泽梅尔魏斯、路易斯·巴斯德以及细菌学说的故事，不仅向我们展示了过去的医学界对新信息的响应有多么怠惰，还展现了细菌学说对于公共卫生领域的深远影响。细菌学说表明那些不时导致百万人死亡的致命传染病是由微生物引起的，这一发现具有划时代的意义。研究人员明白了细菌和其他微生物会传播疾病，于是全身心投入了公共卫生标准的建立、药物的研发和灭菌工艺（如巴氏消毒）的发明。斑疹伤寒、伤寒、霍乱和肺结核的死亡率急剧下降，食物和水传播的疾病开始消失，等到20世纪30年代第一批抗生素研发出来时，在短短几十年间引发巨大变化，女性已经能够期待自己活着完成分娩并看到孩子长大。

我们似乎已经揭开了健康的秘密：杀死细菌。

但与此同时，另一位科学家一直在研究自己的细菌理论，一个截然相反的理论。安托万·贝尚是巴斯德的同事，但他们互相看不顺眼。这两个人在职业生涯中爆发过许多次冲突，互相指责对方抄袭和偷窃，争相公布声明、公开发现。随着细菌学说的广泛传播，研究人员争相研发通过消灭细菌来阻止传染病传播的化学制剂，这让他们之间的竞争变得更加残酷了。

贝尚认为巴斯德"不惜一切代价杀死细菌"的主张十分危险。贝尚是最早开始讨论微生物组这一概念的人之一，他认为大多数生活在人体内部、表面和周围的微生物都是有益的，甚至是和人类共生的。他催促医生们把注意力放在他称为"人体内部环境"的研究上，而不是对微生物采取冷酷的焦土政策。贝尚坚信，当组织健康无恙、细胞拥有保持最佳工作状态所需的营养时，人体就不会被病菌所左右。他将治病这一情境比作应对地上一摊吸引苍蝇的粪便：到底应该无休止地一次次扑杀苍蝇，还是清除粪便？贝尚认为，以清除毒素、保持健康为基础，建立强大而平衡的免疫系统，比杀死病原体更为重要。

贝尚的朋友兼同事克劳德·伯纳德同意他的观点——内部环境至关重要。在一次面向医学生和医生的主题演讲中，伯纳德宣称："内部环境决定一切。细菌没什么好担心的。"然后，他举起一杯被致命的霍乱弧菌污染的水，咕咚咕咚喝了下去。

伯纳德没有生病，证明了自己的内部环境和他声称的一样健康。[13]他清晰地展示了自己的观点——细菌不会引起疾病，它们的致病性是人体功能失常的表现；[14]虽然微生物有好有坏，但人体健康取决于身体土壤的健康，而不是可以瞬间消灭坏微生物和疾病的"神奇子弹"。但是，这并没有阻止舆论的潮流涌向巴斯德医学理论的方向，与伯纳德和贝尚的主张渐行渐远。

两方的争论可以归结为：身体土壤重要还是微生物重要？贝尚和伯纳德说是身体土壤，巴斯德说是微生物。这轮巴斯德赢了。救护车：1分，护栏：0分。

从银色子弹到超级病菌

走进20世纪，医学仍然专注于一项任务：消灭微生物。抗生素出现了，曾经杀人无数却屡次逃脱审判的传染病缴械了。胰岛素药物出现了，突然之间，1型糖尿病儿童获得了生存的机会，未来向他们敞开了大门。斑疹伤寒、伤寒、淋病、梅毒、肺结核、白喉……一代人见证了消灭微生物的方法如何剿灭了一个又一个令人胆寒的连环杀手，对于他们来说，这一切实在是振奋人心。难怪在过去的一个世纪中，人们一直在寻找更多银色子弹——可以一次性消除疾病的药物或医学干预方法。但是，尽管取得了许多进展，我们仍对一些最严重的疾病束手无策，只能任凭它们公然蔑视现代医学的治疗范式。

今天，我们的医学仍然存在许多致命盲点，阻止我们进一步挽救更多生命。一个重要的盲点是，我们一直在使用病理模型，不惜一切代价消除疾病，而不是建立良好的免疫力、追求全面健康。自巴斯德时代以来，我们发展出的医学学说基本上就是疾病科学，而不是健康与生命力的科学。我们已经形成了思维定式，认为消灭微生物是唯一的方法。有一句格言是这样说的："如果一个人拥有的唯一工具是锤子，那么他会像对待钉子一样对待一切。"

数十年来，医生一直在以惊人的速度给患者开出抗生素处方。现在这个速度终于开始减缓，但是已经有点晚了。同时，医学仍没有将创造健康的人体内部环境提上日程。抗生素过度使用的恶果终于开始显现。例如，最近的研究发现，抗生素的重复使用与乳腺癌之间存在着密切关联，抗生素会增加女性罹患乳腺癌的风险。一个在18岁前有过多疗程抗生素用药史的女性患上乳腺癌的风险几乎会增加一倍。这一风险与抗生素剂量成正相关，抗生素使用越多，患病风险越高。研究人员并不确定罪魁祸首是哪种抗生素，但猜测那种抗生素会削弱免疫系统并影响其对突变癌细胞的天然抵抗能力。也有可能是因为那种抗生素消灭了肠道微生物，影响了人体的消化与营养利用能力，让身体无法在癌症站稳脚跟前将它击退。无论是哪个原因，一个显然的结论是，不建立健康的免疫系统和微生物组，遇到麻烦就动用银色子弹，这种思路会让我们付出巨大代价。我们曾经认为抗生素没有任何弊端，反而能够以防万一。事实证明，我们错得离谱。

这仅仅是盲目追求银色子弹的恶劣后果之一。人类设计抗生素是为了杀死有害细菌，然而有害细菌对抗生素的抵抗正变得越来越强，甚至已经适应了抗生素。根据美国疾控中心的估算，现在每年有2.3万人死于抗药性细菌感染，抗生素处方已经很难对抗这些在患者身体中扎根的细菌。还有1.5万人死于一种名为艰难梭菌的特殊细菌感染，这种感染可能是大量使用抗生素引起的：微生物组中的好细菌一直在帮助人体免受艰难梭菌这类潜在致死细菌的威胁，然而在抗生素奋勇杀敌时，保护人体的好细菌也会被一并铲除，随着微生物防护铠甲的瓦解，艰难梭菌得以进驻体内，开始繁衍。

如果以上还不够引起警觉，这里还有一个例子：人类最近发现了第一种具有完全抗生素抗性的超级细菌。2017年初，美国内华达州的一位女性被某种细菌感染了。医生在她身上依次尝试了美国能够找到的全部26类抗生素，从最温和的到最强力的，没有一种抗生素能产生效果。最终，这位女患者还是死于感染。人类已经走完了一个圆圈：现在，就像抗生素出现之前一样，感染再次回到无法治愈的状态了。细菌学会了躲避银色子弹，我们将看到越来越多无药可医的感染。在医学脱胎换骨、大步流星地前进了一个世纪之后，我们从银色子弹走向了超级病菌。

在大步前进的同时，我们忘记了人类免疫系统的惊人潜力。如今被称为"病理学之父"的鲁道夫·菲尔绍说："如果能再活一次，我将致力于验证这一理论：细菌不是造成组织病变的原因，它们是在寻找其自然栖息地——病变的组织。这就好比蚊子会寻找死水，而不是让水池变得死气沉沉。"

想象一下，如果我们同时接纳了巴斯德和贝尚的发现，同时掌握着两种理论，今天的医学会是什么样？把我们在消灭疾病的方向上所付出的努力，同样应用于维持健康和增强免疫力的方向，今天的医学会是什么样？

巴斯德的方法曾推动医学突飞猛进，但是它只能带我们走到这里。是时候转向另一个方向了——重温贝尚的思路。

我们希望免疫系统的细胞能够获得丰富营养，行动敏捷，"头脑"清晰，攻击精准，能随时为人体而战；希望免疫系统人员齐整而不是拖拉涣散，不是只能派出老弱残兵进行无效作战或者攻击错误的目标；希望免疫系统具有超凡的视力，能够在病毒一只脚进入体内、流氓细胞刚开始变异成肿瘤时就发现它们的存在。不幸的是，许多人都带着长期疲弱的免疫系统四处走动。由于没有很好地进行压力管理，没有给身体足够的营养，免疫系统变得迟钝、疲惫、功能受限。战斗细胞部队缺少关键成员，士兵单薄稀少。这样一来，人体不仅更容易受到常见的感冒和流感的侵袭，而且还更容易遭受癌症、心脏病、糖尿病和各种严重的自身免疫性疾病的侵害（后文将会进一步展开这些内容）。

通过增强免疫系统，我们可以阻止疾病的发生发展，或者在疾病已经存在的前提下挽回它们所造成的伤害。自发缓解会让我们对这一点理解得更深刻。随着免疫研究新进展的披露，我开始认为，绝症幸存者在经历自发缓解前做出的改变同自然杀伤细胞的产生与激活存在关联：某些饮食变化（例如增加营养水平）可以增强自然杀伤细胞活性，减轻（或更有效地管理）压力同样可以。有些研究甚至表明宽恕的心态与自然杀伤细胞的激增有关。

这些新发现似乎能让我们得出一个简单粗暴的结论：只要改变饮食计划或调整心理状态就可以刺激自然杀伤细胞发挥作用，像点击开关一样关闭疾病。但是，我所做过的相关调查告诉我，一切没有那么简单。世界上没有银色子弹，没有灵丹妙药，没有快速修复的方法。

修复破裂损坏的免疫之墙的最好方法是从头开始建立健康生活状态、重获生命活力。身体是一种能够进行自我修复的出色有机体，并且它想要变得更好。虽然自发缓解案例零散又独特，但它们带来的启发足以避免我们成为自己身体的阻碍。同时，这些案例还能指引我们为身体提供它所需的一切，构建和维护一个蓬勃发展且头脑聪明的免疫系统。

培育身体的土壤

我在本书引言中讲过克莱尔·哈瑟的故事，她拒绝惠普尔手术时明确知道自己要做什么：回到家，为自己的死亡做准备。

对于克莱尔来说，这意味着她要直面死亡的恐惧，意味着接受生命即将结束，意味着多与家人和朋友相聚，加深彼此的感情，让他们的支持环绕自己。克莱尔不想把自己最后的时间浪费在讨厌或怨恨任何人上，所以她放下心中的怨恨，宽恕了一些伤害过自己的人。她也不想浪费时间承受压力和焦虑，所以学着调整了压力应对方法。我们无法改变世界，也无法完全摆脱压力和忧虑，但可以改变与压力和忧虑相处的方式。这就是克莱尔的目标。

克莱尔不知道自己还剩下多少时间。她与闺蜜们在俄勒冈州的海边租了一幢海滨别墅。朋友们为她制作了小卡片，在上面写下对她的印象评语，然后站成一个圈依次把卡片呈递给她。这是克莱尔生命中最动情的时刻之一。

"但不是总这么沉重啦！我们玩得很开心。我们在小蛋糕上裱花，连着三天都在嘲笑自己有多傻。"克莱尔对我说。

在俄勒冈度过了一个周末之后，克莱尔回到波特兰。那几天里朋友们给她的爱与支持就像小船一样载着她继续前行。[15]

"我都描述不出它对我的重要性。"克莱尔说。这次行程让克莱尔觉得自己必须在等待死亡时好好活着，给了她做出生活中其他改变的力量，也让她避免被憎恨与抱怨绑架、钻进"为什么是我"的牛角尖，还教会她专注于美好的事物。吸气四秒钟，憋气四秒钟，呼气四秒钟——克莱尔每天都会用深呼吸练习来消除恐惧，使自己保持平静与专注。

克莱尔逐渐改变了饮食习惯，开始吃那些能让人感觉更好的食物，而不是加重肠道负担的食物。她注意到自己的饮食变得越来越天然，素食的比重增加了。她开始戒糖，但是保留了比萨饼和咖啡——这些是她热爱的东西，能让她开心。

"我就是想过好每一天，不是想通过这些方法活命。"克莱尔说。

起初的几个月，克莱尔感觉自己的状况持续恶化。她更容易疲惫了，身体更虚弱，疼痛不断加剧。随后，一切似乎停滞了。突然有一天，克莱尔意识到自己最近感觉好多了。她以为这是一个短暂的喘息之机，就像平静的台风眼一样，但是这种感觉一直持续着。她发现力量重新回到体内，自己正在逐渐好转，并不是恢复了生病之前的状态，而是穿过了一场叫作疾病的大火，被融化然后重塑，脱胎换骨。我是谁？我来这个世界要做什么？克莱尔对这些问题有了全新的认识。

克莱尔没有回头找医生去弄明白发生了什么。她想，何必呢？干吗要回到那个自己曾发誓再也不踏入一步的、连窗户都没有的候诊室呢？去弄明白自己为什么还没死吗？

不管因为什么，克莱尔白捡了些时间，并且是身体感觉良好的时间。她越来越健康，开始继续享受生活。五年之后，当因为其他问题进行的扫描检查显示她的胰腺干干净净没有一点肿瘤痕迹时，克莱尔和医生一样震惊。

当我第一次采访克莱尔时，关于身体土壤重要性的古老争执又沸沸扬扬起来。克莱尔不知道自己的惊人经历应该被归因何处。她只知道，从离开医生办公室到几年后因为不相干的问题重回医院，这之间的某个时刻，癌症消失了。克莱尔并不是因为追求痊愈才彻底颠覆了自己的生活。她满心以为胰腺癌是致命的，所做的一切改变只是为了让自己剩下的时光更加充实和纯粹，为了去完成那些她曾经很想去做、却又因为恐惧和各种阻碍而逃避的事情。但是，也许这些改变组合在一起——饮食、生活方式以及更深层的情感和精神上的改变，就像给稀薄贫瘠的土地施以营养丰富的肥料一样，改造了克莱尔身体的内部环境。

在自发缓解的案例中，总有某些变化重新激活了免疫系统。在巴西的几个康复中心里，我确实见证了高于平均水平的自发缓解发生率。那些地方存在着让免疫系统发生深层次、根本性改变的东西，使治愈成为可能。也许这些案例代表了一系列发生在世界各地、被统计和平均值吞没而不见踪影的类似现象。举例来说，在阿巴迪亚尼亚，人们会摄入营养丰富的食物，锻炼身体，并且冥想。他们把日常生活中的压力抛之脑后，转而面对内心深处真实的恐惧和被遗忘的梦想，开始重新认识自己和世界。经历过自发缓解的人们往往是因为彻底重铸了生活的基石而再次创造了自己。

康复中心的造访者在身体、情绪和精神上的转变里也许暗藏我希望找到的答案，全国各地的绝症幸存者通过邮件向我讲述的神奇康复故事里也可能暗含自发缓解的秘密，只有把准确的线索组合在一起才能打开通往治愈的大门。我怀疑答案无法被归结为一个单一的触发因素，而是所有正确因素偶然结合，连点成线，才形成了这种罕见的突然痊愈。

所有摄入人体的东西都会影响我们的内部环境。吃的食物、渗入的毒素、服用的药物、扎根在体内的细菌，甚至想法、感受、世界观和人生观也会影响我们免疫系统的土壤。天然杀伤细胞和其他抗疾病细胞的力量不仅与饮食、运动习惯和其他生活方式的选择有关，还与压力、人际关系、曾经遭受的创伤、信仰以及如何看待和理解自身息息相关。

根据巴斯德女婿撰写的巴斯德传记，"细菌学说之父"在晚年的时候也变得没有那么固执了。中风之后，巴斯德知道自己的生命即将走到尽头。他回首一生，重新审视了自己在事业上的立场。

他说："伯纳德是对的，病原体没什么好担心的，人体内部环境决定一切。"他指的是克劳德·伯纳德，贝尚的同事，那个喝下了一杯霍乱弧菌的人。

内部环境决定一切

很多康复中心的造访者相信治愈是某种力量的作用，可能正是这种笃信对他们发挥了巨大作用。关于深层心理和精神体验对身体的影响，我们还处在研究的早期阶段。作为精神科医生，我知道意识和潜意识都会影响身体的运作、影响具体的细胞及其功能。但即使如此，如果真的发生了什么变化，那它一定发生在个体之中，深入到细胞、生物系统以及人体的运作机制中。如果真的发生了什么，我们应该能够探测到。

巴西的旅程结束后，我陆续得知了其他有类似经历的案例，可是这些人并没有前往过任何康复中心。我试图寻找这两类人的共同之处，但想要厘清混乱的故事、发现核心真相是一件很困难的事。我面对着许多缺乏足够医学证据支持的案例，还有数百年或二十年前的医学期刊中有关突然痊愈的历史记载。也许对这些丰富的资料进行探寻，我就能发现案例之间的相似之处，以及令人不得其解的差异性。

随机、双盲、对照的研究策略是评判医学研究的黄金标准。它们能够保证在研究过程中不管是受试者还是研究者都不知道谁在接受治疗，这对于评估各种治疗的功效非常有用。但在研究自发缓解的过程中，我找不到应用了这些策略的案例，因为对自发缓解的研究无法套用这些策略。就像没人能预测谁是下一个史蒂夫·乔布斯或埃隆·马斯克一样，在研究的早期阶段，我们预测不出谁将成为下一个参悟健康秘密的人。毕竟，自发缓解在我们眼中还是罕见的、甚至几乎不可能发生的事。这不是可以被创造或操控的东西——至少现在还不是。

自发缓解常常发生在没人关注的情况下，甚至连患者本人都留意不到。当一位患者已经穷尽了医生的治疗方案，被送回家接受姑息治疗时可能发生；当一个人接受了现状，准备带着重病尽情享受生活，或者主动结束自己的生命时可能发生；或者当一切尝试都已经失败，患者认为"我的生命该由我做主"，决定自己为健康做些什么时也可能发生……

我在巴西亲眼见到的痊愈病例都很匪夷所思，那里的人们给出的解释也超过了我所能接受的极限。我敏锐地意识到，这里有一条文化差异的鸿沟。比如，目前科学家对精神与心灵的力量还知之甚少，巴西的文化让那里的人们更容易接受这些力量的存在，而被现代科技文化塑造的我就很难接纳这类概念。

2004年，我决定回巴西的几个康复中心看看。我是偷偷去的，没有提前知会他们。第一次去拜访时，我既是观察者也是被观察的对象。我要执行侦探任务，去调查，去深挖病历，去观摩外科手术；但同时也有人在一旁拍下我的一举一动，我仍在扮演"医生"的角色。当我把自己当作一个局外人、一个人类学家、一位哈佛医院的医生，并且别人也这么认为的时候，我就很难得知真相。这次，我想从一个普通人的角度短时体验成为这个群体的一员是种什么感觉，也许这将为我理解自发缓解提供更多可能。

刚回到康复中心那段时间，我进行了几次访谈。但大多数时候我都试图把自己藏匿起来，和所有人保持一致。我也参与冥想，感受某种力量在人群中的传递。人们从四面八方赶来，将自己融入这样一个充满希望、对治愈坚信不疑的群体中，我想，这之中一定蕴藏着巨大的能量。但是我决定从最基本的问题入手：人们在这里的生活方式是什么样的？与他们的"正常"生活有何不同？

大多数阿巴迪亚尼亚康复中心的造访者居住在一种民宿一样的小型旅馆中。住宿包括三餐，食物大多是素食，颜色明亮而鲜艳，每次都会吸引我的眼球。我回想起了小时候在农场的日子，所以总是胃口大开，而且很快就爱上了无尽的美味蔬菜和五彩缤纷的热带水果。旅馆提供的餐点营养丰富，但精制碳水和精制糖的含量很少，而且基本不含动物制品。显然，天然而少经加工的食品是这里的一大卖点。人们不会聚在一起喝鸡尾酒，而是在露天果汁吧碰头，喝着高脚杯里的芒果、木瓜、百香果或番石榴汁（它们全都能提供丰富多样的微量元素），一边喝一边分享自己的故事。我特别喜欢这里流行的阿萨伊浆果餐，前来寻求治愈的人们随意享用着这种美食。有宣传称阿萨伊浆果含有大量的抗氧化剂，许多人认为它是营养价值极高的食物，甚至将其视为保健药物。你看，即使是最讲究饮食健康的人，也要在这里经历饮食习惯的巨大改变。

许多人只是短期造访，像我一样待上一两个星期，或者只是几天。也有些人会待得更久：几周，几个月，甚至几年。还有的人甚至被这里的环境和人际关系所触动，搬来长住。这里的房屋和租金都很便宜，回报率相当不错。突然搬到这样的环境会带来很多变化，我考虑了大大小小所有可能的改变。不仅要完全融入一个联系紧密、相互支持、充满希望的群体中，还要接受生活方式的改变：人们去哪里都靠步行，每天进行集体冥想，吃纯天然的饮食，等等。

当然，只是菜谱发生改变并不能解释很多短暂造访者所经历的惊人康复。不过，阿巴迪亚尼亚的康复中心确实接待了很多国外的来访者，他们把自己融入了全新的、截然不同的饮食文化中，迅速而彻底地改变了饮食习惯。也许其他地方那些经历了自发缓解的人们也完成了类似的改变。我找到了一位学者的研究，他对200例自发缓解案例进行了分析，并总结说将近88%的研究对象都显著改变了自己的营养结构，主要是变为素食。[16]

绝症幸存者在得到最初的诊断后可能会全面改变自己的生活方式，这些改变可能影响重大，而营养水平的改变可以成为我研究的重要起点。常识告诉我们，营养水平的显著变化可能导致人体生化机能的显著变化，从而创造出更不利于疾病发生、发展的身体环境。经过多年的访谈和科学研究，我逐渐认为食物既可以是良药，也可以是毒药，这取决于食物的营养价值。对内部环境最直接、最有效的改造方法就是首先审视我们向环境中倾倒了什么。被称为"现代医学之父"的希波克拉底曾经说过："所有疾病始于肠道。"也许健康同样从这里开始，就像生命开始于土壤中播下的种子一样。

第三章
食物能给身体带来什么

通过药物治疗疾病的人们需要经历两次痊愈，一次是从疾病
中痊愈，另一次是从药物中痊愈。

——威廉·奥斯勒，加拿大医学家、教育家

维护一座花园时，大多数园丁都会用心培育土壤：松土、通气、
施肥、保持合适的湿度。如果想让花园更美丽些，还需要解决土壤酸
碱值、营养，甚至是有益微生物的问题。有时，土壤毒素（比如铅）
含量的评估也很重要。另外，花园千差万别，土壤的组成也会因花园
而异，这意味着园丁可能需要采用不同的维护方法：有些需要更多的
氮和磷，有些则完全不需要；有些需要堆肥，有些则需要用石灰改变
土壤酸碱值。对一座花园有益的措施，或许并不适用于隔壁的花园。

我们刚刚介绍过微生物组。肠道中的微生物组其实就是一座花
园，其中的微生物决定了人体对食物和营养的不同反应，进而对人体
健康造成了巨大影响。正如每个花园各不相同，每个人的微生物组也
是独特的。微生物组的组成取决于我们的祖先来自世界的哪个地方，
取决于父母以及我们自己喜欢吃什么样的食物，也取决于我们如何处
理压力，如何利用情绪营养。我们在上一章已经讨论过，虽然人们在

过去很长一段时间里都低估了微生物组的作用，但是现在它有望成为改变健康理论和医学方法的重要研究领域。一些科研人员认为，对微生物组的本质及其调控的研究可能成为逆转许多疾病的关键。

根据我从小在农场种地的经验，对播种毫不上心、仅仅指望靠祷告获得好收成，是注定要失败的。然而许多人照顾自己身体的方式就是这样，不留心土壤成分，不做任何维护，甚至几乎不给予任何关心与关注，好像自己的身体就是一个垃圾坑。曾有很长一段时间我也是如此，祈祷身体运转良好，却不断把垃圾堆入其中。有时我们确实会得到幸运之神的眷顾，但大部分时间都无法如愿。然而，当我们意识到一切正与期待背道而驰时，往往已经积重难返，努力挽回也大多于事无补。

如果想要拥有更好的人生，我们应该用爱与感恩之心对待自己的身体，悉心照料并改善土壤——尤其是我们的微生物组，让身体尽可能保持健康。身体就像载着我们前行的车辆或航船，需要得到认真保养。不好好关注自己的身体，就是在自我毁灭。

每天，都有各种相互矛盾的饮食推荐在我们眼前轮番轰炸：在一项研究中被"证实"为健康的食物很快会被另一项研究描述为不健康；出版业喜新厌旧，追逐着一轮又一轮饮食时尚。患者总是问我应该吃什么、不应该吃什么，因为书中的说法似乎永远彼此矛盾。一年又一年，我们从红酒转向咖啡，接着是鱼肉，然后是红肉。食物金字塔描述了一套理论，营养学家和医生们讲述了另一套理论，刚买的新书则又有一套截然不同的理论。当某一种营养物质（比如Omega-3）被发现对健康有益时，健康领域的写手们就开始夸赞富含这种物质的食物（比如核桃），称其有神奇功效；当一位著名的女演员或运动员出版了一本有关营养的书时，往往会有某个医生跳出来反驳书中的营养方案，但这样的医生也常常是一知半解，做不出全面的评价。核桃确实有益健康，但是，这种将特定食物或营养物质与特定健康价值绑定的僵化认知让我们只见树木不见森林。实际上，能医治身体的营养计划不是计算卡路里，不是摄入固定比例的几大类饮食，不是添加或去除特定营养物质，而是全盘规划，找到持久有效的饮食方案。追逐网红食品或时尚饮食并没有什么帮助。

在2008年的大热著作《捍卫食物》中，作者迈克尔·波伦在开篇就阐明了全书观点："吃能吃的，别吃太撑，多吃植物。"其中，所谓"能吃的"是指在老一辈人眼中可以被称为食物的东西——未经加工的简单食物、不加防腐剂的天然食物，而不是那种储存了一年、两年，甚至十年后，看上去、尝起来都很"新鲜"的食物。波伦说，这句话就是他所要传达的全部信息了。他还开玩笑地说，阅读书中的剩余部分并不是十分必要，读者真正需要知道的、能帮助他们极大改善健康水平和幸福程度的，就是这十二个字。所以在后续内容中，波伦热情洋溢地邀请读者们彻底改变自己的饮食习惯，改变关于食物和健康的顽固的错误观念。

先前阅读这本书的时候，我就被它简洁直白的开篇震撼了——吃能吃的，别吃太撑，多吃植物。然而，我没能对自己的饮食习惯做出任何真正的改变。当时，我没有动力与财力去实现并坚持这么重大的改变。而假装不知道这一切，继续保持与周围人一样的习惯则简单得多。在我忙碌的日常生活中，汉堡、比萨和饼干无处不在，我可以在护士站买到这些东西，在会议间隙简单吃两口，或者就把它们当作日常零食。我们的家庭、文化、生活轨迹和最唾手可得的资源塑造了我们的食谱、癖好和日常习惯，它们根深蒂固，难以被撼动。一般而言，需要什么突如其来的变故——比如疾病——才能让我们幡然醒悟并下定决心做出改变。也许巴西那些康复中心的独特之处就在于，它们可以让访客毫不费力地改变自己的饮食——这种改变就蕴含在当地的社群环境与文化之中。

从巴西回家之后，我又投入了高强度的工作，甚至几乎没有时间去护士站拿一片冷比萨，亲自烹饪那些在巴西吃到的高营养膳食的机会就更少了。不过，因为不会"吃得太撑"，我感觉自己的健康状况还比较良好。还在医学院的时候，我们曾学到过，发达国家的人民正面临着营养过剩而不是营养不良的问题。但是由于摄入了太多毫无营养的"食物"，我们其实依然处于营养匮乏的状态。[1]然而想要改变实在太难了，我没有过多的精力可以放在饮食上。饮食调整不是最重要的，我的病人们才是，长长的候诊名单已经在等着我了。工作第一。医务工作者很容易陷入这种行为模式：忙着照顾别人，却从来不照顾好自己。起初我几乎没有注意到那些不断增加的数字——体重、胆固醇、血压。我给自己找好了理由，并向自己保证，当我不那么忙的时候会尽快做出调整。

随着时间的推移，我注意到了一条规律：人们一旦被诊断出患有某种疾病，就会改变饮食习惯——虽然改变的方向各不相同。当我第一次与序言中提到的克莱尔·哈瑟联系时，她说饮食是她做出的第一步调整。查阅资料后，克莱尔发现重盐对胰腺癌患者危害巨大。"您不会相信我把盐从食谱中剔除的速度有多快。恐惧是强大的动力！"她说。

不过克莱尔也提到，她虽然转向了天然饮食，把大部分加工食品和重盐的食物从食谱中剔除了，但也留下了一些自己真正喜欢的食物，都是严格的"抗癌饮食指南"不允许食用的东西。我在其他人的讲述中也注意到了这一点：佛罗里达州一位普拉提教练患上了极其危险的淋巴瘤，她大大提高了自己摄入的营养的质量，但保留了每晚一杯葡萄酒的习惯；有一位患者喜欢奶酪，他戒掉了其他所有精制碳水和动物制品，却继续享用着奶酪；还有一名被诊断为胃癌的患者几乎只吃肉和营养剂。在过去的十五年里，我见到了许多神奇康复的患者，他们调整饮食的方式大相径庭。我清楚地意识到，饮食营养的改变似乎并不存在普适规律。

英国一位名叫巴勃罗·凯利的年轻人曾突然来信说，他成功击败了多形性胶质母细胞瘤。这种类型的脑癌从来无法治愈，致死性极强：它的五年生存率（可以用来衡量任何一种疾病致死性的有效指标）仅为2%至5%，大多数人在六个月内就会死亡。然而，巴勃罗的肿瘤并没有扩散，反而缩小了——这类肿瘤本来不可能这样发展。医生对此十分费解，这一案例也吸引了许多英国媒体的报道。巴勃罗本人将自己的痊愈归因于低碳高脂的生酮饮食。他一直非常严格地控制着饮食，不会像克莱尔那样"作弊"——偷偷把喜欢的食物加入食谱里。生酮饮食会让人体进入酮态，大量燃烧自身脂肪。

一般来讲，人体会将摄入的碳水化合物转化为葡萄糖，接着将葡萄糖用作身体和大脑的燃料。但葡萄糖也是肿瘤最重要的食物。当医生将放射性标记的葡萄糖注射进患者的体内，用扫描仪器观察其被吸收的状况时，通常都是肿瘤在疯狂地吸收葡萄糖。经过大量调研，巴勃罗决定尝试"饿死癌细胞"的生酮饮食策略。的确，有些研究认为生酮饮食会让癌细胞缺少生长必需的营养，但是我们还不知道长期高脂饮食会对身体造成怎样的影响。况且，高品质和低品质的脂肪也有很大差异。另外，如果一个人已经生病，如此严格的饮食控制也存在一定风险，大多数医生都不会建议在没有专业医学监督的情况下尝试这种方法。除此之外，生酮饮食者还需要规律服用营养剂，来补充特定的维生素和矿物质。尽管有诸多不确定因素，巴勃罗还是忠实地执行了自己的计划。同时，他也很注意保持积极的心理状态。就这样，他克服了一切困难，活过了预期死亡时间，健康状态还有了很大提升。

我还认识一个叫朱尼珀·斯坦的强直性脊柱炎（一种会渐进性发展且无法治愈的关节炎）患者。她现在康复了，身形苗条，精力旺盛。我们坐在纽约市的中央公园里，远处传来繁忙的车流声，周围的树叶沙沙作响。伴随着背景音，朱尼珀讲述了她的故事：多年前被诊断为强直性脊柱炎后，她和丈夫对饮食做出了巨大调整。从那时起，他们就意识到这些变化能够让微生物组更有利于人体健康。我们将在下一章中详细讨论她的案例。

米拉·邦内尔，在查看了她转移性黑色素瘤的断层扫描结果后，我通过电话采访了她。我们讨论了她的饮食规范，以及人与食物的关系。米拉将自己的绝症诊断视为身体给她的当头一棒。

"我的身体对我说：'这些年你像对待垃圾一样对待我，不停把咖啡因和酒精塞进来，像赛马一样一直胡吃海喝，还不睡觉，我受够了。'"

当谈论起转变的方式时，米拉把重点聚焦在了吃的过程上："我意识到应该好好思考自己在吃什么。我需要慢下来，把注意力放在身体正摄入什么营养上。"

还有患者向我提起要学会带着感激之心进食，只是出于恐惧而改变饮食毫无价值，甚至可能起到负面作用。与什么是健康饮食相比，为什么要健康饮食、怎么实现健康饮食同样重要。

乍看起来，这些人对饮食习惯的调整大相径庭。把我调研过的案例摆在一起，就好像在看书店里的烹饪美食类图书，每一种叫得上名字的时尚饮食都能陈列其中。他们之间的共通之处在哪里？

我想要了解时尚饮食和健康改善之间的深层联系，于是联系了医学与营养领域的同事，询问他们是否听说过任何主要或完全由饮食实现的自发缓解案例。一位同事回信道：你得和汤姆·伍德谈谈。

一封改变人生的邮件

汤姆·伍德是一个注重细节的人。他在美国东海岸经营着一家咨询公司，我们第一次联系时他用工作邮箱回复了我。汤姆在回信中详细列举了他数十年来与糖尿病斗争的经历，我可以看到他血糖多年来的波动变化和总体趋势。那是一份完美的记录。

在交谈中，汤姆同样表现得十分通透。像与我对话过的大多数人一样，汤姆能够轻松自信地谈论自己的身体健康状况。不仅如此，他还经常思考并讨论当前医疗体系中哪些部分对他有帮助、哪些则没什么用处。谈起这个话题，汤姆的声音有些疲惫，但又很热情。和大多数案例一样，这个故事很长，有很多内容要讲。当我请汤姆讲述他的故事时，汤姆长长地吐了一口气。

"你有多少时间？"他笑道。

汤姆问应该从哪里开始，我的回答很简单："起点。"每当我要求从"起点"开始讲起时，被访谈者都会回到同一个时间点。不是症状显现时，不是得知诊断时，甚至不是身体还很健康时。不需要我提出要求，他们会一直回溯到自己的童年，仿佛身体里有什么东西让人凭直觉意识到故事的真正根源就在那里。不论疾病如何发展，背后的故事才是重点。

汤姆从小的标签之一就是"健康"，他也一直认为自己是个健康的人。汤姆在纽约州的伊萨卡长大，高中时期是校内足球队和网球队的队长。汤姆的父亲曾在伊萨卡学院担任体育部主任，他们一家人总会一起远足、骑车，进行户外体育运动。

成长时培养的对运动的热爱延续到了汤姆的成年时期。从康奈尔大学毕业后，汤姆找到了一份坐办公室的工作，报酬不错。他搬到了纽约下州，结了婚，不久之后有了个儿子。汤姆后来成立了自己的公司，提供员工招聘、人员配备和咨询服务，过上了幸福成功的生活。他会在每天清晨的闹铃中醒来，那时天还不亮，只有天边隐隐透着日出的粉红色光芒；然后迎着微凉的空气开车去健身房，在上班前参加一场壁球比赛。有时他还会做力量练习，或在跑步机上慢跑。午休时，汤姆会开车去办公室附近的速食餐厅叫一份汉堡、薯条和可乐套餐。

他带着些沮丧说："那时我吃过的汉堡王比其他所有人都要多。"

时光如流水。汤姆的儿子飞快成长着，汤姆也一直忙忙碌碌。他的体重开始上升，会时不时感到背痛。他尝试了包括阿特金斯方法*在内的几种饮食方法，减掉了几磅体重，得到了心理安慰，然后又让体重长了回去。汤姆没有过分超重，但是确实比以前重了，这让他感受到了岁月从身上缓缓流过的痕迹。

一个星期五的下午，参加完会议开车回家的时候，汤姆感到有些不对劲。一整天他都疲惫不堪，但他以为自己只是太累了。从车站回

---

* 美国医生罗伯特·阿特金斯创造的一种戒碳水、高蛋白的减肥饮食方法。

家的路上，汤姆的胸部疼痛起来，像被一条带子勒着肋骨，左臂也开始发麻。汤姆意识到这是心脏病发作的迹象，他停下了回家的导航，直奔医院而去。

汤姆说："他们把我带进去，然后给我套上了个漂亮袍子，让我去做心电图。我在那儿待了几个小时。"

那天晚上11点，医生们找到了问题的根源：有一种蛋白会在心肌受损时进入血液，检查发现这种蛋白在汤姆的血液中浓度很高，大概是正常人的四到五倍。医生们怀疑是动脉阻塞。

心脏插管排在了星期一的第一项日程。导管从股动脉一路向上。局部麻醉让汤姆在手术中保持着清醒，他从监视屏上看到导管一直抵达心脏并释放出一股染料。X光会在染料流过动脉时持续追踪，让医生们能够看到任何动脉狭窄或阻塞的区域。根据汤姆的检查结果，医生们以为会看到很严重的动脉阻塞。但结果只是不到5%的阻塞，这对于汤姆的年纪来说已经相当不错了。

把汤姆送回病房后，医生们又聚集在了白板前，开始寻找病因。最终，一位护士拿着一份显示关键证据的检查结果走了进来。显然，她因为还没人发现真相而有点生气。

"不好意思，有人注意到他的血糖已经升到300了吗？"护士问。

后续的血检发现了真正的罪魁祸首——2型糖尿病。[2]汤姆有胰岛素抵抗。在身体中，葡萄糖会在胰岛素激素的帮助下从血液进入细胞，继而在细胞中转化为能量。而有时胰岛素无法有效地让血液中的葡萄糖（血糖）进入细胞，这种情况就是所谓的胰岛素抵抗。与之相对的1型糖尿病则是胰腺细胞产生胰岛素的水平不足。在汤姆的案例中，胰岛素抵抗让血糖无处可去，堆积在循环系统中，才引起了一系列心脏结构和功能的问题。

　　未经治疗的2型糖尿病可能导致心力衰竭、肾脏损伤、失明、中风、截肢等各种严重后果。2型糖尿病比率占到了新发糖尿病病例的95％，也是美国和全球人口死亡的第七大诱因。根据美国疾控中心的报告，美国在糖尿病这一项疾病上的医保支出占到了全部支出的20％，这是一个惊人的数字。汤姆以为自己心脏病发作而开车把自己送进急诊室的那天，他成为全球已知的4.22亿糖尿病患者之一。[3]根据专家的估计，有8000万名20岁以上的美国人处于糖尿病前期，有四分之一已经罹患糖尿病的人尚对自己的病情毫不知晓。近几十年来糖尿病的患病率在急剧上升，这不仅是美国和其他发达国家的问题，而且是全世界面临的问题。[4]

　　2型糖尿病被视为不可治愈的疾病——病程不可逆，而且会不断恶化。如果发现得够早，一些医生会鼓励患者通过调整饮食、多做运动和减肥来减轻症状或延缓疾病发展。但这些措施通常只是治疗后的补充手段。同时，患者、医生、营养学家可能都缺乏对饮食和营养的真正了解。大部分情况下，我们对这种疾病（以及其他慢性病，患者可以自己穿过候诊室大门走进医院看病的那种）的治疗宗旨是"抓紧治疗，及早出院"——基本上就是明确诊断，开出药方，然后让患者出院回家。

　　汤姆觉得，在过去的50年间，糖尿病的治疗方法并没有发生太大变化。在他还小的时候，母亲就被诊断为糖尿病，但她没有改变饮食，而是继续烹制着富含碳水和淀粉的食物——这是20世纪50年代的经典饮食。直到有一天，十几岁的汤姆站在厨房里，看着母亲掀起衬衫给她自己注射了一针胰岛素，才意识到她已经这样做了许多年。

　　汤姆说："当时大家普遍认为注射的胰岛素与自己身体制造的胰

岛素没什么差别。我被诊断出患有糖尿病的时候，主流观点基本还是如此。"

1922年，我们拥有了向糖尿病患者提供人工胰岛素的能力。毋庸置疑，这一成就改变了医学。那一年，一个名叫莱昂纳德·汤普森的14岁男孩接受了有史以来第一针用于人体治疗的人工胰岛素。作为那个时代的1型糖尿病患者，这个男孩本来会被严格限制饮食，保持饥饿状态，在几个月内死去，但人工胰岛素让他又活了13年。

胰岛素的发现已拯救了数百万人的生命，也在医学寻找消灭疾病和痛苦的"魔法子弹"的征程上留下了浓墨重彩的一笔。但是，医学的新纪元同时继承了旧时代的成功与局限。我们现在更加明确地知道，像胰岛素这样的药物只能治疗症状而不能解决病因。对于2型糖尿病来说，即使"治疗"了患者，胰岛素抵抗也仍然存在。如果不解决病因，那一切都不会得到真正改善。最好的情况下，患者会继续在疾病的泥潭中原地踏步；而大多数情况下，疾病会继续恶化，患者将不可避免地逐步走完整个痛苦的患病过程，经历多器官损伤、身体疼痛以及生活质量的急剧下降。

汤姆的糖尿病的确恶化了。他首先服用了二甲双胍，这种药物能尝试"说服"身体更高效地利用胰岛素。当二甲双胍失效之后，汤姆改用了常规的胰岛素注射疗法。这种疗法要求患者在用餐、吃零食以及睡觉前都要注射胰岛素。在接下来的10年间，汤姆每天要注射总计大约45单位的胰岛素。注射胰岛素会导致体重上升，从而加剧胰岛素抵抗，使血糖水平升高，继而需要更多的胰岛素——这是一个恶性循环。汤姆的体重增加了，他不得不停止锻炼，还患上了慢性背痛。

他说："我连在购物中心走上一百英尺都做不到。身材也走形得厉害。"

请注意，汤姆是个不折不扣的社会精英。他毕业于康奈尔大学，还是一家公司的总裁；他长期重视锻炼，并且拥有许多健康资源。他不仅找到了顶尖内分泌科专家看病，找到的还是专攻糖尿病的顶尖内分泌科专家。汤姆说，在过去的15年甚至更长的时间里，他总共看了20位到25位医生，其中包括至少8位糖尿病专家。而且，由于对数字敏感且高度自律，他比大多数患者更加严格地按医嘱监测和控制了血糖。尽管如此，汤姆的血糖读数还是冲破了上限——15年来他一直注入身体的药物逐渐失效了。汤姆的一只眼睛患了白内障，双脚开始发麻（这是糖尿病神经病变的症状）。他患合并症的风险也增加了。这些糖尿病合并症，例如心脏病、肾脏问题、视力损伤，甚至癌症，不断威胁着汤姆的健康。

2014年感恩节之后的周末，汤姆收到了一封电子邮件。他瞥了一眼，发现那是一封垃圾邮件，里面的广告吹嘘着改变人生的捷径，声称今天注册就将获得一份"特别食谱"，只要按照食谱调整饮食，就能降低体重，摆脱糖尿病药物，一个月内即可恢复正常生理指标。汤姆把鼠标悬在了删除按钮上，但是"不成功全额退款"的承诺吸引了他的注意。他厌倦了生病，厌倦了每天注射，厌倦了慢性疼痛与超重，厌倦了日复一日的痛苦挣扎。汤姆又读了一遍邮件。"改变饮食，改变命运，只要39.95美元！"邮件里宣称这一疗程将持续4个星期，如果4周后他还是糖尿病病人，或没能成功停药，就可以把交的钱再拿回去。

汤姆想：管他的，我还能失去什么？

汤姆输入信用卡号码，下载了那份食谱。食谱上主要是蔬菜、水果和豆类，没有肉类和乳制品。乍一看清单很长，选择很多，但汤姆一片茫然：其中有很多他从未吃过或不知道如何烹调的食物。但是看在40美元的分上，汤姆决定试一下。并且只需要做一个月而已，他什么都可以坚持下来。

4周后，汤姆减掉了10磅，糖尿病药物剂量也减半了。他精力更加充沛，步伐也轻盈起来。不过，汤姆没有像邮件所承诺的那样能够完全停用胰岛素。抱着对这封邮件及其承诺剩下的一丝怀疑，他给这家公司打了电话。钱退回来了。

但汤姆依然被震撼了。在短短的4个星期内他实现了十几年来的两个第一次：第一次让药物剂量下降了一半，第一次减轻了体重。而他所做的，只不过是略微调整一下放进餐盘里的食物搭配而已。并不激进的饮食变化与几乎没有提升的运动量，为什么能显著改善身体状态和血糖水平呢？

这是多年来他第一次看到了真正能让健康水平和生活状态产生颠覆性改变的可能，感受到了蓬勃的希望与力量。在妻子的支持下，汤姆启动了康复计划，开始深入研究饮食和血糖的关系。他发现了一本叫《糖尿病的终结》的书，由乔尔·富尔曼博士撰写。他和妻子都读了一下，夫妇二人一同钻研烹饪，一同改变饮食。开始时要学习的东西很多，但还是比美国糖尿病协会和许多医生推荐的卡路里计算要容易得多。富尔曼博士的方法很简单：要选择维生素、矿物质和植物生化素*含量最高的食物，不用太关心卡路里或食物种类。书中还列出了可以随时"无限量"摄入的食物，并且根据营养密度对食物进行了分类。

什么是营养密度？根据富尔曼的说法（其实是世界卫生组织的说

---

* 可能影响人体健康的天然植物化学成分。

法），高营养密度食物富含维生素、矿物质和植物生化素，但卡路里较少，糖、精制碳水、盐、淀粉和不健康脂肪的含量很低，这一类食物包括水果、蔬菜、鱼类、全谷物、坚果、豆类、种子类。此外，还可以食用少量无添加剂的瘦肉。为了帮助患者实现高营养饮食，富尔曼博士提出了综合营养密度指数（Aggregate Nutritional Density Index，以下简称ANDI）的概念。人们可以轻松地从网络上获取ANDI的具体信息，它的良好可视化展示能够帮助人们更好地理解营养密度的概念，创建合适的饮食方案。刚开始，这的确不是一件容易的事，人们需要不断查询ANDI，学习新的菜谱，养成新的习惯，分析每一顿饭的每一次饮食选择，但渐渐地就会习惯成自然。

随着植物生化素研究的深入，ANDI可能会发生变化。[5]概括来讲，这一营养方案的本质就是：多吃蔬菜。汤姆没有完全放弃意大利面、面包、肉和奶制品，但大幅减少了这些食物的摄入，让它们只占摄入卡路里总量的5%以下。他基本上把饮食习惯颠倒了过来，用新鲜的水果和蔬菜搭建了个人饮食金字塔的新基础。

这一改变见效了。在撰写这本书时，汤姆已经近3年没有糖尿病症状，也没有再接受药物治疗。自从2014年感恩节试用促销让汤姆找到了富尔曼博士的抗糖尿病营养计划后，他就一直坚持着这一套方案。汤姆说，自己的身体现在是由富尔曼博士的"营养餐"填充起来的，每天的食谱上都是豆类、绿色蔬菜、坚果种子和浆果这些美味又营养的食物——就像我在巴西吃到的那样。"我现在会感到饥饿。无论如何，我都不会再回到以前的饮食模式了。"汤姆说。

但是他会时不时做个弊吗？比如吃块蛋糕？

汤姆说："很少，几乎完全不会。没有这种冲动。坚持完第一个月之后，我对过去吃的那些食物的渴望就消失了。"

许多人与我交流时都谈到，改变饮食习惯后味蕾好像又活了过来。他们发现，一旦开始尝试这种饮食方式，坚持下去就完全不是难事。饮食调整的效果立竿见影，又能让人受益终身，再没有什么能让他们回到旧食物的怀抱了。而且，你不用花多少钱、费多少力气，就能把水果和蔬菜做成美味珍馐。一旦学会识别哪些食物具有高营养密度，哪些没什么营养，外出就餐时也不会有任何困扰了。

汤姆提到过去的饮食习惯时说"没有这种冲动"，这种表述方式值得注意。当人们回顾自己对营养摄入模式做出的改变时常常会使用以下表达，比如"曾经对精制面粉和精糖成瘾"——正是这些成瘾的习惯让人们在开始时很难转向营养密度更高的食品。

汤姆现在空前健康。曾经他走不到一百英尺就会气喘吁吁，而现在他每天都会步行三英里*，并且毫不费力。如今他已经70多岁了，体型瘦削，身手灵活。糖尿病曾在他体内肆虐了15年以上，但现在从他身上看不出任何疾病的痕迹。

汤姆的内分泌科医生对此十分惊讶。几年前，她曾让汤姆到医院去做个体检。拿到检测报告后，她又找出上一年的报告看了看，那时候汤姆还在每天摄入45单位的胰岛素。

"我都数不清自己见过多少病人。但在过去20年的职业生涯里，我从来没见人康复过。"这位医生说。

汤姆的故事引起了我的共鸣。像汤姆一样，我一直以为自己的饮食方式大体上还算健康，只是偶尔会在工作繁忙时吃些垃圾食品。但

---

* 1 英里约为 1.609 千米。

是，我忽略了自己有多少次只是简单地选择了手边最方便的食物。我发现很多人都是如此。作为医生，我经常询问患者的饮食习惯，还常常观察医院餐厅里不同人托盘上的食物。几乎每个人都觉得自己吃得挺健康，但事实并非如此。

小时候，我家从来不买外卖或包装食品，而是自己在家做饭。我母亲几乎可以从原材料开始制作所有食品，比如把种在农场的小麦磨成面粉，用来做面包、煎饼和松饼。我们几乎一天三顿都吃肉，还有很多面包和土豆这样的重碳水。成年后，我重复着类似的饮食模式，并随着大学生活的到来加入了薯条、饼干和现代社会的各种零食。我仍然遵循着传统的食物金字塔，肉类和奶制品等动物源食品占据了支撑金字塔的巨大底层。我接收的信息是，动物源食品是必不可少的，没有它们，金字塔就会倒塌。

讽刺的是，医学院是对恶劣饮食习惯最放纵的地方，我们这些医学生会接纳所有方便快捷能饱腹的东西。在医学院，我们需要吸收大量信息，日程满满当当，关于营养的内容却少得可怜。可就是这一点点内容，我们也没有意识到它们与现实世界的联系，没有发现将它们付诸实践的重要意义。

我曾和同学们一起坐在课堂上背诵化学和神经化学的方程式，某些特定的维生素和矿物质会出现在这些方程式的关键节点，帮助身体完成重要的化学反应。但随后，教授漫不经心地说，西方世界的人们并不缺乏这些营养。上完课，我们起身，走出教室，把比萨和薯条当作晚餐、夜宵和课间零食。考试的时候，当被问到"血液中某些营养素的缺乏会如何影响大脑产生5-羟色胺、多巴胺或乙酰胆碱等神经递质"，我们能从容作答。但在门诊室里面对患者时，很多医生都不会问

"你平常吃什么"。如果给汽油车添加柴油，或给柴油车添加汽油，那车迟早会出毛病，这个道理大家都能理解。可是人体与汽车真的有什么不同吗？

在造访巴西、聆听了一个又一个故事之后，我意识到，趁这些故事中提及的疾病还没找上门来，必须做出一些重大改变了。我需要为自己量身定做一套饮食方案，就像汤姆、克莱尔、朱尼珀和许多实现了惊人治愈的患者们一样。克莱尔特别强调饮食计划的个体性。她开设了一个质量很高的博客叫"与胰腺癌一起生活"，在上面记述自己的康复之旅，分享自己调整饮食习惯的细节。克莱尔向我讲述了她刚开始撰写博客时的一件事。当时，她通过博客与很多正在痛苦中挣扎的病友沟通。一位女士找到她，想要询问更多调整饮食习惯方面的细节。克莱尔是个开朗慷慨、乐于分享的人，她毫无保留地说出了自己的全套方法。那位女士也说，自己很快就买了克莱尔列出的所有东西，并严格重走克莱尔走过的路。可是一段时间后，这位女士去世了。

从那时起，克莱尔为自己立下了规矩，不再公开饮食方案的细节。

"显然，对我有用的方法对她没用。"克莱尔写道，"我认为，我们每个人都会响应不同的因素，所以需要使用不同的方法……我不相信存在一种适合所有人的东西，一颗能消灭所有病魔的银色子弹。我们需要找到能够帮助自己的独特方案。"[6]

克莱尔认为可以公开的是，自己彻底戒除了精制面粉、精糖、加工食品以及食品添加剂（食物色素和防腐剂等）。但与一些人不同，她保留了适当的有机肉和奶制品。她的原则是：吃新鲜的应季食物。

我的确从收集来的自发缓解故事中发现了一些共性，但也不是特别具体的条框，而是一些模糊的规则。被许多人提及的准则有：吃新鲜的食物，吃素，吃天然食品，不要吃精糖或精制面粉，不要摄入任何加工食品或人工制品。我看到的一些关于癌症的研究也得出了类似的结论。研究中提到，像细菌和真菌一样，如果癌细胞摄入了它们最喜欢的食物——血液中的精糖，就能疯狂生长。另外，加工食品中存在的化学添加剂会损伤身体，让癌症和其他疾病找到可乘之机。

美国佐治亚州立大学曾有一项关于乳化剂的研究，显示乳化剂与小鼠癌症之间存在相关性，这并不是什么好兆头。[7]从蛋黄酱到冰激凌，羧甲基纤维素和聚山梨酯-80这样的乳化剂在加工食品中无处不在，它们常常被用来延长食物的货架寿命和改善口感。美国食品药品管理局限制了每种乳化剂在产品中的使用剂量，但许多公司会使用不同类型的乳化剂组合来规避这一限制。从技术上讲这是合法的，但它会为我们从货架上取下、放进购物篮的食品带来更多潜在危害。那些被添加进面包、肉类、沙拉酱和调味料中的乳化剂，一旦进入人体，就会在消化道中四散开来，导致肠道中丰富却脆弱的微生物组生态系统失衡。

佐治亚州立大学以及其他团队的研究表明，乳化剂可能会破坏微生物组，引发慢性炎症，继而导致体重增加，引起各种炎症性疾病、自身免疫性疾病，甚至癌症。

很难想象食品中小到肉眼不可见、少到几乎不存在的化学成分就能导致这样一系列的疾病，但是想想我们消费这类产品的频率，你就不会感到惊讶了。就拿我来说，几乎每顿饭，在吃沙拉、土豆和烤鸡时，我都在摄入乳化剂，它就像滑进鞋里的砂粒，一直摩擦着我的脚踵。更可怕的是，乳化剂还只是众多化学添加剂之一。

基于这些宽泛的饮食指导意见，我建立了以新鲜绿色的有机食品为核心的饮食计划，这已经和我以及大多数人从小养成的饮食习惯完全相反了。我猜想这种适合自己的个性化饮食调整可以成功把食物变成每日良药。

想要寻找支持这种饮食调整的证据，只要学习下面这项迄今为止最全面的营养学研究就可以了。

来自低癌症发生率国家的经验

在汤姆·伍德即将毕业踏入职场、还不知道自己的饮食习惯会影响细胞功能的时候，一位名叫T.柯林·坎贝尔的教授加入了康奈尔大学营养学系。这位教授在过去的10年间一直在弗吉尼亚理工大学从事营养学和生物化学的教学与研究，同时对饮食与疾病的联系很有兴趣。当时还没有多少人讨论这个问题，相关研究罕见，但累积的证据让坎贝尔认定这是一个具有重要影响的领域，不该被忽视。那时，坎贝尔刚刚在菲律宾进行了一项有关儿童营养不良的课题，并极其偶然地发现了一种存在于动物蛋白和癌症之间的联系，这个发现改变了坎贝尔的职业生涯。

当时，菲律宾发生了大规模灾难性营养不良。坎贝尔联合全国各地的不同家庭共同对抗这一问题时，恰巧发现菲律宾儿童死于肝癌的概率惊人。通常，肝癌只发生于高龄人群，但许多菲律宾儿童在10岁时就会发病离世。最初，坎贝尔和同事们把这种现象与全国流行的花生酱污染联系到了一起：特定情况下，花生上会生长一种真菌，这种真菌会产生一种强致癌毒素——黄曲霉素。坎贝尔指出，黄曲霉素是"已知最强的肝脏致癌物"。[8]

这个发现似乎解释了问题所在。但还有一个令人困惑的细节：患肝癌的儿童大多来自最富裕的社区，而贫困地区的儿童似乎完全逃过了此劫，但这两个群体都会经常性地食用被污染的花生制品。

最终，坎贝尔把目光投向了存在于两个群体间的生活方式差异：较富裕家庭的孩子们，日常饮食更类似于西方风格，食物中富含肉类和奶制品；而贫穷家庭的孩子们，由于经济条件有限，饮食中则没有太多的肉和奶。这暗示了动物蛋白质的摄入可能与罹患癌症有关。但当时的坎贝尔对此将信将疑，他一直坚信科学界长期存在的一种说法——缺乏蛋白质才会为癌症和其他疾病打开大门。后来，坎贝尔在一本名不见经传的医学杂志上发现了一项印度的新研究。在这项研究中，为了诱导肝癌的发生，实验人员让两组实验大鼠都暴露在黄曲霉素下，但其中一组大鼠的饮食包含很高比例的酪蛋白（哺乳动物乳汁中的天然蛋白质），另一组饮食中的酪蛋白含量则很低。结果第一组中的大鼠要么长出了肿瘤，要么产生了继续发展下去有癌变可能的某些病变，而第二组一点问题都没有。

这项不知名的实验改变了坎尔贝的职业生涯。他写道："这不是什么可以忽略的差异，是100比0。"[9]

但坎贝尔还是没有完全被说服。也许研究人员不知怎么把两组小鼠弄混了？之后坎贝尔花心思亲自做了一遍实验，得到了相同的结果。[10]

此后，坎贝尔将目光投向了饮食与疾病的关系。1980年，中国疾控中心资深研究员陈君石博士造访了坎贝尔在康奈尔的办公室，两人讨论了矿物质硒与癌症关联性的可能合作项目。但聊着聊着，这个小规模项目就迅速演变成了一个庞大数十倍的计划。

当时，中国独特的情况非常适合进行营养学研究。首先，中国是一个大国,人口众多,占全球人口的比重也很大。其次,中国人口在地理上的流动性很小,97%的人口仍然居住在他们出生的地域。从研究的角度来看,人口的庞大数量、高同质性和低流动性极大地方便了变量控制,降低了无关因素的潜在影响。第三,中国粮食生产和消费高度本地化。在美国和其他西方国家,商品流通性很高,国家一边和另一边的饮食看起来十分相似,而中国各个地区的膳食在很大程度上由地理位置决定,具有鲜明的地方特色。这些因素完美地结合在一起,让新项目的首席协调员巴努·帕皮亚称20世纪80年代中期的中国为"一个庞大的人类实验室"。[11]

还有一个因素让中国成为疾病起源研究的潜在信息宝库。从那次康奈尔办公室会面的时间点向前再推大约5年,中国发起了一项针对8.8亿人口(占当时总人口的98%)的全国性大规模调研。这项具有里程碑意义的调研收集了12种癌症的死亡率数据,被称为有史以来最大手笔的生物医学研究项目。最终,人们得到了一个用颜色编码的地图集,揭示了不同类型癌症的高发地域与低洼地域。当人们被美国不同区域间微小的癌症发生率差异吸引了注意力,轰轰烈烈地展开了大量研究项目与激烈讨论时,这项研究发现,中国某些地区的癌症发生率能比其他地区低上100倍。

遗传无法解释这一巨大差异。当时,中国有87%的人口属于同一民族,高度同质。这意味着癌症的诱因不是基因,而是环境。疾病不是上天注定的,它在我们可以掌控的范围之内。

1983年,T.柯林·坎贝尔、陈君石和他们的研究小组开工时面对的就是这样的背景。20年后,他们收集了包括癌症、心脏病、传染病在内一共大约50种疾病的重要信息,整理出了与疾病死亡率相关的367

个变量，并将每个变量进行了两两对比。他们还对6500名成年人进行了血液检查和问卷调查，采集了尿液，统计估算了样本家庭在过去三天内吃过的所有食物，并分析了来自全国商品市场的食品样本。

这一项目完成时，研究小组发现了存在于生活方式、饮食习惯和疾病变量间具有统计意义的超过8000种联系。这项研究有着史无前例的规模、质量、全面性和独特性，被《纽约时报》称赞为"世界流行病学研究的巅峰之作"。

这项研究证实，现在已经输出到全球大多数角落的西方饮食是一种致病饮食，它让我们身体的土壤为培育世界上最致命的疾病做好了准备。要知道，这项研究是在人们遗传背景相似、世代间日常生活方式和每日饮食习惯相同的地域单位上进行的。通过比较地域间不同饮食偏好对疾病致死率的影响，研究人员得出了一个结论：动物制品消费更多的地域，居民死于心脏病、糖尿病、部分癌症等典型西方疾病的概率远高于那些植物性食品消费更多的地域。

但这项研究也表明，个别营养成分不会影响整体饮食的效果。偶尔摄入的奶制品或肉类似乎并没有增加中国人的患病风险，这是因为总体来说那个时期的中国人摄入的奶制品和肉类确实不多。反之，仅仅在饮食中额外添加"好"营养也不会给疾病预防带来任何益处。换句话说，研究人员得出的结论是，如果一个人饮食的主要成分是精制碳水、动物蛋白和加工食品，那么服用鱼油或维生素并不会帮助他保持健康、预防疾病。我们许多人的饮食习惯就是如此，或被迫如此——忙碌的现代生活常常使我们只能选择打开快餐盒子，而没有办法拥抱时令蔬菜。

归根结底，我们不是在吃营养成分，而是在吃食物。现在流行的还原主义观点认为，某些营养成分可以预防或治愈某些疾病，但坎贝尔和他的同事们反对这一说法。他们更看重食品中营养成分之间复杂的相互作用，认为对健康和康复更有效的是整体的营养模式调整，而不是保持相同的饮食然后去吃维生素片。整体大于各部分的总和。对于我们大多数人来说，这意味着饮食方式的重大改变。

坎贝尔本人在研究结束时成了素食主义者，并一直坚持到了今天，不过他并不用"素食主义者"这个词来定义自己。坎贝尔不喜欢这个词附带的其他含义，只是希望纯粹地把关注点放在植物类饮食对健康的持续性益处上。

为什么我们会选择对自己不利的食物？为什么食欲把我们引向了有害食品？我们围绕着那些会导致疾病的食物（而不是有治疗效力的食物）建立了饮食文化，导致轻则生活质量和幸福程度受到影响，重则生命过早终止。随着我对自发缓解的了解继续深入，越来越多的迹象表明身体具有内在智能与天生的痊愈能力。但是，如果身体和免疫系统真的如此聪明，为什么不让我们偏好更健康的食物，而让我们选择更致病的食物呢？

为什么身体没有再聪明点？

简短的答案是：它已经够聪明了。

要理解人体对营养和欲望的处理方式，我们必须回到过去，很久很久之前的过去。

产生并追逐欲望的本能被写在了人类的基因里。我们大脑中的愉悦中心渴望高脂、高糖和高盐饮食，因为在人类刚刚作为一个新物种出现时，这些食物都罕见。当人遵从内心的渴望、摄入觊觎已久的食物时（比如让牙齿陷入巧克力棒或咬上一片脆培根），大脑的奖励中心就会疯狂起来，像老虎机吐镍币一样把多巴胺倾倒进血液。多巴胺通路通常被称为"快乐通路"，飞快进入血液的多巴胺能够让人感受到即时的欢愉。

从希望实现自发缓解的科学角度出发，糖是最应该被戒除的食物，但摄入糖类也是最难戒除的饮食习惯之一。像性和毒品一样，糖能有效唤起快乐通路。人们喜欢能将多巴胺释放到大脑和身体中的东西，无论是好是坏。我们被本能驱使，一次又一次地追寻着它们。

如果开启快乐通路会导致许多恶果，那为什么这个通路的开关没有随着进化而消失？为什么我们被设计成了这样？

对于人类祖先来说，哪里能找到下一顿饭，以及下一顿饭的成分常常决定了他们的生死。从进化的视角来看，热量密度高的食物（基本上是脂肪和含糖食物）并不容易获取，它们数量稀少，距离遥远，可能还要通过艰难的战斗才能获得。肉类等高蛋白食品能帮助肌肉的增长，而糖类有助于实现快速的能量爆发（当然，它消耗得也很快）和体内脂肪的贮存，后者对于散居的人类祖先至关重要。在食物稀缺的世界中，人类需要通过燃烧体内的脂肪来获得能量。糖，无论是葡萄糖还是果糖，都能激活人体内贮存脂肪的通路，让身体囤积脂肪以备后用。因此，摄入糖分可以增加生存的机会。在一项研究中，研究人员调查了一批小孩子对甜食与咸食的偏好，并对这批孩子进行了后续追踪，结果显示偏爱甜食的孩子成年后个子会更高。那些会努力寻找并争夺糖分的祖先有更大的机会把基因传承下来，而这些祖先最终造就了我们。

因为高糖高脂食物与生存息息相关，所以在得到这类食物后，身体会给予我们奖励，用喷涌的多巴胺强化糖类与脂肪摄入后的美妙感觉。这些食物从身体、精神和情感上影响着我们，安抚着我们。即使只是最微量的糖也能让我们能量倍增——研究发现，刚刚品尝过含糖食物的人在记忆力和敏锐度测试中表现更加优异。孩子们更是死心塌地地爱着甜食，甚至有研究发现糖可以作为儿童的天然止痛药，曾经有医院会在包皮环切术之前让孩童吃糖来缓解疼痛。

产生欲望是自然行为。欲望的存在极大地帮助了我们作为一个物种的生存。但是当曾经稀缺的物质变得丰裕时（在整个人类历史中，纯糖资源只在过去某段很短的时间内才像今天一样充沛[12]），快乐通路被频繁开启，唤起多巴胺成为习惯，刺激-奖励循环不断被激活，人们就会迅速对欲望上瘾。技术的洪流把我们的祖先们需要以死相争的食物资源变得唾手可得。然而，尽管世界在升级换代，我们的生物代码却没有更新。正如奇点大学的联合创始人彼得·迪亚曼迪斯博士所说："人类已经有20万年没有进行软件升级了。"

人类的大脑和身体并不适合生活在现代世界中。我们所谓的饥饿通常是成瘾，与欲望和戒断等概念息息相关。有研究发现，糖类比尼古丁，甚至可卡因更容易令人上瘾。糖类确实让人精神亢奋，在这一点上，它和消遣性毒品没有什么不同。[13]我从别人的讲述和自己的亲身经历中发现：习惯了天然饮食、摄入充沛营养之后，躯体所感受到的饥饿感的确与以往不同，好像少了点欲望在里面。

然而，我们不能想着回到过去，用旧石器时代的饮食来治愈疾病。人类的需求已经不同了。我们要在毫无价值的食物的重重包围之中，找到一种方法来满足此时此刻的需求。

编写自己的饮食处方

还记得本章开头讲过的那个叫巴勃罗·凯利的年轻人吧，他写信给我说成功击败了多形性胶质母细胞瘤。我来完整讲讲他的故事。

故事发生时巴勃罗25岁，身材瘦削，一头黑发，身体一直都很健康。在平常的一天，巴勃罗完成了花园里的工作，收起园艺工具，擦去膝盖上的污垢，准备像之前约好的那样去见女友。走路时，巴勃罗感到前所未有的别扭，左腿突然变得非常沉重，仿佛拖在身后一般。他想伸手摸摸左腿，左臂却没有丝毫反应。巴勃罗的整个左侧身体完全麻木了。

起初麻木只是暂时性症状，一位医生检查后认为这是严重偏头疼的结果。但后来症状又出现在巴勃罗工作的时候，以及他参加姐姐的婚礼前穿上盛装系紧领带的时候——他的下巴合不上了，手也开始发麻。

MRI显示，巴勃罗的大脑颞叶中有一个高尔夫球大小的肿瘤。颞叶是大脑处理听觉和视觉的区域，同时还在语言、交流和个性塑造上发挥着重要功能。颞叶也是记忆皮层的一部分——基本上它就是一个录音机，可以将所有感觉转化为具体的记忆并记录下来。活检诊断肿瘤为Ⅳ级多形性胶质母细胞瘤，无法手术，医生建议化疗或放疗——不是为了治愈，只是为了延长巴勃罗的寿命。医生说，治疗大概能给巴勃罗一年的时间。巴勃罗患上的大概率是一种被称为"间变性星形细胞瘤"的多形性胶质母细胞瘤，这意味着巴勃罗可能只剩下几个月的生命了。

放疗室里，巴勃罗躺在台子上，有人用剪刀修整了他的胡子，然后，一张轻巧的网状面罩覆上了他的脸。在等待面罩冷却成形时，治疗团队开始为巴勃罗的第一轮放疗做准备。接下来，放疗师会标出肿瘤的位置，然后用一束定向射线杀死它。像所有疗法一样，放疗有一系列不良反应，患者必须在做出选择时权衡得失。

巴勃罗躺在坚硬的移动病床上等待放疗机完成准备工作，同时飞快地重温了几周来对于这一治疗流程的所有思索和疑问。他对于放疗和化疗是有顾虑的。如果真有什么方法能挽救性命，巴勃罗一定会毫不犹豫地去做，但化疗和放疗并不是在拯救生命，只不过是延缓死亡。当然，巴勃罗肯定想多活一些时间，他有太多的事情想做，比如在未来的某天成为一位父亲。巴勃罗和女友讨论过这个问题，这就是他们要在人生道路上实现的事情。但现在，路面坍塌了，未来远在巨大裂隙的另一侧，遥不可及。路没了。

纷乱的想法和自言自语像乒乓球一样在巴勃罗的脑海中跳来跳去。他已经读完了化疗和放疗的不良反应，现在更害怕了。我会受到什么影响？我会感觉好些还是更糟？巴勃罗追问过医疗团队中的每一个人，但谁都无法给出明确的答案。巴勃罗也研究了不同饮食对不同癌症发展轨迹的可能影响，有研究表明，生酮饮食或许可以饿死癌细胞，缓解肿瘤周围的炎症和肿胀。但是当巴勃罗向医生提及这个想法时，医生没有同意，甚至反对这个主意："毫无价值，完全不会提升治疗效果。"不过巴勃罗根本不在乎治疗效果，反正放疗或化疗都只能让巴勃罗短暂而痛苦的生命再被延长几个月。

面罩逐渐成形，硬邦邦地贴着脸上的皮肤，巴勃罗突然意识到，自己想要的不是生命的长度，而是生命的质量。他想在剩下的时间里拥有生活，而不是每周6天躺在这张台子上接受放疗，星期天再来化疗。

巴勃罗突然坐起，从治疗台上下来了。医生们停下了手中的工作，吃惊地看着他。

"我不干了，"巴勃罗说着，把面罩从脸上剥了下来，"面罩你们留着吧。"

巴勃罗开始尝试生酮饮食。生酮饮食的要求非常具体，限制很多，大多数人都难以坚持。但巴勃罗是一个意志坚定的人，他认为这就像戒烟一样。他有10年烟龄，但几年前就成功戒烟了。戒烟很难，很痛苦，曾经几乎让他发疯，可是他做到了。巴勃罗知道自己也可以把生酮饮食坚持下去。

断食是快速实现酮态这种代谢状态的方法。酮态下，缺乏葡萄糖（我们之前讨论过，癌细胞以葡萄糖为食）的身体会分解自身的脂肪。巴勃罗从断食开始尝试，在最初5天里只吃坚果或绿叶蔬菜这样的小零食，等身体一进入酮态，便开始了标准的生酮饮食。食谱中包括肉类、绿叶类和其他绿色蔬菜，以及黄油、坚果和种子这样的高脂食物。在接下来的3年里，巴勃罗一直让身体保持着酮态。

巴勃罗的医疗团队认为，不借助放疗或化疗，6个月或9个月会是巴勃罗的门槛。但巴勃罗熬过了这两个时间节点，没有死去，病情没有恶化。相反，他觉得身体更好了。巴勃罗每隔3个月都会去一趟门诊，好几次检查都显示肿瘤已经完全停止生长了。对于多形性胶质母细胞瘤来说，这是非常意外的走向。后来，巴勃罗会提前打电话问护士是否可以帮他看一下扫描结果，然后再决定他还需不需要亲自过去。护士会说："肿瘤很稳定，没有变化。"每次都一样，高尔夫球大小，还是高尔夫球大小，所有人都疑惑不解。

就这样过了两年，巴勃罗的主刀外科医生突然找过来，说想要试试手术。对于胶质母细胞瘤而言，手术通常只能帮助缓解症状，没有其他作用。因为胶质母细胞瘤会向大脑中插入长长的卷须，所以想要完全移除这种肿瘤必须将大部分或全部大脑一起移除，这显然是不可能的。但巴勃罗的肿瘤已经两年没有变化了，这个结果让外科医生改变了主意。

2017年春天，巴勃罗进行了清醒开颅术。他侧躺在手术台上，麻醉师给他进行了短时麻醉。对于涉及大脑的手术而言，患者最好能保持清醒，这样医生对脑子下刀时就能得到更多反馈。恰好，大脑中不存在痛觉神经感受器，这意味着患者并不需要全程保持麻醉状态。巴勃罗在手术中途被唤醒，这时，一块一英寸*长的头骨已经被切下来放在一边了，他迷茫又害怕，不由得喊出了声。一位神经心理学医生正戴着口罩、穿着手术服坐在巴勃罗对面，他抓起了巴勃罗的手。

"握拳，"这位医生说，"捏我的手。"

他开始来回问巴勃罗问题，给巴勃罗看图片并让他辨认，每隔一会儿就让巴勃罗握紧拳头，以此来检查抓握能力。与此同时，主刀医生切开了巴勃罗的硬脑膜（包裹大脑的保护膜），用小剪刀在切口的一半处剪出了一个T形，又用剪刀的尖端将橡胶状半透明的脑膜薄片向后弯折，露出了巴勃罗的大脑：它呈现健康的淡粉色，遍布着亮红色的静脉和毛细血管，带着光滑的色泽，生机勃勃。接下来，主刀医生轻轻分开了巴勃罗大脑中脆弱的凝胶状脑叶，让肿瘤暴露在外。肿瘤很坚硬，颜色发白，形状不规则，卷须像章鱼一样伸向大脑深处。肿瘤周围的脑组织已变成浅紫色，像瘀青一样。

医生在肿瘤边缘划出了许多小切口，让肿瘤从脑组织上松动脱

---

* 1英寸约为2.54厘米。

开，而护士在一旁不停地向切口滴加着盐溶液。经过数小时的艰苦手术，90%的肿瘤被取了出来。医生们建议，剩下的10%可以用化疗或放疗来解决。或者，他们告诉巴勃罗，可以"继续做之前你自己在做的那些事"。巴勃罗说，似乎没有人愿意承认严格遵守生酮饮食是让肿瘤不再恶化、让他等到手术机会的原因之一；但与此同时，医生们承认有不寻常的事情发生了，但他们只是模糊地将其称为"之前你自己在做的那些事"。

在接下来的几个月中，巴勃罗一直坚持着"那些事"。再后来的一次扫描检查发现，剩下的肿瘤消失了，并且此后的每次季度检查都显示脑内没有肿瘤。巴勃罗继续着生酮饮食，并计划无限期这样做下去。当我问他是否打算回归以前的饮食习惯时，巴勃罗很坚决：不。

他说："它就是我的命，我的身体需要它。癌症随时可能回来复仇，我不会因为检查结果看似不错而停止这种饮食习惯。"

巴勃罗的康复让许多人震惊赞叹。他的针灸师说："我以为你疯了。我一直在等你病情恶化。然后在某个时间点，我开始想，'好吧，也许他真的发现了什么'。"

巴勃罗的女友怀孕了，他们的第一个孩子将在几个月后出生。可巴勃罗没有觉得高枕无忧。他知道，即使经历了像他这样的自发缓解，癌症也可能会复发。然而巴勃罗现在很幸福，他已经过上了曾经存在于想象中的生活。

巴勃罗说："我不再把死亡当成一个问题。我想要的一切都实现了。"

汤姆、克莱尔和巴勃罗的饮食习惯大转变有什么共同点？尽管方式各不相同，但其间的相似性才是关键：主要着眼于营养密度高的非淀粉类植物性食品，拒绝加工食品、化学添加剂、糖和精制碳水。除了这个原则之外，每个人的饮食方式确实大相径庭，每个人都必须根据自己的情况和感受来编写自己的处方。正如确诊后克莱尔找到自己的饮食方式时所说的那样，世界上没有银色子弹，也没有灵丹妙药，我无法从所有案例中挑出任何营养物质或有害成分，可以让所有人都通过选择它或拒绝它来恢复健康。我们常常发现，聚焦于同一营养物质的两项不同研究似乎可以得出截然相反的结果，而这些信息会在没有正确关联说明、没有上下文、没有权威解读的情况下被公之于众。任何试图传递这些信息的书籍或研究都是在误导读者。

1917年，乳糜泻正在纽约儿童中肆虐。有一位名叫悉尼·哈斯的儿科医生，多年来一直在努力尝试减轻他的小患者们在肠胃不适、营养不良、发育迟缓甚至死亡过程中的痛苦。这一年，哈斯发现了一种乳糜泻的神奇食物：香蕉。

哈斯发现，当患者食用包含大量香蕉的饮食时，症状会迅速消失，体重开始增加，精力也逐渐恢复。哈斯分析，香蕉是具有治疗功能的超级食品。他写了一篇医学论文来阐述香蕉疗法在小患者身上的效果，论文中还附有患者治疗前后的对比照片，展示着他们的成长与蜕变。

患者的变化确实惊人。因为吃了太多香蕉所以完全吃不下面包了，这就是患者健康状况突然改善的原因。麸质是乳糜泻患者的毒药。这种存在于小麦粉中的简单蛋白能够破坏胃的纤毛，阻止胃部吸收营养。哈斯医生的确治愈了病人，但是他错误地解读了原因。他们并不是因为吃香蕉而康复，而是因为没有吃麸质。

如果从全局视野考虑饮食、健康、疾病和自发缓解，我们可以发现，许多人要想走上健康之路，必须彻底改变自己对食物的观念。这无关乎现在已有的食物金字塔，无关乎卡路里计算，无关乎吃或不吃某种的食物，而是与接纳并理解营养密度有关。

还记得ANDI指数吗？它是一个很好的入手点。ANDI指数想让我们理解与牢记的是：提高摄入食物中维生素、矿物质和植物生化素的比例，不吃高卡路里低营养的食物。这里，营养指的是身体良好运转真正所需的营养物质。话说回来，到底什么是植物生化素？这是一类在水果、蔬菜和全谷物中存在的天然化合物，它赋予食物色泽、味道和香气。

在这本书的英文版付印之前，由37名专家领衔、花费超过3年时间进行的全球营养与环境调查发表在了《柳叶刀》期刊上。文章里记录了这项顶尖研究的结论与专家建议，以及被称为"星球健康饮食"的饮食方案。[14]最终得出的结论与绝症幸存者的结论一致：要吃更多的水果、蔬菜、全谷物、豆类和坚果；更少的肉类、奶制品、精制面粉和糖。研究人员呼吁发达国家的肉类消费削减80%，对于美国人来说，这意味着每周只吃一个芝士汉堡。

这项规模空前的研究很好地描绘出了当前社会面临的有关营养、饥饿和肥胖的问题，也预言了我们想要建设一个健康的世界可能面临的挑战。这一切不仅仅与有钱人有关，而是关系到我们每一个人。

营养是一个庞大而重要的议题，却不是本书的唯一关注点或主要焦点，也不是大部分绝症幸存者的关注重点。在这里，我想提炼出四点简洁的总结。首先，大多数加工食品中暗藏的糖和盐含量都达到了不健康的级别，糖类经常会用玉米糖浆或其他名称伪装起来。其次，某些东西被广告宣传为健康食品或包含健康成分，这并不意味着它健康。例如，"全麦面包"几乎全是用高筋面粉制作的，这意味着它并不是纯小麦制品。第三，饮食是一种表达爱与情谊的方式，饮食习惯与社会传统息息相关，饮食调整的最终目标是改善生活质量，而不是降低生活质量。生活、感情和饮食都很复杂，饮食计划的可实现性是重中之重。第四，在调整饮食时，要专注于能够获得什么营养，并对此知足感恩，而不是纠结于不能得到什么。这种关注点的转移与思考方式的建立对于赢得这场心理战十分重要。想要真正了解自己摄入身体的物质，踏上通向健康的崭新道路，很需要花一番功夫，但除此之外没有捷径。

回顾15年前第一次访问巴西时的视频，我发现自己已经全方位脱胎换骨了。我认不出自己曾经的样子，无法理解自己为什么曾对这项研究的价值心存困惑。我的身体也完全不同了：不管暴露在多么危险的情况下，都很难再生病。

我已经无法忽视从那些案例中吸取的经验教训，并开始逐步改造自己。最大的变化是，我戒掉了糖类。开始很艰难，在戒糖之前我没有意识到自己对糖类有多么依赖。我还戒掉了加工食品，同样很难。没有其他任何生活方式的改变，我仅凭这两项就蒸发了40磅体重。换句话说，这两个简单的改变足以产生立竿见影的巨大效果。现在，我在餐前会自然而然地想到营养密度：我要放进身体的东西有足够多的营养吗？

前面提到，谈及饮食时要尽量保持现实。每个人都要吃饭，大多数人还每日忙忙碌碌，深陷于特定的社会关系网中，责任、经济资源、不同食物的可及性和饮食传统叠加在一起，让人眼花缭乱。但不论做出什么选择，都应该是对健康有益的，不能因为无法实现最佳健康就自暴自弃。

以下是我的做法，当然并不是一个普适的方法。我工作很忙，通常都在赶时间，所以就准确地记住了那些健康又方便打包的沙拉和熟食都放在超市的哪些位置。基本上，我会选择蔬菜、豆类、鱼和坚果这类有点偏向地中海特色的饮食。有经验的人完全能用这些食材做出美味佳肴。我的家庭晚餐也通常是味道上佳的素菜，大多数时候配着红薯，偶尔会配上一片鱼。在餐厅吃饭时，我也尽量找到这些健康餐的等价选择。

现在网上有成百上千种让人惊艳的食谱，试图教人如何将自己喜欢的食物变成健康版本。举例来说，我喜欢比萨和冰激凌，现在就有食谱教我用花椰菜面饼来替代比萨面粉，还有方便制作的鳄梨冰激凌，这些都让我的内心雀跃不已。

我发现的规律是，那些绝症幸存者往往会选择营养密度高且有治疗效用的食品作为主食，类似于2002年我在阿巴迪亚尼亚的饮食，或汤姆·伍德后来的饮食——他和妻子扔掉了厨房储藏间里的所有东西，两个人一起重新开始做饭。汤姆现在70岁出头，他感觉自己比15年前还要年轻。体检数据证明，他确实更年轻了。

汤姆说："我只有一个遗憾，那就是我还是开始得太晚了。如果有任何医生曾经建议我通过饮食调节来治病，那么我绝对会在15年前就开始。"

一个谜题

饮食和营养的大改变可以逆转疾病的轨迹，这一研究结果令我醍醐灌顶。显然，对于许多人来说，走上健康饮食的道路就已经叩开了疾病治愈的大门。但难题是：我也见过很多患者没有做出饮食调整，却还是出现了自发缓解；或者恰恰相反，有些人做出了正确的饮食调整，却还是没能改变自己的疾病进程。我清楚地知道饮食的重要性，也希望能够给出一份完美的高营养密度饮食方案，让每个人都掌握通向健康的奥秘。但显然，我还面临着更大的难题。

我曾读过的一篇有趣的案例，研究涉及的对象是宾夕法尼亚州的罗塞托人。20世纪60年代，卫生部门的调查人员涌入了小镇罗塞托，想要弄清当地居民的心脏病发病率为什么远低于周围城镇。首要猜想是，这个团结紧密的意大利社区饮食习惯非常健康，因此他们可以推广借鉴这种习惯。然而研究人员的发现恰恰相反：罗塞托人抽雪茄、喝红酒、用猪油和黄油炸肉，胆固醇摄入量超标。他们没有健康饮食，而是通过聚餐保持着非常紧密的家庭联系，在分享和享受食物的过程中体会到了情感联结与快乐。[15]

我不是说患者一边吃油炸食物、抽雪茄，一边坐下来和家人团聚，就能从重病中痊愈。对于大部分人来说，远离缺乏营养的有害食物依然是健康的关键。但我不能忽略，饮食不是答案的全部。

胰腺癌幸存者克莱尔·哈瑟说："很多绝望的人都曾联系过我，每个人都问我吃了什么，他们自己应该怎么吃。我们太强调饮食了，或者太想走捷径了，就好像食疗是可以快速修复身体的法宝，是每个人都想吃的神药。确实，相对于彻底改变自己，吃点不同的东西、买点不同的营养剂倒是容易很多。我只能不停地告诉别人，没有神药。"

想要通过长期的饮食调整来恢复体内环境、为康复奠定基础，需要的是从头到脚的改变。这不仅仅关乎你吃了什么，还关乎你怎么看待自己、怎么去体验世界。我们需要学会爱并尊重自己的身体，理解自己与他人的关系。饮食方式是一种习惯、一种仪式，是构成我们的一部分，也是我们会与同住或相爱的人共同分享的经历。所以，当饮食计划与周围环境产生冲突的时候，我们很需要花费一定的工夫来找到合适的解决方案。同时，尝试改变饮食习惯是为了让自己更好地体验生活，获得更多的爱，而不是出于恐惧才颠覆自己的饮食结构。

从我的研究来看，绝症幸存者们首先找到了内心的力量，才实现了饮食习惯的巨大转变，继而又让改变在生活中扩散开来。在后续的"烧掉你的船"一章中，我会对如何寻找内心的力量进行更多介绍。接下来我们还会陆续见到其他绝症幸存者，饮食变化是他们进行更深远改变的"敲门砖"。他们相信，正是这些改变让他们最终走向了健康。这就引出了一个问题：如果饮食是脱胎换骨的第一步，那么下一步是什么？

我知道高营养饮食的主要效果之一是全身性炎症的大幅减少。例如，糖会引起全身性的有害炎症反应，戒糖则可以缓解这种反应。炎症与免疫系统之间的联系已经十分清晰了：炎症就是一种免疫反应。但除了帮助免疫系统抵抗疾病之外，炎症造成的免疫系统超负荷运转也会带来负面影响。那些绝症幸存者的饮食变化一定为免疫系统提供了抗炎症的有效助力，那他们还做了什么事情可能会增强这种效果呢？

第四章
切断疾病的"高速公路"

在医治别人之前，先问问他是否愿意放弃致他染病的东西。

——希波克拉底，古希腊医师，西方医学奠基人

一个工作日的晚上，我钻进车里，驶离了麦克莱恩医院东南院区整齐的草坪。这个院区有麦克莱恩医院的精神科门诊与住院部，许多家庭把他们深爱的人送来这里，只为了得到最好的精神科护理。白天，我是这家医院的医务主任；晚上，我驱车向北，前往布罗克顿的医院上夜班。那是一座繁忙的市区医院，急诊室里经常发生争吵。它还是那片地区唯一的Ⅲ级创伤中心，我要在这里随时待命。等我在古德撒玛利亚医学中心外停好车的时候，太阳通常恰好落到建筑后方，紫色的天空被巨大的人工方形物体遮挡着。

走进楼里，我会立刻被大型急诊机构的繁忙和喧嚣吞噬。候诊室里挤满了患者，机器的哔哔声此起彼伏地在走廊上回荡。我穿过贴着"仅限内部员工"告示的门，走向计算机站查看夜班工作分配时，身边总会有人拿着病历板、推着轮床匆匆经过。只要登录进我的账号，排着队等待看诊的患者名单就会跳出来。

这天晚上，登录系统后，我看了一下排在名单最前面的女性患

者：艾琳，64岁。简短的记录上写着："胸痛入院。心脏检查阴性。怀疑惊恐发作。"

因胸痛怀疑心脏病发作而赶来急诊是件很常见的事情。如果的确是严重的心脏问题，比如动脉阻塞导致部分心脏缺氧，拖延就诊时间会造成严重后果，患者的生存概率会随时间的流逝飞速下降。因此，医院有一套成熟完整的流程，能让医生用最快的速度完成检查，寻找心脏出现问题的蛛丝马迹。

如果没找到明显的问题，血液和氧气在心脏中的流动正常，心律也健康，医生就会怀疑这与焦虑有关，例如恐慌症。患有恐慌症的人很不好过：常常感到厄运降临、生命即将消逝，胸口会产生可怕的压迫感。被收治入院的第二天，当没有任何证据显示艾琳患有实质性心脏问题时，她被放到了我的患者名单中。

走进艾琳的病房时，她正坐在床上，身体笔直，卷曲的红发中夹杂着灰色发丝。她好像的确很紧张，眼睛紧盯着门口，在我走进病房时对我上下打量，焦虑和戒备肉眼可见。

我先用一个舒服的姿势坐在床边，接着就开口了。在古德撒玛利亚第一次见病人时我通常都会这样说："所以……听起来你最近有些压力。"

艾琳的目光立刻柔和了下来，肩膀由于放松微微下沉，她开始吐露心声。

在现在的医疗体系中，大多数时候医生都不想听到患者的故事。医学院的培训让我们以为自己很忙。候诊名单上的名字像罐头中的沙丁鱼一样拥挤，我们不得不赶紧打发这个病人，好继续看下一个。但其实听病人讲述自己的故事并不需要花费很长时间，当病人意识到你准备倾听时，他们讲故事的速度可以像描述身体症状一样快。

艾琳立刻开始倾吐自己的故事。她试图保持平静，但恐慌还是像电流一样穿过了她说出的每一个字，眼泪也流了下来。艾琳坦承，她最近的确有一些压力。她说丈夫突然决定抛下她，去佛罗里达州和另一个女人一起生活。他打包了几个行李箱，装上了艾琳清洗熨烫的衣物，离开了他们共同居住了近半个世纪的家。在一起的日子的确摩擦不断，但艾琳从未想到丈夫会离开。

艾琳15岁时就跟丈夫在一起了。她爱自己的丈夫，想象不出没有他的生活，甚至不知道脱离婚姻关系后自己是谁。还有一个更具体的问题：艾琳不知道独自居住会是什么状况，因为她从未经历过。这个念头让她的内心充满了恐惧。

"这是什么时候的事？"我问她。

"他是两天前离开的。"艾琳说。

我同情地看着她。两天前的心理创伤！昨天早晨，丈夫离开后的第二天，在度过了生命中第一个独自一人的夜晚之后，艾琳因为胸痛独自驾车来到了急诊室。路上，她的身体像风中的树叶一样瑟瑟发抖。

我告诉艾琳，这个灾难性事件可能是胸痛的诱因，但她立刻否定了这个猜测。她不能理解，或者不会承认，情绪状态与身体症状有关。她出生于一个保守的家庭，成长时从来没有被教导过如何思考或处理自己的心理感受。艾琳确信是自己的身体出了问题——心脏生病了。

检查结果没有任何异常，医生让艾琳出院了。我告诉艾琳应该去看心理治疗师。我有一种强烈的预感，如果不处理好这种严重的情感创伤，同样的问题还会再次出现。艾琳点点头，但是我看得出来，她不会听我的劝告。

一个月后，艾琳又回到了急诊室。她出现了和之前一样的症状，胸痛，呼吸急促。但是这次，她被诊断为新发心房颤动。

心房颤动，或称房颤，是一种心脏上部腔室肌纤维不规则跳动抽搐导致的心律不齐，非常危险。心脏正常跳动时，血液能够有效地泵至身体各个部位，但房颤发生时，血液可能会在心腔中停留过久，造成血栓，而血栓可能堵塞动脉，引起中风。房颤通常由甲状腺激素分泌过多或心脏电信号异常传导引起。经过一系列检测后，医生给艾琳开出了血液稀释剂（华法林）和稳定心率的药物（氟卡尼），这两种药都可以降低艾琳中风、心脏病发作和心力衰竭的风险。

与不治疗相比，服药的确能够增加艾琳的安全系数，但是这些药物本身也具有危险性，存在各种不良反应，还会与其他药物相互作用。华法林会导致出血性并发症，可能危及艾琳的生命，她需要定期抽血检查。而氟卡尼这种药本身就有导致头晕、心脏电信号传导异常的风险。

在未来的日子里，艾琳需要终身服用这些药物或者其他类似药物，必须忍耐并合理控制药物引起的不良反应。但是，从标准医疗的角度来看，医生的工作到这里已经圆满完成了。我们的医疗系统并不负责探查症状之下隐藏的更深层诱因，甚至都不会有人真正思考深层诱因是否存在。

上一章已经提到，大多数时候，我们的医疗策略是"抓紧治疗，及早出院"。举例来说，如果患者胸痛，那么医生会评估胸痛是否由心脏问题引起；如果是心脏病发作，我们会评估严重程度，然后尝试着开出一两种药物。我们不会询问患者的生活中发生过什么，也不会帮助患者（也是帮助我们自己）去了解当前身体状态与生活习惯、饮食或压力水平之间的关系。

短期来看治疗症状并没有错，这是见效最快、效果最好、最能减轻患者痛苦的方法，通常都能控制病情，帮患者争取到更多时间。我也常常会开处方帮助患者减轻能直接造成痛苦的症状。好像不管原因到底是什么，只要治疗了表面问题，医生们就放心了。但是，我们不能永远裹足不前。在某个时刻，必须越过表面症状，直探疾病的根源。其实在当今世界，大部分顶级的健康杀手——心肺问题、糖尿病、癌症、抑郁症、关节炎和免疫系统的严重疾病，都有着相同的根源：慢性炎症。

丈夫的离开和婚姻的破裂是不是艾琳心脏问题的诱因？她是不是患上了"心碎综合征"？很有可能。我怀疑炎症已经悄无声息地在艾琳身体里潜伏了许多年，让艾琳处在疾病的边缘，当遇到巨大压力或其他诱因时，改变艾琳命运的疾病就爆发了。

绘制杀手路线图

医生通常只专精于细节而非全局。在医学院时，我们会选择专攻某些身体部位，然后成为心脏病专家、消化系统专家、神经科专家、精神病学专家等。大部分研究基金会和宣传机构也是如此——美国心脏协会、美国癌症协会、美国精神医学学会……这些机构围绕着特定的疾病过程或特定的身体部位而设立，却没有考虑活生生的人每时每刻都是作为整体在运转的。这就是为什么慢性炎症，这种绝大多数常见病和致死疾病的罪魁祸首，在医生诊断的雷达下潜行了这么久，却很难被发现。拉高视角俯瞰整张地图，你就会发现，慢性炎症就像一条笔直通向最致命疾病的高速公路。但是，你遇到过几位帮助你减轻慢性炎症、哪怕仅仅是提及此事的医生呢？

在美国，所谓的生活方式病（癌症、心脏病、中风、肺病和糖尿病）是致人失能和死亡的主要原因，其医疗花费占到了全部医保支出的75%。这五种疾病导致的死亡占到了美国死亡人数的三分之二，其他发达国家的数字也大致如此。从全世界范围来看，2015年27%的死亡是由心脏病和中风引起的，因糖尿病死亡的人数与2000年相比增加了近60%，痴呆症导致的死亡数也在2000年到2015年间翻倍了。[1]世界卫生组织在2017年宣布抑郁症已经成为世界范围内致病与致残的主要原因之一。根据世界卫生组织的估计，全球有超过3亿人患有抑郁症，这意味着2005至2015年间抑郁症的患病率增加了18%以上。抑郁症患者的免疫系统功能较弱，总体来看，他们更易患病、更难康复。[2]

生活方式病和抑郁症正在全球范围内成为健康破坏者。它们带来痛苦、带走金钱，发生比例还在上升。显然，人类需要做出改变了。大多数人在患上这些疾病时都无法康复。有些人能学会带病生存，通过服药控制疾病；但是大多数情况下，患者会丧失生活质量或生活能力，还常常会因病过早离世。

上面的统计数字着实惊人。如果某种疾病有如此惊人的死亡率，那么我们应该像对付天花、脊髓灰质炎和肺结核一样，对其宣战，并把它打败。但是生活方式病一直存在，还变得越来越普遍、越来越严重，致死率也越来越高。这是为什么？其背后棘手的问题是，大多数情况下，生活方式病源于文化和社会日常运转的根本方式：我们吃什么、怎么吃、住哪里、怎么生活、有什么样的想法和感受。也就是说，它扎根于我们的价值体系，取决于我们怎样定义成功与幸福。这些都是药物无法触及的东西。

对于这种发源于炎症的生活方式病，医学已经在手术、药物治疗和技术方面取得了惊人的突破，可以在疾病严重威胁生命时减轻患者的痛苦，拯救患者的生命。当血管无法让足够的血液通过时，可以放入心脏支架；当一个人因糖尿病性酮症酸中毒陷入昏迷状态时，可以降低血糖。医生们还可以出色地应对其他各种危机。但是，正如第二章中所说的那样，想真正预防和治愈疾病，就要在悬崖顶上放好护栏，而不是让救护车在崖下排好队。我们要改变的还有很多。慢性炎症来自我们如何思考、如何感受、如何生活。

炎症本身并不是恶魔，相反，急性炎症是必不可少的救命功能。伤口或感染处的红肿是不同种类的高度专业化细胞被送往"案发现场"的标志。这是一种高强度的精准反应，细胞会在那里进行有效的清理、凝血和修复作业。如果没有急性炎症，有害细菌和其他入侵者会在人体内蔓延，让人体无法痊愈，最终导致死亡。

急性炎症通常会在数小时、最多三天内消退。[3]当炎症反应的持续时间超出正常情况并导致组织损伤时，事情就麻烦了。[4]这就是炎症产生却不再消退的转折点。当炎症从急性转为慢性，它就有可能成为常态，持续侵蚀并破坏免疫系统，导致细胞和身体的衰弱。不断的牵扯损耗会为疾病的扎根生长准备好土壤。

举例来说，在上一章我们讨论了糖的成瘾性及其与癌症和感染的潜在关联。糖也会为慢性炎症创造条件。想象一下糖进入血液时的样子：从微观层面看，糖是透明的晶体，四周有着锋利的边缘，当它被不断摄入、滤进血液时，这些几何形状的小颗粒会在静脉中奔腾弹跳、撞来撞去，在动脉和毛细血管壁的内皮组织上割出微小的切口。内皮组织是血管内表面的单细胞层衬里，存在于所有血管中。内皮组织损伤是动脉粥样硬化和心血管疾病最早期的可识别征兆。[5]

我们已经知道，免疫系统会派遣修复细胞尽快修复伤口，所以你会觉得这点小损伤没什么大不了。但如果损伤和修复的过程不断循环往复，随着时间的流逝，血管就会变硬、变粗，柔韧性也会降低，就像体表的疤痕组织一样。这些损伤又修复的部位更容易聚积斑块，导致动静脉变得狭窄，血液和其中的营养物质更难被送达全身。如果你的饮食中隐藏了太多糖分或精制碳水，那么体内的葡萄糖水平可能会趋于平稳，但损伤依然会积累。对于大多数人而言，葡萄糖就像缓慢滴水的水龙头，几十年源源不断的滴淌会引起血管的持续损伤。不仅仅是糖和精制碳水，有些食物中的化学添加剂也会导致同样的炎症反应和损伤修复循环。

并不只有饮食会导致炎症的发生，压力也可能诱发慢性炎症。面对压力时，大脑会向血液中释放皮质醇和去甲肾上腺素，它们的长期积累也会导致上述问题。[6]不管是来源于饮食中的糖或其他毒素，还是来源于身体的应激反应*，炎症总是像无人发觉的野火，从来不会熊熊燃起，而是紧贴着地面，让低矮的火舌席卷过树木和草丛，破坏着一切。这就是慢性炎症下的身体。只需要一点火花，野火将变成疾病的烈焰。

有一百种方法能按下慢性炎症的启动按钮，但是当慢性炎症已经发生，让它停下却没那么容易。我所研究过的案例表明，不管是通过意外、直觉还是试错，有些人已经找到了慢性炎症的关闭键，并且按下了它，从源头上消灭了疾病。这就像在院子里除草，用割草机一遍又一遍地清理并不是解决之道，斩草终需除根。

---

* 各种压力源引起的个体生理和心理反应。

摆脱终身监禁

我面前摆着一张照片，是健康的朱尼珀·斯坦。那时她30多岁，但看上去只有20岁出头。她坐在自家后院的秋千上，身边是丈夫和女儿，蹒跚学步的儿子微笑着坐在她腿上，被她的双臂环抱。在夕阳的映衬下，朱尼珀浑身散发着安详的气息和生命的活力。摄影师捕捉到了她的笑容，灿烂而真诚。

这张照片摄于1989年。它本不可能存在，至少不可能像现在这样，展现着一位坚强、健康、充满活力、有了两个孩子的女人。但是它被放在装着朱尼珀病例档案的文件夹里，出现在了我眼前。我取下照片端详着，又一次感叹这个场景有多不可思议——它几乎是不可能出现的。

拍下这张照片的7年之前，朱尼珀被确诊患上一种会不断恶化且无法治愈的自身免疫性疾病。这场病本可能摧毁她生活中的一切：健康，自由行走的能力，憧憬中的家庭……朱尼珀的生活就像一本书，书页按部就班地翻动着：长大，做好学生，上大学，结婚，工作……可是某天书页一翻，下一章的名字竟然叫作疾病。然而，朱尼珀把这章撕掉，重写了故事。

朱尼珀在纽约州的布鲁克林和长岛长大。她的童年正值战后繁荣时期，全国各地的房子齐刷刷地冒了出来。朱尼珀与父母和两位兄弟一起生活，家庭稳定，大家彼此相爱。晚上，他们会一起吃饭，是那个时代典型的美国饮食：肉、淀粉、罐装蔬菜。朱尼珀读书用功，成绩优异。

"没有心理创伤，没有狗血故事。我的童年很普通，很平常。"朱尼珀这样描述。

很少有人会想到特意关注自己的健康，这不是大家经常讨论或追求的东西。一个人如果生病了，就会去找医生，拿一份抗生素或者咳嗽糖浆，仅此而已。朱尼珀平时不太运动，对自己的身体也不甚了解。除非有什么症状，否则她一般不会注意到自己的身体，当然通常也没什么症状。朱尼珀觉得身体就是交通工具，载着自己四处活动，身体也是精神的住所，而精神才定义了真正的她。总而言之，朱尼珀从没有仔细思考过身体这件事。

读大学的时候，朱尼珀去了纽约上州。那里紧挨着雾气缭绕的奥内达加湖，草木葱茏，雪城大学的校园就坐落在城市中央。每到周末，许多人都会去参加体育活动，但是朱尼珀把大部分时间都用来学习。朱尼珀主修会计学，成绩很好。她遇到了一个开朗爱笑的黑发男生，也是会计学专业的学生，和她一样胸有抱负。不久之后，两个人毕业，结婚，搬去了费城。丈夫去攻读法学院，朱尼珀则开始了注册会计师的工作，整天坐在办公桌前，研究财务报表，准备税务文件，将数字整理成电子表格。住处附近的街区绿树成荫，朱尼珀有时会在外面散散步。

不久之后，朱尼珀开始被背痛困扰。一坐在办公桌前，她就感觉下背部到臀部的位置紧绷着，不时作痛。为了摆脱这种感觉，朱尼珀会往前坐一坐，或者站起来泡杯茶。有时候，骨盆后部靠下的位置会有一阵尖锐的刺痛，就像有东西敲打着神经一样，让朱尼珀的呼吸都急促起来，但过一会儿疼痛就消失了。

起初，情况还不是特别糟。疼痛时隐时现，并没有造成太大影响，就是挺烦人的。很长一段时间里，朱尼珀都没在意这件事。她只有24岁，而背痛这种事情听起来像老年人才会遇到的问题。朱尼珀去看了医生，但并不确定自己是不是真的出了毛病，还觉得自己有点犯傻。医生们也找不准背痛的原因，并且似乎也不太感兴趣。有一位医生坚持认为这是心理问题导致的，另一位则认为朱尼珀的两条腿不一样长。后来，朱尼珀决定就继续这样生活，不再看医生了。她还年轻，疼痛会消失的。也许过了这一段时间就好了，一定是这样的。

况且，朱尼珀也没有时间想这件事。她和丈夫的职业生涯刚过起步阶段，进入了快速发展期。丈夫从法学院毕业了，朱尼珀也在一家国际控股公司找到了新工作。这家公司在全球都有投资，当时其加利福尼亚州的子公司有一个级别更高、责任更大的岗位虚席以待，朱尼珀抓住了这个机会。24岁，朱尼珀就成为税务总监，这是对她专业性的认可。尽管这份责任对于朱尼珀这样的年轻人来说过于重大，但她觉得自己准备好了。

朱尼珀和丈夫横穿整个美国，搬到了旧金山。这座美丽的城市被海湾飘来的浓雾笼罩着，坚韧而充满活力。大部分时间两个人都在工作。为了创业，朱尼珀的丈夫加入了洛杉矶一家为娱乐行业客户提供服务的企业管理公司，开始在洛杉矶和旧金山之间往返。朱尼珀为了证明自己的能力，把绝大多数时间都投入到工作中。那段时间一件事情接着一件事情，让人应接不暇，却又无比兴奋。

然而，朱尼珀的病情也像她的事业一样在加速发展。还在费城时的那种背部疼痛和骨盆深处时有时无的尖锐掐痛再次爆发了。这次疼痛没有消失，反而越来越严重。

早上起床时，朱尼珀感到身体僵硬，很难动弹。她不得不起得更早，好在上班前有充足的时间泡个热水澡，让关节放松软化下来，减轻一点穿衣服、吃早餐和开车时的痛苦。没错，开车也变得越来越痛苦，路上的一个颠簸就可能引起电击般的疼痛。那疼痛来自骨盆内部、尾骨下方，会在一瞬间穿过身体，好像一股温热的液流一般，令人有些反胃。再后来，连睡梦里的一个翻身都能让朱尼珀尖叫着醒来，一个没有准备的喷嚏也会让她疼到浑身发抖。

为了工作，朱尼珀通常要朝九晚六地坐在办公桌前，有时候会持续到更晚。她向大部分同事隐瞒住了自己快速恶化的身体状况，但这越来越难了。

她说："每次从桌边站起来，我都得重新理顺身体，回忆如何动作才能让它重新运转。前几步总是很僵硬很别扭，但是一旦开始走动就会好一些。"

朱尼珀开始靠着墙走路，小心地把身体摆在椅子的恰当位置来避免剧痛，从桌边站起来变成了一件苦事。曾经的小困扰已经全面侵入了日常生活，如何熬过、避免和控制身上难以想象的疼痛成了朱尼珀清醒时关心的主要问题。她一次又一次地看医生，从一位专家到另一位专家。每次看诊后她会对自己说一句："好吧，还有哪位医生没看？"然后从医生名单上剔除已经看过的医生，转向下一位专家。

终于，朱尼珀到了剧痛难忍的地步。医生担心她得了骨癌，让她去做骨扫描。扫描检查那天，朱尼珀穿上了医院的长袍，等着护士把一种微量放射性物质注入静脉，而后躺上了检查床。降温纸在她身下哗啦作响，朱尼珀静静地躺着，期待身体上方的高科技扫描摄像头找到答案。

在骨扫描过程中，进入静脉的放射性药物会先扩散至全身，再聚集到正在进行损伤修复的部位。健康人的影像上会出现零星斑点，这是正常现象，并不表示存在任何问题；但是对于骨癌患者来说，癌细胞的生长和复制会造成更大损伤和更大规模的身体修复尝试，因此，放射性药物就会涌向修复发生的位置，像一串圣诞灯一样点亮肿瘤。

朱尼珀没有任何肿瘤——她的骨头是暗色的，十分健康，没有任何修复的迹象。但有一个地方出现了异常，扫描显示朱尼珀的骶骨部位（包括骨盆、尾骨和下脊柱）被点亮了。朱尼珀没有得癌症，但是出于某种原因，她的身体疯狂地想要修复那里的什么东西。可这是为什么？这件事十分不对劲。朱尼珀的医生推荐她去看一位风湿病专家，也是自身免疫性疾病的专家，他可能知道到底发生了什么。

罗德尼·布鲁斯通医生是美国顶级的风湿病学家之一，常驻洛杉矶。为了这次会面，朱尼珀和丈夫一起从旧金山飞来了。朱尼珀需要进行MRI检测，通过放射成像显示已有的损伤。但是在进行MRI之前，在让朱尼珀躺上检查台、活动她的关节之前，布鲁斯通医生已经有了一个基本确定的答案。这个诊断绝不会错，因为他已经见过太多次了：强直性脊柱炎。这是一种破坏性的关节炎，随着疾病的恶化，朱尼珀骨盆部位的骨头和关节会融合在一起，然后是她的脊椎。

布鲁斯通医生告诉朱尼珀，她的身体会变得越来越僵硬，活动能力会越来越差。她的脊椎会钙化并向内卷曲，骶髂关节会变成一整块钙化的骨头。强直性关节炎也被称为"竹节状脊柱"，因为疾病发展到后来，患者的脊柱就会变成竹节的样子。它将不再是实现身体弯曲活动的一系列精巧相接的骨头，而会变成一整块长骨；椎骨之间的空隙会被乱七八糟地塞满，在X光图像上，看起来就像一根厚而光滑的竹茎。

朱尼珀和丈夫坐在医生宽大的桌子对面，努力理解着这些话的意思，备受冲击。布鲁斯通医生推荐了一些可以减缓疾病发展速度的药物，但同时也告诫他们：这种病是无法治愈的，随着时间的流逝，情况只会变得更糟。

布鲁斯通医生说："如果你们打算要孩子，那最好现在就要。"

当免疫系统成为最大的敌人

就像之前关于糖的案例一样，某种东西触发了朱尼珀身体的损伤修复机制。不同的是，在朱尼珀的案例中，我们不知道身体为什么会伤害自己。令人沮丧的是，在已知的大概100种自身免疫性疾病中，大部分疾病的诱因尚未明朗。自身免疫性疾病可能存在于基因编码中，被携带一生，或者由环境毒素、蚊虫叮咬、怀孕、食物过敏等因素诱发，还可能被其他什么共患疾病引发。但是，医生几乎找不到疾病的具体原因。

不管出于什么理由，朱尼珀的免疫系统坚信体内有敌人存在，并向骶骨部位派出了大量修复细胞。在那里，蜂拥而至的细胞开始努力修理不需要被修复的东西。这一过程中，新骨骼的基质逐渐成形，到处都是无所事事的"防御和修复"细胞，整个部位就发炎了。

确诊时，朱尼珀已经历了数年的恶性炎症循环。她的身体一直在拼命修复没有被损坏的东西，这让骨盆受到了不可逆转的伤害。由于免疫细胞在无意间生产着新的骨骼，两侧骨盆已经被像疤痕组织一样的厚条纹包裹住了。一旦骨盆完全骨化，混乱的免疫反应就会向上迁移到骶髂关节，进入脊柱。大部分强直性脊柱炎患者的脊柱曲度最终会被冻结。而且由于肋骨也会变得僵硬，病人常常呼吸困难。有的药可以给朱尼珀骨盆区域的炎症降降火，但不能完全消除炎症，甚至没有办法真正明显降低病情的发展速度。强直性脊柱炎没有治愈的方法，所有的治疗手段都只是争取一点时间而已。

最令人沮丧的是，在面对强直性脊柱炎这样的疾病时，医生可以告诉朱尼珀免疫细胞在做什么——用伤害的方式试图帮助她——却不能告诉朱尼珀这些细胞为什么这样做。是什么促使免疫系统的军队摆好阵型开始攻击它们曾起誓要保护的东西？高度智能的人体系统是如何偏离轨道的呢？

自身免疫性疾病与炎症密不可分。根据美国自身免疫相关疾病协会的统计，我们现在已经发现了100多种自身免疫性疾病，[7]它们被统一归类为"炎症性"疾病（导致人躯体或大脑反复发炎的一类疾病）。慢性炎症通常会为自身免疫性疾病铺平道路，疾病又会加重炎症：它为炎症送去燃料，让炎症的暗火蔓延全身，让健康的种子无法生根发芽。

这并不是自身免疫性疾病的独有特征。你能想到的几乎所有疾病都是如此，朱尼珀的境遇每天都会在医生办公室上演。在最致命的疾病到来前，身体里通常会爆发大范围的炎症。许多研究表明，血液中的炎症标志物*会在疾病发作前增加。C反应蛋白（C-reactive protein，简称CRP）是一种敏感的炎症生物学标志物，当身体产生炎症时，肝脏就会合成CRP。研究发现，在高血压[8]、心脏病[9]、糖尿病（1型和2型）、自身免疫性疾病，甚至多种癌症[10]爆发前CRP都会维持在一个较高的水平。在所有这些观测中，CRP的升高都早于其他疾病标志物（比如血糖水平或血压）的升高。还有研究表明，在疾病前期CRP水平尚未上升时，已经能观测到其他炎症标志物水平的上升了。

---

* 指临床诊断中对特定疾病进行判断所依赖的指标。

不幸的是，即使检查表明CRP水平偏高，也只能说明炎症的存在，而并不能找出是什么导致了炎症。但CRP仍然是一个有着无穷潜力的有效工具，它是一个预警者，不停叫嚷着："这里的条件适合疾病的发生。"

艾琳的故事已经告诉我们，慢性压力与炎症之间的联系不可忽视。家庭医生接收的病例中80%都与压力有关，[11]但绝大多数医生受到的训练都让他们专注于疾病症状和药物治疗。多项研究显示，半数的门诊病例都没有明显的生理异常。慢性压力会显著增加冠心病以及其他多种疾病的风险，并且有充分的证据表明，一次情绪失控就可能导致冠心病发作。[12]目前，医学界仍不完全了解从压力到炎症再到疾病的生物学机制，[13]但已经知道这一过程并不罕见，这条高速路上交通繁忙。与此同时，从绝症中康复的人们似乎找到了一条离开高速路的匝道，然后他们选择掉头，驶向了相反的方向。

不加控制的慢性压力会逐渐削弱免疫系统，就像持续不断的波浪打磨掉岩石的棱角一样。焦虑让应激激素经年累月地渗入血管，这种身体内部的因素也能像食物过敏或环境毒素一样诱发免疫反应，甚至有可能诱发相当严重的免疫反应。许多研究显示，绝大多数（比率高达80%）自身免疫性疾病患者在第一次症状发作前都经历了与朱尼珀类似的"不常见情感压力"。[14]

就像炎症一样，应激激素本身并不是坏东西，而是健康和生存的必需品。面对压力时，身体会产生大量激素、神经递质以及神经肽，这些物质会通过复杂的化学反应协同行动。其中，激素的主要成分是皮质醇，它是战斗或逃跑反应的重要一环，能够调节许多人体功能，包括血流和消化等，帮助人类战胜危险或逃离威胁。就像急性炎症一样，大量皮质醇被释放进血液应该是短暂、偶发的事件——我们的身体并不是为持续的战斗或逃跑状态而设计的。因此，当长期处于战斗或逃跑状态（生活在现代社会的真实写照）时，我们的身体就被置于它难以应对的化学环境中。

健康水平的皮质醇对人体有益，它能调节血糖，甚至减轻身体的炎症反应。但是当皮质醇不再被按需释放，而是一天中的大部分时间里都流淌在静脉中时，问题就出现了。身体组织会适应这种持续高水平皮质醇的新模式，导致皮质醇对身体的调节能力下降，也就是说，免疫系统的细胞对皮质醇不再敏感。[15]这就好像按下了一个静音按钮，身体从此再也听不见皮质醇的指令。继而，免疫系统陷入了迷茫与混乱，也会反应过度，开始攻击人体自身的健康组织。

还有一项惊人的研究发现，慢性压力会改变免疫细胞的功能和行为。在这项研究中，实验人员先后评估了小鼠和人身上的慢性压力对免疫系统的影响，发现二者的结果是一致的：经过长时间的压力暴露后，压力实验组的个体中，血液循环里免疫细胞的数量达到了无压力对照组的4倍。而在这个庞大的免疫细胞群中，很大一部分细胞都处在"促炎"状态——这意味着长期压力已经改变了免疫细胞的基因表达，这些细胞更容易引发炎症。[16]基本上，这些细胞已被重新编程为炎症诱发细胞，它们将带着这项任务继续在体内狂奔。

免疫系统是我们对抗疾病的最强大工具。但与所有工具一样，它必须被正确运用才能发挥修复作用，而不是造成更大伤害。无论面对哪种疾病，消除炎症才是让免疫系统正常工作、找到更多治愈途径的关键。但想要扑灭炎症之火可能并不是一件容易的事情。似乎任何东西都可以成为这场大火的燃料——吃的食物、接触的毒素和污染物、想法、感受……而每个人扔进火里的东西又各不相同。那么，我们要如何停止给这场大火助燃，又该从哪里找到可以永久扑灭大火的冷水呢？

首先，我们需要与身体沟通。那些从绝症中康复的人都进行过许多尝试，才最终找到了能让自己逐渐恢复健康的生活方式。在上一章关于饮食的内容中，我们看到有些人确实能够立刻找到新的饮食方案并坚持下去，但大多数人需要一段时间的反复试验才能找到让自己更健康、更愉悦、更有活力的饮食方式。世界上没有唯一的抗炎症处方，但是，有一些通用的方法能够帮助大部分人消除炎症反应、恢复免疫功能。

一个好办法是从更基础的改变开始：向营养密度更高的饮食倾斜（一般来说这类食物更抗炎症），逐渐放弃加工食品和糖，并开始寻找自己的压力诱发因素。要注意，引发压力的因素可能和你想象中的不太一样。你可以回忆一下，什么时候会感到焦虑或有压力？经常因为什么感到负担过重、疲惫不堪或手足无措？一旦找到那个爆发点，你就能有针对性地采取行动：可以改变一种习惯，让同事在某个特定领域提供更多支持，或者干脆放弃一些现在难以承担的责任。

但有些时候，为了消除不必要的压力、优先保障健康，我们必须做出极大改变。朱尼珀最终彻底改变了自己的生活理念与生活方式，这些改变帮助她重启了免疫系统，开启了抗炎症模式。

再论免疫系统

朱尼珀和丈夫采纳了布鲁斯通医生的建议，开始尝试要一个孩子，因为他们害怕不能再拥有完整的家庭。

从第一次因背痛入院到最终确诊已经过去了两年多的时间。在这段时间里，朱尼珀的病情恶化迅速，她不得不扶着墙壁在公司大厅里蹒跚，在痛苦的迷宫里小心而缓慢地挪动。但只有在机场必须快速长距离移动时，朱尼珀才允许自己坐上轮椅。她隐约知道，一旦开始频繁使用轮椅，她就会觉得自己"病了"，然后将永远无法摆脱。

朱尼珀并不是在逃避现实。她知道自己病了，但拒绝接受终生与疾病、疼痛和能力限制为伴。

她说："我接受这个诊断，但我不接受预后。"

得知诊断后，朱尼珀所做的第一件事就是按照布鲁斯通医生的处方购买了萘普生。萘普生是一种非甾体抗炎药，能够控制强直性脊柱炎的症状。但朱尼珀不想长期服用这种药物，她知道萘普生的不良反应，担心药物治疗带来的心理麻痹会让疾病在她不知情的情况下继续破坏骨头。朱尼珀认为萘普生这样的药物只能用于临时、短暂地缓解痛苦，好让她有时间想清楚下一步要怎么做。服药几天后，疼痛就开始消退了。朱尼珀这才意识到疼痛曾经如同巨浪一般吞噬了她。

"药物给了我喘息之机。知道还可以选择这种疗法，我也镇静了许多。"朱尼珀说。

布鲁斯通医生还给朱尼珀提供了一份有助于缓解疼痛的锻炼建议。朱尼珀看了一遍，想：这是给80岁老太太用的。她决定尝试另一种方法。

朱尼珀不是一个很关注身材的人，也不爱运动。但是现在，她意识到自己忽视了身体的重要信号。与此同时，服药后的麻木与压抑感让朱尼珀感觉自己与身体脱节了，因此她选择去参加人生中第一堂瑜伽课。朱尼珀知道瑜伽的重点就是拉伸和增强柔韧性，她想：如果不断移动和拉伸骨节，强直性脊柱炎是不是就没有那么容易把脊椎上的一节节骨头融合到一起？

　　上完第一堂瑜伽课，朱尼珀更难受了。站着疼，坐着疼，动起来也疼，疼痛好像火焰一样舔舐着她的后背，灼热感让她头晕恶心。但是朱尼珀决定第二天继续。瑜伽并不在医生给的锻炼清单上，可直觉告诉朱尼珀，她应该去做这件事。她已经想象着瑜伽体式破坏了钙化层，让骨头摆脱了钳制束缚。第二天的课堂上，当朱尼珀忍着疼痛慢慢把自己挪进新体式的时候，她的脑海中就浮现出了自己希望看到的画面：厚厚的钙化物像石膏一样破碎掉落，关节重新变得顺滑，骨头灵活地转动，就像健康时一样。

　　朱尼珀明白萘普生没办法治好她，但她非常疑惑：这不是抗炎症药吗？强直性脊柱炎不是炎症性疾病吗？为什么药物治不好她体内不断生出的炎症？

　　答案是，到目前为止，还没有一种抗炎药能够显著抑制全身性慢性炎症。萘普生在尝试堵住一条炎症通路，但身体中还有其他炎症通路。这就好比在一条路上放置路障的同时，还有其他五条道路通向同一终点。

　　大概一个月后，朱尼珀觉得药物干扰了她与身体之间的交流，就停止继续服药了。但是药物的确拉了她一把，为她提供了一把梯子，让朱尼珀逃出了无尽的痛苦迷雾，回想起了生活还没这么糟糕时的感觉。

　　朱尼珀开始每天练习瑜伽。上课很辛苦，每节课都要经历一遍同样的折磨。朱尼珀感觉自己就像希腊神话里的西西弗斯，第一天爬上一座山，第二天又要回到山脚重来一遍。但是慢慢地，朱尼珀感觉不太一样了。有一天好像轻松了点，似乎可以从半山腰开始爬了。又有一天，攀登的起点又上升了几步。尽管进展缓慢，但毕竟还有进展。

朱尼珀注意到，自己的躯体活动范围增加了，瑜伽体式可以做得更加到位。课程之外，她的行动也轻松了些，走路时不再需要紧靠着墙壁。并且，穿过骨盆的电击般疼痛开始消退，她再也不会从睡梦中疼醒。

接下来是一个好消息：朱尼珀怀孕了。

几个月过去，朱尼珀感觉好多了。在怀孕的大部分时间里，疼痛暂时消失了。事实上，孕期激素确实可能对某些自身免疫性疾病产生积极影响，比如缓解疾病症状，甚至能够减缓疾病的发展。[17]

在第28周时，朱尼珀出现早产征兆，被勒令卧床休息，要在床上躺一个多月。从紧张繁忙的工作中请假时，朱尼珀没动自己的桌子，电脑前依旧摆着相框，羊毛衫也披在椅子的靠背上。然而她后来再没回去。足月的时候，医生终于解除了卧床限制。为了尽快分娩，朱尼珀开始在旧金山起伏的丘陵间散步，坚持了两个星期。1982年2月，朱尼珀的女儿塞雷娜出生了，是一个非常健康的宝宝。

分娩后的几周内，随着孕期荷尔蒙的消退，疼痛又回来了。坐在女儿房间里的摇篮椅上喂奶时，朱尼珀感觉骨盆深处又开始跳跃起折磨人的电火花。她意识到自己没办法同时完成所有的事情——全职工作，照顾宝宝，练习瑜伽。因此，朱尼珀辞掉工作，和丈夫搬到了洛杉矶，大胆地创立了他们自己的公司。新公司有很多工作，也有很大压力，但至少朱尼珀可以掌控自己的日程安排，优先保证瑜伽练习的时间——她确信这是强直性脊柱炎治疗的关键。

受到眼前成绩的鼓舞，为了加快康复的速度，朱尼珀开始寻找提升瑜伽练习效果的方法。就像其他从绝症中幸存的患者一样，朱尼珀首先改变了饮食。她没有遵循任何一种特别的饮食计划，而是观察到，有些食物能让她在瑜伽课堂上更舒适、更有力、更轻盈、更精力充沛，而另一些食物会让她的身体更沉重、更拖沓。她发现自己迅速转向以素食为主的饮食了。

后来，朱尼珀开始接触罗尔芬按摩健身法。它类似按摩，但更加深入。这种方法的目标是重塑身体的结缔组织——将关节联结在一起的筋膜和韧带。朱尼珀尝试了几位不同罗尔芬治疗师的疗程，但是感觉互相之间有所冲突，治疗下来没有得到很大的帮助。这几位治疗师的手法很好，可似乎缺乏对人体的洞察力，不明白不同的客户可能有不同的需求。后来，朱尼珀找到了马克。马克经验丰富，曾直接师从罗尔芬按摩健身法的创始人艾达·罗尔芬。马克和其他治疗师不同，他有朱尼珀在寻找的那种洞察力和理解力，因而取得了朱尼珀的信任。马克说，他会在脑海中描绘出自己想在筋膜上完成的工作，然后用手、指关节和手肘揉开粘连，疏通阻塞。朱尼珀觉得马克的头脑和手法能够清除"黏合点"，让她从多重层面上进一步恢复。

自从接受了马克的罗尔芬治疗，朱尼珀保持瑜伽体式的时间变长了，包括伸展动作在内的很多动作都更加到位。考虑到热量能够暖化关节和韧带，实现更大的活动幅度，朱尼珀又开始尝试热瑜伽：既然热水澡可以缓解阵阵疼痛，热瑜伽似乎也该有类似的效果。起初，朱尼珀只是不断重复练习26种热瑜伽体式，当掌握了这些体式后，她又想学习更多。朱尼珀觉得，要遏制不断恶化的自身免疫性疾病，就不能原地踏步，而是需要在练习中不断进步。

在随后的数年中，为了适应身体需求的变化，保持恢复的节奏，朱尼珀又尝试了许多种不同的瑜伽。随着罗尔芬疗程的深入，朱尼珀做起瑜伽来愈发得心应手，疼痛也减轻了。变化不仅仅出现在疗程中，抱起小朋友、坐在桌前、外出散步……任何时候朱尼珀都能感受到这种变化。朱尼珀学会了在微量用药的同时，用罗尔芬健身法和瑜伽来改造自己的身体与免疫系统，让自身免疫性疾病失去存活的土壤。但要完全摆脱这种疾病，要做得还有很多。

与之前担任全球最大货运公司税务主管时相比，跟丈夫一起经营公司让朱尼珀有了更加弹性的工作时间。开公司固然辛苦，但朱尼珀是自己的老板，管理自己的时间，她喜欢这种掌控感。然而一切都有代价。朱尼珀的丈夫为许多好莱坞的人管理财务，这些人期望公司可以提供每天24小时、每周7天的服务。朱尼珀说："和别人的公司比起来，我们还像个小孩子。"为了和区域内的成熟企业竞争，朱尼珀和丈夫必须带着双倍的热忱，付出双倍的努力。

朱尼珀这样描述自己的工作："我们可能在凌晨两点爬起来接电话，电话可能来自一个摇滚明星客户，他可能说：'我刚对我妻子发火了，然后我把一个蒂芙尼台灯扔到了房间那头。台灯投保了吗？'"

最终，朱尼珀意识到，如果她真的想痊愈，就要重新考虑自己的生活安排。夫妇两人卖掉公司，搬到了圣地亚哥。在那里，他们把重心放在了自己的幸福和孩子们身上。丈夫成为圣地亚哥海滨一家房地产开发公司的董事长，朱尼珀那时候已经需要抚养三个孩子了，但她还是决心把自己的健康放在首位，把自己的需求放在孩子的需求之前。当然，朱尼珀也产生了大多数母亲都会有的负罪感，但她依然坚持每天花好几个小时练习瑜伽。她对孩子们说："为了成为一个好妈妈，我必须去上课。"

朱尼珀说不清疼痛从什么时候起完全消失了，只是觉得不难受的日子开始增多，难受的日子越来越少。有一天，朱尼珀惊讶地发现自己浑身舒畅，好像疼痛很久之前就悄无声息地不见了。

朱尼珀并不需要让布鲁斯通医生再诊断一次就能知道自己在恢复，这是可以明显感觉到的。但保险起见，朱尼珀又回到了布鲁斯通医生的办公室，她曾在那里收到宣判"无期徒刑"的诊断。医生让朱尼珀躺在检查台上，抬起她的一条腿开始做柔韧性检查。他轻柔地将朱尼珀的腿向躯干推过去，每推进一点就会看一眼朱尼珀脸上的表情，等着她因为疼痛而皱眉。"还好吗？"他一边问一边不断把朱尼珀的腿向下压。朱尼珀点点头。"现在呢？怎么样？"大腿顺利贴上了腹部，布鲁斯通医生的脸上浮现出震惊的表情。

在朱尼珀的描述中，找到适合自己的康复方法是一个漫长的过程，其间要经历无数次从失败到再次尝试。"现在看起来，一切都顺理成章，但是我走过很多弯路，很多尝试过的方法最后都没什么用。"朱尼珀说。然而，每当找到什么能让自己感觉好一点的东西，她就会朝着这个方向继续前进。朱尼珀就这样不断从身体中获取信息、校正方向，逐步改变了自己饮食、健身习惯、工作和安排时间的方式。为了改善身体健康，朱尼珀颠覆了自己的生活。

瑜伽，罗尔芬，改变饮食习惯，为了减轻压力而重新规划生活，把健康放在第一位，没有人告诉过朱尼珀要去做这些事情，是她自己通过直觉与反复试验独自完成了这一切。朱尼珀深入了解了自己的身体，与它建立了深度联系。她整合的这一系列治疗方法，在30多年后得到了最新科研成果的很大认可。举例来说，有些研究显示，肠道微生物组失衡可能是类风湿关节炎等自身免疫性疾病的根源，[18]重建均衡的微生物组能够消除这种炎症类疾病。微生物组的健康状况甚至可能与癌症有关，关于这一点，我们将在后文进行更详细的探讨。瑜伽，还有它的"近亲"冥想和正念，也已经成为对抗慢性疾病公认的有效工具。

瑜伽就像朱尼珀的北极星，指引着她前进的方向。但这并不意味着瑜伽适合所有人。对于朱尼珀来说，瑜伽能帮助她保持韧带的弹性和柔软度，但更重要的可能是让她找到了内心的平静，帮她关掉了不停滴答的皮质醇龙头，让应激激素不再影响身体的炎症调节能力。

最终我们需要通过改善自己与身体的关系来实现抗炎症的生活方式，这意味着要留心放进身体的东西，重视锻炼身体的方式。最好尽自己所能，每天花一点时间活动。活动强度可以根据自己面临的健康问题而定，所以日常散步或简单的拉伸也许就足够了。有研究显示，20分钟的适度运动就足以降低体内的炎症水平。[19]另外，如果你像朱尼珀一样发现了能显著改善身体健康的东西，那就抓住它，每天为它留出一定的时间。你可以选择重新安排一下日程，确保把身体健康排在第一位。

改善自己与身体的关系时，重新评估压力是一个重要步骤。在下一章中，我们将更仔细地讨论人类在面对压力时的反应，压力对疾病的潜在影响，还有摆脱了慢性压力与炎症后的"治疗模式"的强大力量。

朱尼珀的病历中保存着布鲁斯通医生的书面记录，这是她实现康复的认证。布鲁斯通医生在文字里确凿地写下了他对朱尼珀的最初诊断，以及"强直性脊柱炎永久性缓解"的评定。布鲁斯通医生还观察到，一些已经存在的损伤也得到了修复。与最初诊断时相比，朱尼珀关节的活动范围更大了，白细胞计数（自身免疫性疾病指标）也恢复了正常。布鲁斯通医生尝试描述朱尼珀身上发生的事，他写道："朱尼珀达到了一种独特的病情缓解状态。"

在30年后想起这件事时，朱尼珀笑了起来："我想我还在这种'独特的病情缓解状态'里。"

朱尼珀今年64岁，已经有30年没有生病了，身体上看不出任何强直性脊柱炎的痕迹。但是她的骨盆上还留有印记。扫描检查会照出这些旧伤疤，提醒她这些骨头上的刻痕是绝症曾经存在的证据。

但绝症已经消失了。

第五章
激活治疗模式

我们要么想办法降低生命的复杂程度（这不大可能，因为生命大概率会变得越来越复杂），要么去寻找更加有效的应对方法。

——赫伯特·本森，哈佛医学院教授

1897年，哈佛大学新聘任的年轻生理学家沃尔特·坎农注意到了实验室中研究用小鼠的异样。整体来看，各项研究都在按部就班地进行，实验结果也被妥善记录。可小鼠们的表现有时符合研究人员的预期，有时却出人意料：研究往往会导致小鼠严重的应激反应。坎农发现，当小鼠受到惊吓、感到紧张不安时，它们的胃蠕动（帮助消化的肌肉规律收缩）可能会突然完全停止。[1]出于好奇，坎农仔细研究了这种现象，发现大脑释放的一种叫作肾上腺素的激素会直接影响消化行为，同时还可能影响其他生理过程。

受到这些应激小鼠的启发，坎农开始深入研究情绪对生理的影响。在坎农之前，还没有人涉足过这一领域，作为开拓者，想要得出一套完整的理论并不容易。随着研究的深入，坎农注意到，恐惧或压力会改变实验动物的血液流动和凝结表现，导致心率、呼吸等各种生理指标发生变化，但他当时并不知道这些变化的原因。后来，坎农重温了艰难的求索历程，这样写道："这些变化——脉搏加速、呼吸变深、血糖上升、肾上腺开始产生分泌激素——看起来各不相同，毫无关联。但在一个睡不着的晚上，当大量类似的发现在我脑海中游荡时，我突然灵光一闪，有了一个能够把这些发现很好地整合起来的想法：这些是不是身体努力为战斗或逃跑所做的准备呢？"[2]

那一刻，坎农偶然创造出了一个改变医学进程的名词：战斗或逃跑反应。

自从动物出现在地球上，这个反应就已经存在了。但是坎农发现并命名了这一反应，同时打开了一扇新世界的大门，让关于精神、身体和慢性压力的知识展现在了人们眼前。

半个世纪后，在哈佛大学的同一间实验室里，年轻的心脏病专家赫伯特·本森接过坎农的接力棒，继续跑了下去。多亏了坎农，本森那时已经清楚地了解了身体在压力下会产生什么样的变化，以及为什么会产生相应的变化。我希望花费一点时间，讨论一下这两位60年间先后在同一房间内工作的伟大学者。他们都是身心医学领域的巨人，甚至在职业生涯开始时的面貌特征都很相似：戴着眼镜，穿着厚厚的白大褂，深色的头发分向一边。

作为心脏病专家，本森的工作是寻找常见心脏问题的创新疗法。高血压算是一种常见问题，也是严重心脏病的前兆。随着研究的开展和对病人观察的深入，本森逐渐对压力和情绪对高血压的影响产生了兴趣，这在他的同事之中引起了争议。那时，人们普遍认为高血压是肾脏问题的直接后果，本森对于情绪的研究让大家感到不安和疑虑：这种研究离真正的科学"太远了"。

但是本森坚持认为压力可能是大多数心脏病背后隐匿无声的罪魁

祸首。他设计了一项实验来寻找高血压与压力间的可能联系。在这项实验中,本森训练了三只松鼠猴,让它们不停地按一个按钮,点亮一盏灯。如果速度不够快,它们就会受到电击。显然,这是一个充满压力的环境。猴子们的身体对环境做出了反应:忙着躲避电击时,血压也升高了。接着,本森稍微改变了实验设置,拿走了按钮。结果,没有按钮,猴子们依然做出了反应,血压飙升。[3]这一研究表明,高血压并非仅由肾脏疾病或生理变化引起,压力是高血压的重要诱因。行为的改变可以改变血压,这是一个前所未见的发现。

这项研究的发表引起了心脏病学领域的震动。精神或情感活动可能导致身体问题,压力可能造成体内生理异常,西方医学界在此之前还从未接受过这样的观念,医生和学者也被迫重新思考他们对心脏疾病和心理压力的看法。如果灵长类动物可以自发产生高血压症状,那也能够通过训练学会主动降低自己的血压,及时摆脱那些致命的严重疾病。

本森又设计了一种血压实验,教会了人类志愿者在实验室环境中利用一套闪光与刺激的联动系统来降低自己的血压。本森想知道包括人类在内的灵长类能否借助大脑本身的力量来改变自己的血压。猜想竟然真的实现了!训练后,没有借助任何药物或医疗干预,7名志愿者中的6名成功在特定刺激下改变了自己的血压。这是一项巨大的进步,但是,这种血压改变仍然需要通过外部刺激结合长时间的训练才能实现。

这时,一群超验冥想者叩开了本森办公室的房门,要将自己献身于科学。这群冥想者声称猴子能做的他们都可以做,还能比猴子做得更好。他们认为自己可以通过冥想来改变自己的生理状态,甚至升高或降低血压,但是还没有证实这一点,所以想通过这位哈佛医生的研究来验证自己这种练习方法的正确性。

得来全不费工夫，一群志愿者已经自己送上门来了。但是本森拒绝了他们。在那个时代，医学领域认为冥想往好了说是一种故弄玄虚的小众爱好，往坏了说就是可能危及人身安全的骗人行径。本森担心通过实验为冥想行为正名可能会威胁到自己的工作，导致自己长久以来的艰辛努力付诸东流。数十年后，我发现自己也陷入了同样的困境：在十字路口，我清楚地知道想要取得更多的成果需要朝着哪个方向前进，但这一选择也最有可能会毁掉我的职业信誉甚至整个职业生涯。真是进退两难。

然而当年的冥想练习者并没有被本森的拒绝劝退，而是执着地要求参与实验。本森最终同意了他们的要求，但也采取了一些措施，比如把会面安排在实验室空无一人的深夜时分，并让冥想者们从后门进入，这样就没人会发现他们了。[4]

这次没有刺激–奖励系统。本森给这些志愿者们连上了血压计，在他们陷入冥想状态时追踪着他们的血压。本森发现，正像冥想者们声称的那样，他们的血压降低了。不仅如此，他们的心率也降低了，呼吸变得越来越深、越来越慢，代谢放缓，并稳定了下来。他们通过调节神经系统让身体进入了休息放松的状态。这种状态是人类祖先们在稀树草原上行使某些必需的生物学功能（例如消化和繁殖）时的理想身体状态，也是我们在现代社会生存繁衍的理想条件：制止应激激素的流动，达到体内的平衡状态，让身体休养生息。

有批评者认为，这项研究中冥想前后血压的下降幅度不是很明显，大概只有几个百分点的变化。但本森认为，就像通过锻炼来"调整"肌肉一样，通过日复一日的冥想练习、积累、调整与进步，这些冥想者自身的静息血压*已经远低于常人了，这是他们每日勤奋练习的直接结果。研究还表明，冥想者们受到的积极生理影响远不止于血压一项，这让本森知道自己还有许多工作可做。这些人仅仅通过冥想就能在短时间内让身体的生理状态发生积极改变，那长期来看呢？这会对他们的健康有什么样的影响？类似的方法能否为其他人指明一条通往健康的新道路？

我突然想起了一位患者，她是我在巴西采访的第一批对象之一。她鲜活地刻在我的记忆中，就像投影仪投下的幻灯片一样色彩明亮。她的故事让我对自发缓解的态度从怀疑转向开放。

这位患者叫简·肖。我在贮藏室的盒子里找到了那次访谈的录影带，吹走上面的灰尘，把它放进了放映机。我看见自己坐在椅子上，手里拿着笔记本和笔，然后简走了进来。她身形苗条，皮肤是健康的小麦色，脸上带着微笑，散发出健康有活力的光芒。简与我握手，然后坐了下来，用手拨了拨自己金黄色的头发。录像中我的表情不是很清晰，但我记得见到她时内心的震惊。在这次会面之前，我对简的所有了解都来源于尼基（最早建议我去巴西看看的那位护士）的讲述。在前往巴西前，我问尼基，有没有我一定不能错过的调查对象。我想要和那些有确凿诊断记录的人交流，必须有清晰的证据证明他们曾罹患重病，却违背了医疗统计结果，意外康复了。尼基是一位有数十年工作经验的肿瘤科护士，我相信她明白我的要求。

尼基毫不犹豫地推荐了简。她说，简来到巴西时肾脏正在衰竭，心脏严重受损，末期狼疮已扩散进了大脑，病情严重。

---

* 在清醒、不活动的安静状态下的血压。

以我对狼疮的了解，这种疾病一旦扩散到内脏就回天无力了。我相信，如果一名狼疮晚期患者得到了最妥善的照护，也许能活得更久一些。但是要从疾病中恢复过来并完全康复呢？不可能。

因此，当看起来快乐又健康的简在一个阳光明媚的早晨与我握手并进行自我介绍时，我一时不知道该说些什么。我记得当时自己在想，哇，这种事真的发生了。

"你必须学会放弃"

简出现时坦率开朗，充满活力。她刚结束打坐，浑身散发出一种平和与满足的气息。我几乎很难相信她曾经患过重病。当我这样说时，简从皮包里掏出钱夹，取出了一张照片递给我。

她说："这就是我两年前的照片，我第一次来这里之前照的。"

照片中的女人明显生病了，还超重，跟眼前充满活力的简判若两人。我甚至觉得，如果这两个女人站在一起，我都不会相信她们是同一个人。

尼基抵达巴西的第一天就见到了简。她们住在同一家民宿里，房间恰好相邻。

"尼基来的时候我正好开始好转，刚恢复走路的能力。"简说。

这番话中暗藏着一个漫长而曲折的康复故事。

简从十几岁开始生病。起初她只是觉得很累，会在写作业时直接睡着，因为不能太晚睡觉而没办法出去约会，甚至白天也感到精力匮乏。简觉得身边的人都像打了鸡血一般，她自己却因电量过低几乎没法运转。

后来，一切变得更加诡异吓人了，疾病一场接着一场。25岁时，简因为背部椎间盘破裂做了手术；27岁时，背部肌肉分离手术；28岁时，简被诊断出神经根问题，这会导致剧烈疼痛，不得不再来一次背部手术。之后，她在轮椅上坐了五年。

起初，一切看起来都是脱节的——严重疲劳、反复的脊椎问题、不寻常的感染。后来这些症状逐渐形成了一张疾病网，网的核心就是正在崩溃的脆弱免疫系统。但简并没有得到明确诊断。她的身体出了很严重的问题，然而还没有人意识到这一点。

简继续着自己的生活。她结婚了，有了一个孩子，还收养了两个。她努力扮演着好妻子与好母亲的角色，也断断续续地工作着。简觉得这就是现实了。当其他人乘着筏子从生命之河上顺流而下时，她在水里挣扎着，只能勉强把头露出水面。她努力跟上别人的速度，让自己生存下去，再多呼吸一次。对简来说，这些困难都是"正常的"。时间并没有化解难题，她越来越难当好一位母亲，与丈夫的关系也出现了裂痕。

转折终于出现了。简进行了一次常规的颌骨植入手术，术后她的大脑产生了危险的感染——身体拒绝了植入物。这意味着免疫系统出了问题。这位医生是第一个提出诊断的人：系统性红斑狼疮。

现在谈起这种几乎拖垮了她的疾病时，简是这样说的："它很容易被忽略。病人会有这样那样的不同问题，所以就会去看治脊柱的医生，然后看治关节的、治下颌的……一个接一个。但没人看得见问题的全貌。"

简被误诊了几十年，疾病早已在内脏中扩散开来。有些病人的狼疮是轻度的，主要表现为鼻子和颧骨上的蝴蝶状皮疹，这种患者能通过调整饮食、改变生活方式和药物控制过上相对正常和健康的生活。但简的情况并非如此。当医生最终确诊时，她的病情已经很严重了，心、肺、膀胱和肾脏都出现了疾病的痕迹。比如，她的心肌已经出现了不可逆转的损害。

接下来是漫长的治疗。然而，其实并没有什么好的治疗手段。简每天以100毫克的超高剂量服用泼尼松，也只能减轻疾病的影响。用泼尼松缓解炎症、抑制免疫系统是权衡利弊后的决定。泼尼松会腐蚀关节，尤其是髋关节，让髋部脆弱并容易骨折，人也变得虚弱无力。这种不良反应可能延续一生。

这个故事发生在20世纪90年代初期，那时缺乏有效的狼疮治疗药物。但是即使到了今天，狼疮依旧无法被治愈。病情较轻的患者可以对药物和治疗产生反应，但大量患者仍然要经历与简类似的疾病恶化进程。狼疮依然是绝症。

简本来需要连续服药多年。即使泼尼松偶尔能够抑制这种疯狂的疾病，时间也会证明，狼疮终将在与药物的斗争中占据上风。

简的骨头和关节由于服药受到了永久损伤。1992年的某一天，她的心脏膨胀到了正常大小的两倍。医生检查了简的心肌，发现心脏肿胀正是由狼疮引起的，然后给她开出了细胞毒性药物来保护她的心脏组织。简被安排在了心脏移植的等待名单上，但狼疮的诊断影响了她的移植资格，她从未获得移植许可。

简的病情稍微好转过。但1998年，在艰难的离婚流程刚刚开始时，狼疮又回来了。由于心脏再次受到影响，健康状况也岌岌可危，简接受了另一次心脏活检。这次活检在简的心脏上留下了一个永久的创口。

那些年，简一直在医院进进出出，而且在医院里停留的时间越来越长。疾病和其他问题毁掉了她的婚姻，这也成为她压力的主要来源。她青春期的孩子开始叛逆，吸毒、戒断、复吸，令人心碎的循环让母子间的关系几乎破裂。孩子们认为简应该对婚姻的终结负责，甚至一度不再和她说话。简对我说，当时的感觉就像心被丢弃到身体之外，迷失在了世界上的什么地方——让人疼痛难忍，却又没办法把它找回来。回想起病情逐渐严重，不得不常常住院的那段日子，简最大的感受是孤独。

"没人来看我。没人给我送花。没人打电话。"她说。

接着，狼疮发展到了简的大脑。

一旦进入中枢神经，系统性红斑狼疮会引起一系列折磨人的可怕症状：记忆力衰退、癫痫发作、脊柱炎症，等等。许多病人会患上一种被称为"狼疮性头痛"的偏头痛，这使得他们要么被剧烈疼痛困扰，要么陷入严重的混沌状态，无法清醒地处理事情。简觉得，系统性红斑狼疮先是破坏了她的身体，而后又残忍地摧毁了她的思考能力和表达能力，让她无法做自己。

2002年夏初，简右背的中上位置疼了起来。医生们很快发现了原因：她的胆囊因多次感染而受到了损伤。切除胆囊时，简患上了败血症，这是一种全身性感染，随时有致命的可能。然后狼疮扩散到了简的肾脏，让她暴露在肾衰竭的危险之下。

肾衰竭是系统性狼疮患者死亡的主要原因之一。免疫系统会攻击肾脏，导致炎症，继而引发狼疮性肾炎。肾脏负责过滤体内的毒素，炎症会导致肾脏无法清除毒素和调节体液含量。随着肾脏的衰竭，体内毒素会逐渐累积。那天简在医生办公室里了解到，不仅仅是肾脏，她所有的主要脏器都出了问题——多器官衰竭。

没两天，有个朋友突然打电话问简是否听说过一种叫"精神力康复"的东西。这位朋友还提到了她自己造访过的一所巴西康复中心。

"我觉得很好笑。这太疯狂了!"简说。

但很快就有第二、第三、第四个人谈起这件事。于是简搜索了一下相关信息,阅读了正反两方的观点,权衡利弊后决定亲自去看看。但那时她的身体空前虚弱。她患上了脑水肿,需要别人的帮助才能洗澡和进食,也无法在椅子上坐稳。简的医生非常担心她不能活着完成巴西之行。一旦肾脏出问题,体液会在身体中淤积,随时引发败血性休克。所有的医生都说了相同的话:"别上飞机,你会死的。"

简的回答是:"不去的话,我确实会死。"

公共汽车行驶在通向康复中心的漫长道路上,黑牛点缀着的绿色田野与桉树组成的防风林往身后飞退。15种以上的药物正维持着简的生命。她处在感染性休克的边缘,多器官衰竭和大量体液淤积随时都能要了她的命。但她还活着。

刚到巴西时,简觉得自己徘徊在死亡边缘。她的生命仿佛一条细丝,很小的压力就能将它折断。但康复中心的生活节奏似乎有让人恢复的魔力,简很快就沉浸在了一系列活动中——在流通室内长时间冥想,吃健康餐,在果汁吧聊天,病友们之间交流沟通……数十年来,简第一次觉得自己在疾病的旅程中不再孤单。

每天进入流通室冥想时,简都要带上一只大口袋,里面是控制狼疮需要的所有东西,包括泼尼松、心脏药物和化疗药物,都是治疗狼疮的常见药。有一天,一名常驻疗愈师走到简的身边,看着她说:"这些不属于你。"

简以为他说的是那一袋子药品。她说:"它们是我的,上面有我的名字!"

"不，"疗愈师说，"我说的是你的孩子们。他们不属于你，而是属于他们自己。"

简走出流通室，抽泣起来。她哭了好几天，完全没办法停下。

内心深处，简其实早已有了答案。她知道自己需要放开孩子们，但一直拒绝接受现实。听了疗愈师的话，简好像获得了许可，终于能够放下亲子关系带来的伤害，放下看护者的角色，放下一直以来的自责——她总觉得是自己给孩子们带来了所有创伤。简意识到，此前所有的紧张、恐慌、焦虑和担忧都是过度的、没有必要的。孩子们有自己的人生，必须自己找到正确的方向。一瞬间，在简的脑海中，三只小船的锚绳被割断了，它们漂进了水流中。简感到了巨大的悲伤、无限的自由与深深的解脱。

简把化疗药品冲进了马桶，然后飞快地断掉了泼尼松。当她说自己每天减少10毫克的泼尼松用量时，我的下巴都要惊掉了，因为这是十分危险的速度。大多数人都需要根据身体承受能力缓慢地停用高剂量泼尼松。肾上腺需要响应时间以重新适应工作，并消化泼尼松带来的后遗症。

我告诉简："这可能会导致肾上腺衰竭。你很幸运，没出问题。"

简耸耸肩："好吧。但我感觉好多了。"

简恢复得越来越快。她用了一周时间就能独自行走，在十天内完全摆脱了数十年来一直服用的药品，自我感觉也还不错。几个月后，当尼基抵达巴西时，简不仅能走路，还能徒步旅行。她快乐，健康，不再需要服用任何药物。

这是怎么做到的？

放松反应

　　赫伯特·本森的冥想研究说明放松能够对生理状态产生立竿见影的影响，让身体退出战斗或逃跑状态，暂时放下压力，进入治疗恢复模式。但没有人能永远逃避，长期积攒的压力和创伤仍然潜伏在表面之下，不会消失。

　　所以关键在于，我们真的能在治疗模式中停留足够长的时间吗？

　　在冥想研究成功之后，本森出版了《放松反应》一书，将超验冥想变成每个人都可以尝试的简单练习，一时间十分畅销。本森认为，每天进行不长时间的冥想练习，就能给普通人带来巨大的健康益处，而且这种练习看似复杂，实则容易得很。

　　下面就是本森放松练习的基本内容。找一个舒适的位置，安静地坐下，闭上眼睛，放松所有的肌肉。缓慢而匀速地用鼻子呼吸，呼——吸——同时把注意力集中在脑海中的一个词语或声音上——可以是具有个人意义的安抚性词语，或者与个人习俗信仰有关的句子。这样能让我们远离不必要的想法，摆脱强迫性的焦虑思绪，使大脑冷静下来。本森曾多次进行过有关放松反应的公开宣讲，他常常告诉人们，不必要的想法会重新浮现在脑海，但这并不意味着练习失败，关键是要重新调整注意力并坚持下去。每次坚持10分钟到20分钟就可以停止了，就是这么简单。

　　这种简单练习能够对健康产生肉眼可见的影响。每天花上几分钟坐在椅子上尝试本森的方法，不仅能够调节血压，甚至连慢性头痛、心律不齐、经前综合征、焦虑和抑郁都会得到显著的缓解。连如此基本的放松练习都能带来这么多好处，那更深入、更全面的放松又会产生什么样的效果呢?

我在巴西发现,人们每天都会花大量时间,在专业人士的引导下进行深入的冥想。由于人群间的联结很强,许多人在短短几天内就体验到了更深层、更本源的身心互通,这是个人在原来的环境中无法体会到的、更深入广阔的感觉。冥想室里好像有一股能量在人与人之间流淌着,即使是我,一个没有练习过冥想的局外人,也能感受到这种能量的流动。

现在我们已经知道,冥想的确可以塑造大脑。哈佛大学的学者萨拉·拉扎尔和其他同事曾开展一项为期8周的正念压力减轻计划,结果发现正念训练可测地增加了海马区(负责记忆、感觉和情绪调节的大脑部分[5])的皮层厚度,还缩小了杏仁核(大脑中释放恐惧激素并触发战斗或逃跑反应的部分)。看起来,巴西康复中心的全部日程安排都在帮助人们应对、反抗慢性压力与焦虑,而压力与焦虑恰恰是大多数造访者在每天的生活中都要面临的问题。

简在巴西待了13个月,这对她来说很不容易:她并不富裕,最初还因为重病而无法工作,另外她家里的情况也很复杂。后来,父母帮她还清了贷款,她还遇到一位新的人生伴侣,在爱侣的支持下继续留在巴西。一年后,简与新爱人回到家乡,开始了新生活。简完全变了一个人,这种改变体现在了她的身体、情感与精神之中,她变得更加乐于沟通奉献,更加热情友善。

我还记得,结束与简的谈话时我瞟了一眼记事本,简的照片仍摆在上面,我又一次因照片上的简与眼前的简之间的巨大差异而震撼。这个一生都在生病的女人,扔掉了15种药物,从死亡的悬崖下爬了回来,彻底改变了自己。现在,她快乐而精彩地生活着,充满活力。我倾身把照片还给她，如实表达了我的震惊。

简笑着点了点头："连家乡那些我从小到大的熟人们都认不出我了。"

对于康复中心里发生的故事，不同的人会有多种解读。作为医生，我仍对其持保留意见。但我知道那里也许发生着一些医学界还无法清晰解释的事情，所以会保持谦卑的心态。从开始这项研究到现在，我逐渐明白了倾听的重要性。不管是在医学院还是在住院医师培训中，我们都没有接受过有关倾听的训练。即使是精神病学这种本该聚焦于倾听的学科，医生也常常只关注疾病和诊断，而不是全面了解患者，挖掘可能影响健康的相关因素。对自发缓解的研究让我意识到，我要同时拓宽与深入对"聆听患者讲述"这一理念的理解。想要解开谜团，就必须先找到所有的线头，进而理出每一根丝线，观察它们是怎么交织在一起的。一句话，我需要看清故事的全貌。

简彻底改变了自己的生活方式，因此改善了健康状况。我知道压力调节在其中起到了重要作用，然而，人类能有意识地控制的应激反应毕竟有限。想要更清晰地了解简和其他幸存者身上发生了什么，我需要更深入地研究自主神经系统及其工作方式。

神经系统：人体变速齿轮

神经系统是连接身体与大脑的电路。躯体神经系统负责向中枢神经系统传递感觉信息，并从中枢神经系统获取运动指示。信息从手指尖或脚趾传递到大脑指令中心需要多达约860亿个神经元的共同作用，传递速度却像闪电一般飞快。当皮肤接触到什么东西的时候，大脑瞬间就会意识到触摸的是什么，从而决定是将手从高温物体上移开还是继续抚摸那只软乎乎的猫。部分躯体神经能够被意识控制：当你决定站起来的时候，一系列复杂的电化学反应会像被推倒的超高速多米诺骨牌一样从大脑抵达脊椎，从中枢神经系统扩散进周围神经系统的43对神经，然后，伴随着大约80亿个神经末梢的信号发射，你就从椅子上站起来了。

但谈及自发缓解时，我们的重点要放在自主神经系统上，也就是从大脑抵达所有主要脏器的数十亿神经元和神经纤维。这部分神经系统会自己默默运行，不受意识控制。与站起来的过程不同，内脏、血管、腺体和其他受自主神经系统控制的身体部分是由潜意识操纵的。

你可以把自主神经系统想象成自动挡汽车的发动机，能按需转换到不同"挡位"。驾驶过手动挡汽车的人都知道，不同的行驶速度对应着不同的挡位：在城市拥堵路段行驶时有一个适用的挡位，在高速路上有另一个，这之间还有许多变化。如果你在高速路上挂抵挡，或者在车库入口挂高挡，那麻烦就大了，可能会让引擎轰鸣冒烟、汽车失速、离合器烧毁……

如今，市面上手动挡汽车比较少见了，大部分汽车都有自动变速箱，引擎中的计算机会帮助完成换挡操作，让驾驶变得更加容易。但我偶尔也会怀念一下老式的手动变速，它让我知道发动机到底是如何工作的，让我对汽车的原理稍微多一点点了解。这样，我会感觉自己与汽车的距离更近了，这是件还挺让人开心的事。现在，驾驶着自动挡汽车，我不再思考发动机的工作方式。齿轮的自动调节好像一般也不会出错，但是当真出了什么问题的时候，我就该不知所措了，不知道怎么修理这东西。

我认为许多人的身体也面临着类似的状况：身体本该自己升挡或降挡，但控制身体的计算机好像出了点问题，坏掉了。然而，大多数人并没有意识到这一点。

自主神经系统有两种基本模式：交感神经兴奋状态和副交感神经兴奋状态。交感神经负责战斗或逃跑反应，是人处于危险或压力下所用的"挡位"。副交感神经有时也被称为休息和消化系统，是人在没有威胁、不需要保持紧张和警觉时用来休息的"挡位"。

遇到威胁时，交感神经会像被发动的汽车一样，立刻轰鸣起来。这种迅速响应是绝对必需的，它是人类的天然警戒系统。人的大脑中存在一对杏仁状的结构——杏仁核，它们是大脑的情绪控制中心，可以通过多米诺骨牌式的反应把应激激素和神经化学物质倾倒进血液之中。之后，血管会迅速收缩，血液被留在肢体末端，让你可以挥舞手脚、出拳、逃跑或做出其他恰当的反应。消化会放缓，心跳会加速，呼吸变得又浅又快，耳边的声音变小了，视野也变得狭窄——这是身体想要消除外界干扰、专注于威胁时做出的努力。

战斗或逃跑反应（人受到威胁时还可能待在原地，所以也可以称之为战斗-逃跑-急冻反应）会关闭大脑中那些负责更精细思考与决策的部分。身体不想让你在千钧一发的紧急状态中还琢磨着该如何决策。与一只老虎迎面相遇时，你用不着全盘斟酌、考虑老虎的感受，也没时间权衡利弊，决定战斗、逃跑还是愣在原地。你应该在大脑消化完"老虎"这个词之前就拔腿往相反的方向奔去。

很久以前，人类祖先能够在威胁消失后关闭战斗或逃跑反应：副交感神经启动并逐渐接管身体，交感神经慢慢平静下去。这时，大脑会释放乙酰胆碱。这种有机化学物质像是血液的麻醉剂，能让体内遍布的血管立即松弛扩张，血液重回躯干。同时，心跳会变慢，消化系统重新运转，开始高效生产免疫系统必需的能量和营养。血液、氧气和免疫资源被重新分配给人体最核心的功能：恢复。

根据大自然对人体的设计，大多数情况下人都应该处于副交感神经兴奋状态。但对于大部分现代人而言，情况恰恰相反——我们陷入了交感神经亢奋的状态，难以摆脱。

那么，如果交感神经与副交感神经的平衡对人类的健康与生存如此重要，那为什么保持二者的平衡会这么困难呢？这种平衡不应该是靠本能实现的吗？既然在设计中，我们的身体能从战斗或逃跑模式退出，那为什么我们还会被困其中呢？

变速箱失灵

我很确定，你几乎不可能在路上遇到老虎。日常生活中，大多数人几乎完全不需要战斗或逃跑反应。然而，我们的身体程序非常古老，代码许久未曾改进过。

战斗或逃跑反应是一种复杂、有效且速度惊人的反应，眨眼间就能让身体从完全静止进入高速运转状态。我们每天感受到的压力——潜伏在脑海或真实世界中的百万只伺机而动的"幽灵老虎"——都可以打开战斗或逃跑反应的开关。压力源源不断，开关再也关不上了。每天新闻中坏消息是好消息的十倍，高峰时段的龟速行驶，孩子们的流感，工作任务的最后期限……无论是作为个人还是集体，人类都更容易把精力放在灾难、危机和需要灭火的事情上。这就是人体被编码的方式。社会科学家把这种更关注环境中潜在负面信息而非正面信息的现象称为"消极偏见"。在非洲稀树草原上，这有助于应对随时可能出现的威胁，但我们正坐在现代化的办公室里。

许多人会长时间处于低水平的战斗或逃跑激活状态，进入副交感神经兴奋状态的机会少得可怜。交感神经系统的开关永远开启，发动机没日没夜、经年累月地运转，消耗着燃油，磨损着齿轮，让人不得不经常因为这样那样的问题把自己送进维修厂。然而，真正出问题的其实是驾驶汽车的方式。

理想情况下，按照大自然的意图，人体应该能在生存模式和恢复模式之间来回切换，维持体内健康的激素平衡。但是现在，进化生物学与现代世界产生了矛盾，文明技术的发展速度挑战着我们的生理适应能力。我们坐在薄薄的笔记本电脑前，一旁的手机屏幕上不断跳出提示未读邮件的鲜红色标记。我们是技术的一代，但每一个人的杏仁核中都禁锢着一个藏在黑暗里的原始自我，认为自己正在平原或丛林中为生存挣扎。[6]可以认为，我们从生理上注定要不停寻找压力、恐惧和焦虑。长时间被压力源包围，被相同文化中有着相同想法的人包围，我们会越发容易相信负面信息。很久以前这种反应模式让我们存活了下来，但现在它正在杀死我们。

慢性压力有害健康的观点并不新奇，20世纪70年代，赫伯特·本森就在向大众推广这一理念了。虽然这一观点对医学实践的影响还远远不够，但越来越多的书籍和媒体已经在帮助人们重视这一问题。现在，这一领域的上千个研究课题向我们揭示出了比最坏预计还要糟糕的事实：慢性压力不仅影响着眼下的健康，还会影响余生的健康。但这也恰恰说明，我们有时间、有能力改变一切。

坐在椅子上进行冥想呼吸练习的时候，我们不仅能从战斗或逃跑状态调整到休息状态，还能保护并修复身上被慢性压力摧残的细胞，而细胞是身体的基本组成部分，它详细记录着维持我们生命所需的每一项生物功能。这就是本森放松反应能够改善健康状况、帮助预防疾病的原因。想要恢复健康，我们需要学会识别自己什么时候已经调到了战斗或逃跑状态的挡位，并尽可能抓住一切机会夺回变速杆，恢复平衡状态。

学习放松是一种有效方式。要一边练习，一边观察自己身体的感受：肌肉有什么感觉？呼吸呢？心跳呢？要留心身体中压力堆积的状况，注意压力消失之后的感受。然后问问自己：生活中还有什么事可以带来相同的感受？可能是身处大自然，和特定的人在一起，可能是烹饪、绘画，甚至是开车时摇下车窗大声播放音乐。日程忙碌时，我们会首先放弃一些看似可有可无的事情，但被放弃的有可能就是真正能够让身体松弛下来的事情，也是每天最重要的安排。你不能一辈子坐在椅子上练习放松反应，而是应该去挖掘生命中其他能够带来相同感受的事物，挖掘那些能帮助你脱离战斗或逃跑反应的活动，然后拥抱它，像日常服药一样接纳它。这是一种治疗，它的疗效可能比我们意识到的更加强大。

池塘浮渣的永生学

革新往往来自出人意料的角度。医学史上大量新发现都始于差错、失误和节外生枝，而这些枝节可能是某个长期未解之谜的意外答案。在高中生物课堂上，你或许就听到过这样一个经典故事。一位不是很爱干净的细菌学家终于开始清理他最近用过的细菌培养皿了。培养皿里是一种最常见的致病菌：金黄色葡萄球菌。实验结束后，这位细菌学家只是把长着细菌的培养皿堆在水池子里，在最终清理消毒时才逐一打开培养皿的盖子。在打开一个培养皿后，眼前的景象让他犹豫了一下，没有立即将培养皿丢进清洗液中。仔细观察后，他发现培养皿中的细菌被某种霉菌感染了。这也不算罕见，他的实验室经常乱糟糟的，这种事情很可能发生。但奇怪的是，霉菌似乎杀死了周围的细菌。

亚历山大·弗莱明没有将那个被霉菌污染的培养皿丢回水池。他穿过实验室，调整好显微镜，然后发现了青霉菌，这是人类第一种抗生素——青霉素的有机载体。青霉素的发现是一个彻头彻尾的意外。很久以后弗莱明回忆了这个稍不留心就会被错过的关键性时刻："当我在1928年9月28日黎明时分醒来时，我当然没想到自己能发现世界上第一种抗生素并由此彻底改变医学界。但那天我好像就这么做了。"[7]

我们无法确切地知道青霉素被开发成为药物之后挽救了多少生命，有研究人员估计这一数字约为2亿，并且还在不断增长。有时候我忍不住想，如果弗莱明当时毫不犹豫地把那个培养皿丢进了清洗液，那医学界还需要花费多少时间才能找到致命传染病的治疗方法？而在这期间又有多少人会丧生？简·肖从末期狼疮中康复的例子，以及其他所有案例都像那个培养皿。我们应该吸取经验：仔细观察，而不是丢掉这些生物学上的"意外"。

还有曾获得诺贝尔奖的分子生物学家伊丽莎白·布莱克本。她的灵感来源非常出人意料：池塘浮渣。

布莱克本的研究对象是端粒——染色体末端的保护帽。端粒与裹在鞋带尾巴上起保护作用的塑料尖端类似，会保护染色体不被磨损破坏。布莱克本选择研究四膜虫，这是一种单细胞的原生动物，通常被称为"池塘浮渣"。这种生物碰巧有很多端粒。与弗莱明不同，布莱克本在选择这种"培养皿"的时候就想从中发现一些新东西，但她没想到自己会发现一种以前完全未知的生物化合物，并且其中可能藏着健康和衰老的关键秘密。

染色体本质上就是DNA的贮存柜，其中收纳着细胞行使功能所需的全部关键信息，包括每个细胞的"操作说明"——这份"说明书"能够指导心脏细胞成为心脏细胞，T细胞成为T细胞……所以，染色体非常重要！

同时，除了极少数例外，细胞的寿命并不像人的寿命那么长。为了维持人体生命，细胞必须再生，也就是制造自己的副本来进行相同的工作。有没有听说过人体每七年就会更新一次的说法？这听起来像模像样，所以传播得颇为广泛——七年过去，细胞全部再生，"砰"的一声，你又是一个崭新的自己了。但这个说法并不精确。由于功能差异，不同的细胞寿命不同，有些（如皮肤细胞、结肠细胞、精子）只能存活几天，有些则能存活数年，某些类型的细胞（如肌肉和神经细胞）很少再生，还有极少数特定细胞（如脑细胞）会伴随你一生。但整体来看，细胞确实是不断再生的。人体由上万亿个细胞组成（最新的估计是37.2万亿个），你活着的每一刻，细胞都在不停复制自己，来维持你的心跳与呼吸，点亮神经末梢的电脉冲。

细胞每次复制时都必须精确地依照"说明书"（染色体）来行动，端粒则帮助"说明书"保持完整。或者说，端粒在完全损耗前会帮助"说明书"保持完整。端粒就像鞋带尾巴上的塑料小帽一样，也会磨损。每次细胞分裂并复制DNA的时候都会造成一点点端粒损耗，让端粒越来越短。最终，当端粒完全磨损，染色体暴露在外，细胞要么会成为具有促炎性的身体隐患，要么就会死亡。这次就是真正的死亡了。

端粒损耗越快，人体衰老越快。衰老越快，就越容易患上和年纪相关的疾病。细胞的死去会带来肉眼可见的影响：皮肤细胞死去时会在脸上留下细丝和皱纹，头发中相关细胞的死亡会让发色变得灰白，免疫细胞的死亡让人更容易受到炎症和疾病的侵害——不仅仅是感冒和流感等普通传染病，还包括心血管疾病、阿尔茨海默病、糖尿病和癌症等更加严重的疾病。

端粒损耗和细胞的彻底死亡看似无法避免，但也不完全如此。布莱克本注意到有些人的端粒损耗速度很快，但有些人对细胞循环往复的复制再生周期适应得很好。为什么会有这种差异呢？

线索就藏在四膜虫中。布莱克本和学生卡罗尔·格雷德选择四膜虫作为研究对象，既因为四膜虫的染色体数量极其庞大，也因为四膜虫的染色体有一种惊人现象：端粒不仅不会随着染色体的复制而缩短，有时候反而会伸长。

布莱克本和格雷德在四膜虫体内发现了一种含量特别高的蛋白酶，正是这种无名的神秘蛋白实现了四膜虫染色体的"永生"。布莱克本和格雷德将这种蛋白命名为端粒酶。他们还发现，人体中也存在端粒酶，只不过含量没那么高罢了。

所以长生不老的秘诀就是往身体里倒一桶端粒酶？不是的。研究发现，端粒酶在人体中的行为表现与在单细胞生物中不同。在人体内，高水平端粒酶含量与恶性肿瘤的关系十分密切，这种看似衰老与死亡的魔法解药的东西，过量时也会致人死亡，这就是过犹不及的道理了。我们需要保持端粒酶含量的平衡，不多不少才刚刚好。人工增加端粒酶可能带来疾病的风险，但我们可以大力保护人体自己产生的天然端粒酶。同时，布莱克本和格雷德还发现，遗传因素之外，导致端粒酶失衡、端粒脆弱不堪、早早就被损耗掉的最重要影响因素，是压力。

小剂量的应激激素皮质醇有益健康，但与端粒酶类似，皮质醇含量长期过高会带来糟糕的后果。持续分泌的皮质醇会破坏端粒酶，导致端粒随着细胞的分裂和复制迅速缩短。由于端粒酶和皮质醇含量存在差异，两个出生时间相同的人可能具有不同的生物学年龄，衰老和疾病发展的速度也由于压力水平的差异而不同。这项发现证实了本森和其他一些先辈试图宣扬的理念：慢性压力是衰老和疾病的前兆，能否恢复副交感神经兴奋状态是一个生死攸关的问题。

亚历山大·弗莱明说："我没有发明青霉素。自然发明了它，我只是偶然间发现了它的存在。"同样，端粒酶也是自然的伟大创造，但很多人没有保护滋养它，反而在无意中让这种有益健康的长生不老药从体内消失了。如果我能从布莱克本的发现中汲取经验，改善医学实践方法，这一发现也许能像青霉素一样挽救许多人的性命。

我并不是在讨论长生不老或延年益寿，我想说的是关于布莱克本所谓的"健康期"的延长。布莱克本将人的一生分成了两个阶段：健康期（有精力、活力、生命力的生命时期）与带病期（疲惫、患病和看得见死亡的时期）。布莱克本认为，降低慢性压力与体内皮质醇水平来维持系统中端粒酶的健康平衡，可以显著延长人体健康期，让我们获得更好的疾病抵抗力，在生物学上更年轻。

读到这里，你可能开始担心自己的健康期已经不可逆转地缩短了，因为你已经在交感神经兴奋的战斗或逃跑状态中生存了太多年，注定要带着磨损缩短的端粒和残破哑火的染色体继续生活。

然而，日常习惯和生活方式的简单调整就能中止磨损，启动修复进程。比如，布莱克本与心理学家艾丽莎·埃佩尔博士的共同研究发现，规律性短时正念和冥想能够打破长期的交感神经兴奋状态，立竿见影地减缓细胞衰老的速度，让端粒酶开始再生。当细胞变得更健康，你也会变得更健康。

多年以前，在本森将超验冥想的概念引入放松反应时，他就意识到了压力对于健康的巨大影响。现在我们更加明确地知道了压力与健康的关系。在研究端粒时，布莱克本和埃佩尔发现几周的生活小调整——比如练习放松反应、进行日常锻炼或其他能缓解压力的活动，都足以改善人的端粒状态。[8]这还只是最基本改变带来的效果，再深入些就很有可能帮助我们接近那些案例中的人们所达到的成就。

我见过的很多经历了自发缓解的人都是在做出重大生活改变时，在诊断后到恢复前的这段时间里，大幅削减了自己的压力。癌症晚期的克莱尔放弃了侵入式疗法，原因之一就是与其他等待死亡的病人一起坐在无菌候诊室里会给她带来巨大的心理压力，而她想要与自己深爱的人一起度过生命中剩下的短暂时光。朱尼珀发现朝九晚五的固定工作会加重她的自身免疫性疾病，因此选择了离开。新工作仍然充满艰难与挑战，但时间足够灵活，可以让朱尼珀以治疗活动（瑜伽、罗尔芬、陪伴孩子们）为中心来安排自己的日程。简则离开了给她造成极大压力和焦虑的环境（不健康的婚姻和青春期子女带来的巨大痛苦）。这些改变人生的决定与自发缓解发生的时间吻合，我认为这不是巧合。

远离压力源看上去是一个显而易见的解决方案，但是许多压力根本无法避免——它们就是生活的一部分。我们都要通勤、付账单、处理生活中的琐碎杂事，并不存在一个可以让这些纷扰通通消失的魔法世界。还有艰难但高回报的职业道路，时刻让我们神经紧张的年幼孩子，以及我们深深地爱着关心着的年迈父母……人们当然不希望离这些"烦恼"而去。所以，如果我们所珍视爱惜的东西成为生活中最大的压力，我们该怎么办呢？如何确定什么样的压力才是有益的呢？

压力难题

压力不可避免。在讨论应激激素与健康时，我们很容易想象出这样一幅画面：各种有毒的神经化学物质——皮质醇、肾上腺素、某些内啡肽——在压力的驱使下奔涌进血管。

听上去很糟糕，但应激激素对身体的健康运转有着不可替代的作用。没有它们，我们将无法生存。

皮质醇、肾上腺素和去甲肾上腺素是肾脏上方的肾上腺产生的三种应激激素。如果由于某种原因，应激激素的分泌大幅下降，人体将进入一种被称为"肾上腺疲劳"的状态。在肾上腺疲劳的状态下，起床会变得困难，人会感觉虚弱无力、头晕眼花、心悸，身体也会逐渐消瘦。美国前总统约翰·肯尼迪就患有艾迪生氏病——一种罕见的肾上腺功能紊乱性疾病，他因此而产生了慢性疲劳、腹痛、肌无力和头痛等症状，不得不服用类固醇来控制病情，同时由于血液中皮质醇水平过低，他还面临着晕厥、癫痫等严重并发症的风险。

这一切都在说明应激激素对人体的重要作用。应激激素并非天生有害，剂量才是关键。压力是生命存活在这个星球上必须面对的东西，正常、自然、不可避免。压力反应也可以帮助我们意识到生活环境中是否出现了不正常的压力源（比如不适合自己的工作、让人筋疲力尽的恋爱），并促使我们及时摆脱这些困境。

真正需要改变的是感受和应对压力的方式，我们需要学会从战斗或逃跑状态中及时抽身，及时调整"挡位"。

驾驶汽车时应尽量使用低挡，只在必要的时候调高挡位。如果健康、理想的压力状态就像汽车正常行驶一样，那长期困扰我们大多数人的战斗或逃跑状态就好比一边以高挡位行驶一边踩刹车，发动机和刹车片都会磨损得厉害。我们必须学会降挡。

人不能禁止应激激素在体内流转，这与个人意愿无关。压力是必要的、通常还是有益的。在一定程度上，它可以成为改变的催化剂，既能提升学习与追求的上限，也可以成为危险的警示信号，提醒我们生活中需要做出的调整。

我的一位患者是竞技自行车手，他这样描述高强度训练时肌肉受到的压力："这种训练带来的压力会导致肌肉出现细小的撕裂。然后，在我们休息时，身体才开始真正的工作——由于这些撕裂，毛细血管开始向肌肉更深处蔓延，肌纤维重新生长，变得更强壮、更灵活。心脏也是如此，我们训练时给心脏造成的压力会让心肌接近崩溃，睡觉的时候，心肌又会修复自己，变得更强大。"我们既需要锻炼时的压力，也需要有效休息、修复、重建的能力。因此，顶尖运动员会使用心率变异性*分析来监测自己的身体，了解自己何时需要重回副交感神经兴奋状态。

这里的关键是，这位自行车手让自己的身体得到了足够的休息，所以训练时施加在身上的压力最终变成了正面影响。这就是人们从压力中变强的方式——及时停止应激反应并进入治疗恢复模式，让身心消化这些压力，转化成帮助我们成长和恢复的工具。

但我研究过的案例说明，消除压力并不是答案的全部。有些压力永远不会消失。当然，有时候把自己从极端压力环境中拯救出来是必须的，就像简结束了令自己痛苦的婚姻和亲子关系一样。但是对于大多数人来说，我们需要改变的是自己与压力的关系。

---

* 指两次心跳时间间隔的具体变化。

年轻的时候，我曾负责带领大学生进行领导力训练营活动。作为他们的带队老师，我需要通过制造压力给学生们创造成长的机会。不管是翻越悬崖峭壁还是长达63小时的不间断伏击，我的目标都是要找出团队中每位成员的压力分界线，既让学生们的收获与成长最大化，又能尽量避免压力过大给他们带来负面影响，导致学习效果的下降。每个人对压力的感知和承受能力都不一样，让有些人倍感压力的环境，另一些人可能甘之如饴。找到这条分界线能够帮助团队成员从根本上改变自己与压力的关系，从而使原本压力很大的事情变得没那么吓人。这就是训练营活动的目标，这种成长能培育出更优秀的领导者。

1967年，伦敦大学学院流行病学和公共卫生教授、国际卫生与社会中心的负责人迈克尔·马莫特开启了一项为期10年的研究。这项名为"白厅研究"的课题旨在厘清公务员收入、职级、日常习惯和患病率之间错综复杂的联系，其研究成果颠覆了人们对健康和压力的认识。

研究开始前，人们的普遍猜想是，英国文官队伍中的高级官员由于肩上责任重大、压力也最大，患上心脏疾病的概率肯定最高。

这项研究总共追踪了1.8万名20岁至64岁的英国公务员，最终得到了许多惊人的结果。研究显示底层公务员的患病率和病死率更高。马莫特曾以为这是由于底层员工饮食不健康、吸烟、缺乏锻炼和休闲时间不足等原因导致的。但出人意料的是，这些因素只占到了不同职级公务员患病率差异原因的40％。消除了这些风险因子的差异后，较低级别公务员的心血管疾病患病率仍然是较高级别公务员的两倍以上。为什么会出现这样的结果？后续研究发现，这是因为高级别官员与底层公务员所面对的压力完全不是一个类型。即使微小的职级差别，也会由于环境与同侪等原因，导致个体对压力的感受产生巨大差异，进而造成心脏疾病发生率的显著差异。白厅研究最终表明，导致长期战斗或逃跑状态的并不是客观压力程度，而是对压力的主观感知程度。

我倾向于将白厅研究的结果解释为自主权差异。管理者的工作自主权更高，因而感受到的压力更小，身体中应激激素更少、炎症更少、心脏损耗更少、心脏病也更少。

但是芬兰一项类似的研究表明，高级别官员的低患病率可能与自我感知和自尊感更加相关。换句话说，如果你感觉自己更卑微，你的压力水平就更高。不管原因是自主权、掌控度还是自尊感，我们需要认识到的是，人体与外界压力源的关系十分复杂，并且可以被改变或控制。生命中太多值得追求的东西都会带来压力，但关键是，想要停留在副交感神经兴奋状态，我们要确保自己身上的压力是积极向上的，而不是消极有害的。主观认知决定一切。

在对压力与端粒进行开创性探索时，伊丽莎白·布莱克本将一项研究的重点放在了患病儿童与残疾儿童的女性长期看护者身上。布莱克本认为这一人群将为长期高水平压力对人类DNA的影响提供一个清晰的观察窗口。但是，她惊讶地发现这一人群端粒长度的分布比预想中分散得多。客观地看，这群女性在相似的时长里承受着相似的压力，她们的端粒长度本应更加接近。但事实并非如此。为什么？这些人之间有哪里不一样呢？

布莱克本最终发现，这些女性看待压力的方式很不一样，这最终导致了她们生物学上的差异。一些人认为看护带来的压力是需要去克服的挑战，另一些人则认为这是对她们幸福感的威胁。前者细胞中留存的端粒更长，而后者的端粒明显更短。[9]决定端粒长度的并不是客观压力水平，而是这些女性对压力的主观想法。

现在事情就很明确了：人体对于"挑战压力"和"威胁压力"的处理方式是不同的。但下一个问题则很难回答：如果你正面临着"威胁压力"，如何才能将它转变为"挑战压力"呢？

答案常常要回到"改变自己"这个方向上。如果你感到压力是一种威胁，通常是因为你觉得自己"不配"。威胁感的核心是远古时期猎物的感觉——觉得自己更加弱小，更易受伤。如果你的身体选择进入战斗或逃跑状态来应对压力，这就说明身体认为这个问题无法解决。这样一来，你就会被压力吞噬。

想要对抗这种被威胁的感觉，我教给患者的第一个方法是让他们主动回想自己已经拥有的能力。每个人都会轻视自己已有的技能、资源、深厚的知识与经验，常常认为这些不值一提。你要时刻自我提醒，自己是不是思维敏捷、适应力强、乐观向上？是不是做事严谨、同理心强？需要的话，还可以把所有能够帮你渡过难关的品质列成清单，你会发现其中的很多品质都是自己早就具备的。

而如果你真的不擅长某些事情，又该向谁寻求帮助呢？通常，如果我们都不知道自己到底需要什么，就很难开口请求帮助。同时，大多数人讨厌让别人帮忙，所以往往无法意识到，周围人的举手之劳也可能为我们带来巨大的帮助与支持。

最后，不要逃避压力。逃避会使压力在我们的想象中进一步长大。要想象自己直面问题，笔直地穿过问题，然后就去这样做。一旦行动起来，你也许会发现那并不是你以为的老虎，而只不过是墙上老虎形状的阴影。你克服的压力越大，就越可能在未来的生活中把这种压力当作挑战而非威胁——我可以，我能做到。感到压力时，我会感谢它带来的学习机会——这能让我看起来比问题更强大。压力减轻后，我就可以专心克服问题，并从这一过程中汲取经验。

我并不是说人可以避免创伤性事件或巨大压力造成的任何影响。如果这么想，就有点天真了。不过，医学界曾以为这些事件会对人的细胞功能、当前状态和未来健康造成不可控的影响，然而很多例子表明，我们的掌控能力可能比自己知道的还要强大。我们无法改写战斗或逃跑反应的古老代码，它被刻印在生物的原始软件中；但是，我们可以开发新版本软件，可以升级操作系统，让自己更适应现代社会。我们已经带着脑袋里的过时程序运转了这么久，是时候留意一下鲜红色的升级提示了。把"威胁压力"转变成"挑战压力"就是升级的路径之一。

还要意识到，压力和焦虑也是帮助人们发现急迫问题的天才设计。我们应该通过正视和倾听压力，来学习、成长、改变，从而实现真正的生活，而不是用药物摆脱焦虑。如果寄居蟹的身体尺寸超过了当前的壳子，它们就会感觉到疼痛不适，这是它们需要放弃旧壳、寻找新家的信号。在医学和精神病学中，我们的药物和疗法常常只是帮助患者暂时应对外壳过小带来的不适感。但实际上，我们应该识别什么样的压力和身体症状是需要蜕壳的信号。

谈及在持续的压力和痛苦下放弃旧壳，简·肖是一个完美的例子。她离开了正在摧毁健康的旧生活，重新构筑了让自己茁壮生长的新生活。最近我给简打了个电话，询问她的近况，这距离我们上一次见面已经过去了15年。

简住在爱达荷州科达伦城附近的山里，现在改名叫珍妮特·罗斯，这是代表新生的新名字。她用邮件给我发送了一张照片，是她和丈夫的住所，一间蜂蜜金色的木屋。木屋的房檐上挂着冰柱，周围是云团状松软的雪。那里看起来就像一个寒冷却阳光明媚的天堂。

简现在64岁，身体健康。狼疮再也没有困扰过她，但她还需要倍加留心。2012年，简有过几次昏厥，这是因为狼疮对她的心脏造成过不可逆转的损伤，让她一直虚弱。简还会偶尔出现炎症症状，这可能是狼疮死灰复燃的前兆。简能感觉到疾病蠢蠢欲动，心律不齐和心悸时不时提醒她这一点。但是通过压力管理和生活调整，简还没有让疾病得逞。

为了确保一切正常，简会定期找心脏病专家看诊。截至目前，还没出过什么大问题。简喜欢看医生，即使健康没什么异样，她也期待着预约的日子。简会花上很长时间与医生进行哲学和医学讨论，而医生会把简的预约排在当天的末尾，所以他们想聊多久都可以。

简非常清楚自己的健康状况发生颠覆性改变的原因。"我现在是另一个人了。"她直率地说。

她改变了一切：感情关系，职业，看待世界与自己的方式，甚至自己的名字。对于简来说，这就是摆脱长期战斗或逃跑状态、进入治疗模式的代价。有些人会将简的康复归因于有害压力的彻底清除，这改变了简身体中的化学组成；也有人觉得这是深层精神康复的功劳。但是，为什么要将二者区分开呢？在简的例子中，它们密不可分。

现在，简与她的一个孩子关系还算不错，与另外两个孩子仍然暂时互不联系。但是简能够平静地面对现实了："他们有他们的人生旅途，我有我自己的。"

对简来说，心脏是持续的警钟，提醒她不要忘记那场几乎杀死她的疾病，也是她与身体沟通的主要桥梁。简善于倾听，所以她和身体的沟通很有效。最重要的是，在经历了各种事情后，她的心脏还在跳动。

那些从绝症中幸存的人们常常会通过改变对压力的认知（从"威胁"到"挑战"）、摆脱压力源或完全"蜕壳"来应对压力带来的不适。但想要彻底重塑生活，说起来简单做起来难。在接下来的章节中，我会更加具体地分析"蜕壳"的含义，讨论绝症幸存者们的"蜕壳"方法，以及"蜕壳"如何帮助他们实现了治疗模式下的长期生活。

第六章
情绪与健康

身体是头脑的工具，头脑是心灵的工具。

——哈兹拉特·伊纳亚特·汗，印度哲学家

天文学领域会将那些不冷不热、恰好适合生命生存的未知行星称为"适居带行星"。生命只有在非常严苛的完美条件下才会扎根、生长、开枝散叶。副交感神经兴奋的状态就好比我们自身的"适居带"，这时的生理和精神状态是恢复和保持健康的完美条件。

天文学家会告诉我们适居带的发现有多么罕见——在宇宙的数十亿个行星中，到目前为止，我们只发现了大概12个适居带行星。同样，我们也会觉得在日常生活中维持副交感神经兴奋状态非常困难。然而，已经有一些健康领域的先驱者达成了这一目标，给我们指明了前进的方向。

上一章讨论过，诸如放松反应之类的方法可能会让神经系统摇摆不定的指针在副交感神经兴奋状态中待上一会儿，只要这一小会儿工夫就能给健康带来变化。但对于大多数人来说，仅凭这一种不能保证时长的练习，还无法给身体带来真正的疗养和恢复。我们需要找到一种对所有人都有效的方法，一种不会造成太大负担的方法。并非每个人都是冥想者，即使冥想者也不一定会进行规律的静坐冥想，普通人就更不会了！放松反应是帮助我们入门的第一步，但我研究过的案例表明，康复并不仅仅是因为放松。

作为自主神经系统（无法靠意识控制的神经系统）的一部分，交感神经和副交感神经是自动工作的，我们无法主动进入副交感神经兴奋状态。那么，要怎样找到自主神经的变速杆，换进治疗模式的挡位，并停留在那里呢？

重回驾校

管理压力、消除压力和调整压力认知都是帮助自己切进副交感神经兴奋状态的方法。但完成换挡后，我们还需要提供足以让身体在这个状态下持续运转的燃料。一旦燃料没了，即使通过放松反应完成了换挡，我们也会很快掉出治疗模式。副交感神经兴奋状态的能量来源是：爱与情感联结。

是不是听起来很疯狂？起初我也这样认为，这似乎太简单了。但从某种角度来讲，它就是这么简单。多年研究积累的证据显示，对他人的爱、对自己的爱、与他人的情感联结能带来健康，而爱与情感联结的缺乏会给免疫系统带来麻烦。我并不仅是在说深层联结，你不需要真的爱上自己遇到的每一个人。即使短时的情感联结瞬间也可以酿出浓烈的爱之鸡尾酒，让副交感神经得到能量补充，继续运转。

在我第一次造访巴西的几个月之后，一个年轻的美国小伙子也过去了。他带着一背包的衣服、不多的钱、一头剃光后刚长出来的发茬、一个埋在发茬中正在愈合的醒目伤疤（记录着一次失败的射线手术），还有三个月的剩余寿命。2003年，马特·艾尔兰20岁出头，刚刚从大学毕业。他在科罗拉多州特柳赖德的一家探险运动公司找到了梦寐以求的工作。这家公司坐落在落基山脉脚下，冬天，马特会带客户在山里进行滑雪旅行，夏天则是山地自行车。没有客人的时候，马特会逐段清理蜿蜒上山的步道，从早忙到晚。那是个美丽的地方，马特也很快乐，至少一开始很快乐。然而从某个时刻起，马特的心情突然变差了。他陷入了奇怪的抑郁，即使待在亲近的同事们身边，也觉得孤单。

他说："我以前从来没有过这种感觉。别人经常吐槽我在傻乐。"

回想起来，情绪变化是马特大脑出现的一系列症状中的第一个问题。后来是头痛。每天早晨10点，马特和同事们会踏上步道，开始用链锯清理倒伏树木的工作，头痛也会如约而至。刚开始马特还试图忽略它。头痛倒不剧烈，但很奇怪。痛感出现在马特脑袋深处的什么地方（他之前从来没意识到有那个部位的存在），像子弹一样卡在里面，随着时间的流逝越来越严重，用一大杯水灌下布洛芬也不会让它消失。很快，马特就没办法继续上山工作了。他感到头晕恶心、浑身无力。头痛每隔24小时就会造访一次，并且每次都在加剧。马特开始呕吐，疼痛让他什么都做不了。同事们催马特赶紧去看医生，恐惧让马特采纳了这一建议。

诊断结果很快出来了。MRI清晰地显示，马特的视神经上压着一个巨大的肿瘤。医生们还不知道具体是什么肿瘤，但他们告诉马特必须立刻将其清除，不然会有生命危险。

马特剃光了头发，被飞快地推进了手术室。麻醉师声音低沉，让马特从一百开始倒数，并把手中的蓝色面罩扣在了他的脸上。马特记得的最后想法是：我要死了。

他醒来时惊讶地发现自己还活着，但还没有完全从麻醉中清醒，脑袋里的压力让人有点难受。医生在马特的头骨上装了一个分流器，将颅液从中引出，并告诉马特一切顺利——他们从他脑子里把大部分肿瘤移走了，正在进行活检，很快头痛就会消失了。医生很乐观，初步诊断是脑瘤，但不是最糟糕的那种，可能是 I 期或 II 期，可以治疗。

然而没过几天，马特的病情就恶化了。还在手术恢复期，肿瘤就开始继续生长。医生再次把颅液样本送去活检。相隔不到两周，诊断就改变了，这次医生不再乐观，也不再有"可以治疗"的积极态度。新的诊断宣判了马特的死刑：多形性胶质母细胞瘤，IV 期。

没有任何一种治疗方法能够真正治愈这种癌症。长长的肿瘤触须深入大脑组织，无法被完全切除。多形性胶质母细胞瘤的平均生存时间为12至18个月，五年生存率为2%到5%。教科书上说，没有人能从这种疾病中幸存。马特的医生推荐了一个疗程的化疗，但这也只是为了减缓疾病进程。医生还建议了激光疗法，这是一种姑息治疗手段，或许能为马特多争取一点时间。

时间。站在落基山上林间稀薄的空气中，望向数英里之外的地平线时，马特好像看见了无限的时间。可是现在，他拥有的只有那么一点点。

马特是一个季节工，没有保险。他耗尽了微薄的存款，依然不够支付手术费用。朋友们筹集了一部分钱，付完了不断增加的医疗费后也没剩下多少。马特搬回了佛蒙特州的家，和母亲一起生活。他知道，任何治疗手段都只能延长几周或几个月的时间，还会带来折磨人的不良反应，可他还是想把能买的时间都买回来。他同时开始了放疗和化疗，当达特茅斯一家世界顶尖的诊所启动了一项全新的实验性伽马射线放疗手术项目时，马特也选择了参与。

马特渐渐觉得化疗药品好像毒药一样，让他感官麻木、浑身不适。他体重掉得很快，不管吃什么都觉得味道糟糕。"一勺糖和一勺盐的味道完全一样，都像烟灰。"

像巴勃罗·凯利一样，马特也首先尝试了饮食调整。他在一本叫《用营养战胜癌症》的书里读到，有20%的癌症患者并非死于癌症，而是死于营养不良：恶病质。恶病质是患病时肌肉大幅流失导致的，它严重限制了人体抵抗癌症和治愈自身的能力。美国国家癌症研究所估计，恶病质杀死了20%的癌症患者。也许这些患者最终会死于癌症，但由于营养不良，他们还没走到最后就结束了生命，真实数字如何尚不得而知。像许多其他康复者一样，马特决定将高营养密度的食物作为自己的主要饮食，这是他认为最有可能帮助他康复或延长他短暂生命的方法。

两周后，马特认定化疗没有效果。"它会毁了我剩下的一切。"马特说。他把药片冲进了马桶。

马特对射线手术抱有更高的期待。这种手术能通过特殊激光更加准确地切割快速生长的肿瘤，达特茅斯的医生认为它也许会成为胶质母细胞瘤治疗的新希望。但是，这项实验性新手术并没有比其他标准放疗措施更有效。

有一天，母亲的邻居突然给马特打电话。那位邻居从镇上的朋友那里听到了马特的遭遇，想要伸出援手。邻居说，她自己也得了癌症，但是去过巴西一个康复中心后，病情就好转了。邻居还描述了康复中心的情形，在那里得到的被爱和被接纳的感觉，和她自己的种种变化。

马特对巴西的故事很感兴趣。但他告诉邻居，他去不了巴西，因为没有钱。

"不要着急。你好好考虑考虑。如果你发自内心地想去，我会给你买机票。"邻居说。

在马特消化这番话时，洗手池上方的挂钟指针静静转动着。马特看到了不断膨胀的可能性。许多人曾告诉他要做什么，要尝试什么特殊治疗方法，但没有保险和足够的钱，一切似乎都遥不可及。

"好。"马特说，"是的，我想去。我需要去。"

马特结束了自己在达特茅斯的实验性手术。MRI检查发现肿瘤的生长速度有所减缓。他们说，这个手术能多给他几个月寿命。在多形性胶质母细胞瘤治疗中，这已经是一场胜利了。他们还说，伤疤痊愈之前不要出门旅行。

"去巴西追逐一个缥缈的目标，心中就没有疑虑吗？当然有。但我必须做点什么，我不能在家等死。"马特这样对我说。

抵达巴西之后，马特在镇子边上租了一间便宜的民宿，木质的百叶窗外是刺耳的鸟叫声。在那里的第一个晚上，马特做了一个奇特而生动的梦。他至今仍记得梦里的每一个细节，因为他当时以为自己醒着——梦里的一切都十分真实清晰。也许那确实不是梦，而是幻想，马特不确定。那晚，他在半夜醒来（或者在梦里以为自己醒来了），坐在床上，看见洗手间的灯亮了。见鬼，我得去关灯。他这样想。但在他起身之前，灯光闪了闪，好像有人在那边走动。接着，一个人影出现了。一个女人笼罩在灯光里，马特几乎看不清她的脸。女人接近了马特，把双手放在了他的头上。那一刻，一种实在的触感融化在了马特的头顶。这是他感受过的最强大的力量。这种触感沿着马特的肩膀、身体，一路扩散到了脚趾。

马特说:"那是一种平静的感觉,比寻常的平静还要强五万倍。"

那个人抬起手,走开,然后消失了。马特醒来,他正坐在黑暗中的床边。

"我不知道那是什么,我从来没见过那样的幻象,那是唯一一次。可能那就是一个梦。"马特说道。

在巴西的那段时间,马特总有类似的感觉。光明、爱与接纳充满了康复中心的每一个角落。

回到佛蒙特州后,马特没有重启任何治疗。他去了达特茅斯的诊所做检查,但又不想做脑部扫描。他不想面对肿瘤还在生长(这是几乎可以肯定的)的现实,不想在努力保持平和镇静的时候被疾病和死亡带来的持续恐惧打扰。医生们要求进行MRI,但马特拒绝了。所以,医生们只检查了马特的手术疤痕和其他生命体征。马特似乎很健康,当然,每个人都知道他快要死了。

几个月过去了,马特觉得状态不错,病情并没有恶化。考虑到他的预后,这本是不可能的。马特自己也惴惴不安,他好像站在狭窄的山脊边缘,随时会向一侧掉落,却不知道是生的一侧还是死的一侧。

马特尽量把时间留给了朋友和家人——这就是情感联结。他本能地觉得这样有所帮助。朋友们尽可能地伸出了援手,帮他支付了针灸和颅骶疗法的费用。当然,负面声音不可避免,周围人的负能量也围绕着他,家里并没有巴西那种积极环境。马特母亲的一位朋友不停劝他回医院化疗。马特解释了无数次:他已经试过了所有治疗方法,都没有效果。医生在射线手术结束时也说过:"我们能做的就这么多了。"

终于有一天,马特觉得自己应该知道答案了,就让母亲带他去进行MRI检查。

医生们十分震惊，因为肿瘤竟然缩小了，这是胶质母细胞瘤不太可能出现的结局。医生们告诉马特不要期待太高，幻想自己能够痊愈。这也许只是偶然的暂时缓解，毕竟医学界的通识是胶质母细胞瘤无法治愈。

后来的某一天，马特母亲的另一位朋友听完这段漫长的康复故事后，竟然没有给出负面的反馈。并且，这位朋友的话改变了马特的人生轨迹："好像是有效果了，他应该回巴西去。"

马特重新振作起来，又凑钱买了一张机票。

回到那个亲密有爱的环境就像泡进热水浴缸一样，马特立刻放松下来，重新融入了小镇的生活节奏。一天晚上，走进网吧给母亲写邮件时，马特遇到了一位年轻的女孩，她的神态、气质和直勾勾的目光让马特一瞬间晃了神。他们互相做了自我介绍。女孩说，她来网吧是因为心情压抑，因为她的兄弟刚刚因渐冻症离世，父亲也因与马特相同的癌症过世，她觉得生活失去了意义。两个年轻人像磁铁一样互相吸引，都觉得自己是为彼此而存在的。这是一场可遇而不可求的邂逅。

见面的第一个晚上他们就在一起了。马特没有回佛蒙特州，而是留在巴西打零工。他们结了婚，在镇上租了房子，女孩开始在当地药店工作。马特一直不想进行MRI检查，但在最初诊断的两年之后，他终于松口了。当年在丹佛的医院里，医生挂在灯箱前的MRI影片上，本该是干净的灰色大脑影像上曾有一块巨大的白色团块。但是现在的图像完全不一样，白色团块几乎没有了，只留下像小指指纹一样的白色痕迹。医生不确定那是什么，可能是肿瘤缩小后的残留，或者只是疤痕组织。不论如何，不可能的事情都发生了——马特的病情好转，肿瘤消失了。

马特仍然与挚爱的妻子生活在巴西。当初患病时医生曾经说，放疗后他可能无法拥有后代了。马特一直想要孩子，可他更想要活下去，所以依然接受了治疗。他当时冷冻了一些精子，但是每年的贮存费用累计起来过于昂贵，这让马特一度放弃了想要孩子的梦想。

然而，马特现在有了两个儿子，一个五岁，另一个三岁。事实证明，他能够生孩子。他两次看着妻子怀孕，并把一部分属于他、一部分属于妻子的新生命带到了这个世界。我跟马特打信号不太好的国际长途电话时，能听到远处传来小孩子们快乐的高声尖叫。"我这边有点热闹。"马特笑着说。

自从被诊断为多形性胶质母细胞瘤，15年已经过去了。最初的诊断认为，不经治疗的话马特还有4个月的时间。但在现实中，一种在当今医学界看来不可复现的东西，用自己的独特方式逆转了马特的疾病进程。这东西是什么？当然，其中存在着许多交织的复杂因素，本书的前几章已经讨论过其中的一些：马特对饮食做出了重大调整，减轻了自己的压力，改变了对未来生活的看法。除此之外，马特对于病情惊天逆转的原因有着自己的想法。

"是爱治愈了我。"他坚定地说道，"对我来说，爱就是生命，就是我的康复之路。"

让爱入药

当我们感受到爱与情感联结时，大脑就会释放出激素和其他化学物质的混合物。混合的方式（把哪种激素投进你的血液里）取决于当时的情感体验类型。吸引力、浪漫爱情、柏拉图式爱情和社交接触都有特定的混合配方，大多数配方中都包含多巴胺、睾酮、雌激素、抗利尿激素和最重要的催产素。催产素最初是从哺育新生儿的妈妈体内分离出来的，又被称为"爱情药"，因为它能被试探、沟通、吸引、爱与结合唤醒，也能反过来促进这些过程。除了建立和加深关系外，催产素还有其他健康益处：它是一种抗炎类滋补品，能抵消战斗或逃跑反应和应激激素的作用。抗炎症的同时，催产素还具有与副交感神经类似的舒缓功能。

那么，什么控制着这种"爱情药"的释放呢？是迷走神经。在拉丁文中，迷走是流浪的意思。与这个诗意的名字一样，迷走神经行走在身体各处：它从颅骨底部的脑干发出，深入脖颈，与颈总动脉并行，距离十分接近。把手放在脖子的脉搏点上，那就是你最靠近迷走神经的位置。从手指下的那个位置起，迷走神经直通心脏，也走向身体更远的部位，调节心跳和其他一系列重要生命功能。如果你对身心连接的速度和深度还有疑问，那我要告诉你，迷走神经就是身体与精神的具象连接——它是一根从大脑通向肠道的嗡嗡作响的粗大电源线。

迷走神经向上和向下传递信息的方式非常像树木的营养系统。如果把身体想象成一棵树，迷走神经就是木质部和韧皮部——这两部分是树干结构的深层运输组织，负责把水向上输送到树叶，把营养向下传回根系。迷走神经也是这样运作的，只不过神经中传递的是信息。你知道以前银行使用的气动管系统吗？把装着存款信息的信封放进小罐子里投入气动管道，管道就会把小罐子送走。迷走神经里就是这样的景象：一天之内，信息会在大脑与身体之间来来回回传递数百万次。

迷走神经80%的活动是将信息传进大脑，另外20%是将信息从大脑传回身体。这意味着大脑会收集大量感官信息，做出判断，然后再将决定发向全身。迷走神经持续、迅捷的运转保证了心跳、呼吸、消化、内分泌系统（向全身释放激素的腺体网络）和免疫系统能够对各种信息做出及时的响应与调整。

在英文中，"肠道感觉"表示直觉，"心碎"表示情绪糟糕，"肚子里有蝴蝶"表示紧张。用身体部位表示情绪不无道理，因为这些部位都遍布着神经受体。最近的研究表明，人体实际上有三个"脑子"：头脑、心脏和肠道，人的健康生长、发育和生活依赖于这三者步调一致，保持平衡。借助迷走神经这根连接线，情绪就能以神经信号和激素的形式在身体中流转。有些信号始于肠道或心脏，可以一路向上传递进大脑，也有些信号会自上而下传递。通过这些方式，情绪就可以对神经、内分泌和免疫系统产生即时又持久的影响。

我在上一章讨论了放松反应的原理，但没有提及迷走神经在这一生理反应中的角色。本森建议的深度腹式呼吸就可以刺激迷走神经，长叹一口气也能短暂地激活它——可以想象成手指在吉他的琴弦上扫出震颤的和弦，声音会持续那么几秒。爱与情感联结弹奏出的音乐能够唤醒迷走神经，降低身体皮质醇含量，让端粒酶重回健康平衡的水平。如果你继续拨弄琴弦，保持副交感神经兴奋的状态，一系列神奇的健康益处就会随之出现*。

我们知道炎症是引发多种疾病的共同因素。著名神经外科医生、免疫学家和发明家凯文·特雷西在自己的年轻女患者因败血症死亡后得出了一个很重要的结论：迷走神经似乎是一种"炎症反射"，它与慢性炎症的作用相反，能够抵消炎症反应带来的有害影响。[1]迷走神经一旦被激活，就能觉察到体内炎症的存在，并将信息传递给大脑和中枢神经

---

* 交感神经与副交感神经是功能概念，迷走神经是形态概念。迷走神经中的副交感成分是副交感神经系统的一部分。

系统，然后反射性地增强免疫调控、抑制炎症并防止器官损伤。现在，研究人员正在探索迷走神经激活对炎症性疾病的预防及治疗效果。这些炎症性疾病包括关节炎、结肠炎、癫痫、充血性心力衰竭、败血症、克罗恩病、头痛、耳鸣、抑郁症、糖尿病和其他一些自身免疫性疾病。这样，问题就变成了：如何刺激或激活迷走神经？

迷走神经虽然是神经，但在很大程度上更像是肌肉，使用越多就越强壮。就像弯曲肱二头肌举重一样，不管是深呼吸还是与朋友、伴侣沟通交流，只要刺激到迷走神经，就能增强其力量、柔韧性和弹性。这与体育锻炼的原理相同，练习越多，你就越得心应手，获得的健康益处也就更多。

还记得我说过，你不必仅仅为了获取情感联结瞬间中的健康益处而爱上遇到的每个人吗？好吧，现在有一位研究积极心理学及其生物学影响的新兴领域专家，她对这一观点有些不认同。

北卡罗来纳大学教堂山分校的首席研究员芭芭拉·弗雷德里克森已经投身这一领域20多年了。通过一项又一项研究，弗雷德里克森证实迷走神经可以被各种短暂的联系时刻强化。[2]这种短暂的联系时刻也可以理解成相爱时刻，它发生在我们每天与人群接触时——从丈夫、妻子、孩子们，到街角咖啡店寒暄的咖啡师，甚至街上偶遇的陌生人。

读完弗雷德里克森的研究之后不久，有一天早晨，我穿过剑桥的街道去开会。走在红砖铺成的人行道上，身边经过了一个又一个人，他们都没有与我对上视线。擦身而过时，我发现他们要么沉浸在自己的思维世界里，要么大声放着音乐，耳机中传来微弱而刺耳的声音。但走过查尔斯河那座繁忙的桥时，我碰巧与一位推着婴儿车的老妇人并肩了。我对婴儿车里的孩子笑了笑，孩子转脸看向她的祖母，祖母又对我笑了。后来，老妇人问起校园中某座建筑的位置（孩子的母亲是一位学生，她正在那里等着给孩子哺乳），这时我们之间的距离感完全消失了。后来，我们绘声绘色地讨论了孩子、家庭和带小孩的生活。我不由自主想起了早些年，当我自己的孩子还在褓褓中时，生活中曾出现过的喜怒哀乐。最后，我们对着小孩子不自觉的面部表情一起开怀大笑。

弗雷德里克森认为，人类文化有时会倾向于低估这种短暂的情感联结，其实它比人们想象的更加重要。我没记住那位祖母的名字，当时我完全沉浸在对话、笑声与对视中，尽管天气寒冷，漫长的路途很快就结束了。到达那座建筑后，我扶着门，看着这位老妇人有些艰难地把婴儿车推进了楼里，挥手向我告别，然后消失在了走廊尽头。我意识到，在这场短暂的对话中，我经历了一次真正的情感联结，像跑步锻炼下肢肌肉和心脏功能一样锻炼了迷走神经。

迷走神经得到强化的方式与肌肉得到加强的方式相同。迷走神经张力指的是快速激活副交感神经的能力。张力越高，个体从压力中恢复、进入治疗模式的速度就越快。重复小哑铃练习能够锻炼肱二头肌，体验积极情绪（比如爱）则可以锻炼迷走神经。

什么是爱？浮现在你脑海中的那个概念很可能并不是它的真正定义。它不是我们与恋爱对象相爱时陷入的那种连绵无尽的状态，至少不仅是那样。根据弗雷德里克森的理论，爱是一系列我们在生活中不断经历体验的"具有积极共鸣的微小瞬间"。[3]我们可能会与公交车站的某个陌生人经历一次这样的微小瞬间，或与人生伴侣经历无数个这样的微小瞬间。人们通常认为与伴侣间的爱是最重要的爱，从社交和文化角度讲这个想法确实没错；但论及生物系统和健康状态，每一次产生情感联结的瞬间——不管联结的对象是配偶、朋友还是陌生人——都同等重要，且能产生同等效果。

你可以把日常生活中的微小联结瞬间当作太阳落山后的满天星光，每一颗星星都是一个独立闪耀的联结，它们的出现让天空映满光点。可能有一百颗星星都代表你与人生伴侣或子女间的联结，它们形成了象征重要关系的星座，也可能有一颗孤星代表你和一位同事曾在一次32秒的电梯行程中开怀大笑。每一颗星星都扮演了自己的重要角色，它们在你体内，默默点亮着你的迷走神经。

人应该尽力避免过于狭隘地理解"爱"的概念。弗雷德里克森在她撰写的《爱的方法2.0：通过情感联结找到幸福与健康》中大胆宣称，仅仅把爱当作一种长期、亲密的浪漫关系是"世界想象力的崩溃"。她写道："将爱纯粹视为恋爱或与一个特殊的人共同分享的承诺（就像地球上大多数人所做的那样）会限制我们从积极共鸣的微小瞬间获得健康与幸福。换句话说，对爱的认识就是对自我实现的预言。"

弗雷德里克森告诉我们，想要改善健康状态，我们需要拓宽对爱的理解。只有认可每个情感联结瞬间的意义，才能更容易与他人产生联结，感受爱、同情与共情等积极情绪。这样，迷走神经就会一遍遍受到刺激，积极影响将逐渐积累，神经也变得越来越强大。弗雷德里克森提出了"心灵的上升螺旋"这一说法。研究表明，迷走神经张力与个体感受爱、同情和联结的能力会相互影响，影响级别可以达到指数级。这意味着，迷走神经张力越强就越容易与他人建立联结，而与人建立的联结越多迷走神经张力就会越强。

这听上去像个死循环：如果你从一开始就不擅长建立社交关系，好像就没救了。事情当然不会这么糟！这是个正向循环，你的每一点进步都会带来一点健康益处，再前进的难度也会下降一点。弗雷德里克森称迷走神经张力是"用进废退"的。如果你社交技巧生疏，刚开始确实会比较笨拙艰难，这就好比太久没有骑车，回到车上时必须重新熟悉动作，但你很快就会驾轻就熟，再次上路了。

为了检验自己的理论，弗雷德里克森进行了一项有关慈爱冥想的研究。[4]研究中，一批被随机选中的志愿者参加了为期6周的慈爱冥想课程，课程的重点是培养对自己和他人的爱、同情与善意。这项研究并不限制参与者对冥想的沉浸度，他们只要在家进行刚学会的冥想练习就可以了，练习时间和时长全凭自愿。但每天，他们都需要向研究者报告他们的冥想练习与社交接触情况。

弗雷德里克森与她的合作者，马克斯·普朗克人类认知与脑科学研究所的贝萨妮·科克，分别在研究开始前和结束后测量了实验参与者们的迷走神经张力（具体的测量方法稍后讨论）。他们发现，慈爱冥想能够提振实验参与者的积极情绪，增加社交接触次数；而社交接触次数增加后，迷走神经张力也随之上升。他们还发现，实验开始前迷走神经张力更高的参与者，实验结束后张力的提升程度也越高。这就是上升螺旋。

好消息是，上升螺旋没有门槛，任何人都能在实践中体会到副交感神经兴奋状态的延长。并非只有精确地踏上某个格子，才能获得沿着健康与康复之梯继续向上的机会。弗雷德里克森强调，上升螺旋中存在"多个切入点"。你爬得越高，上升速度越快，就越能感受爱，爱也就越能送你扶摇直上。

学习吉他时，你练习得越多，进步就越快，弹奏出的音乐也越优美。学习拨动迷走神经之弦也是类似的道理。你甚至都不需要多么复杂的尝试，坚持简单的本森放松反应就可能获得长足的进步。这就引出了一个问题：如果全身心投入这种练习实践，我们会获得怎样的健康益处？

上一章提到，在进化的作用下，最轻微的威胁也能让人的身体迅速进入战斗或逃跑状态。诚然，正是这种高度发达而敏锐的反应保障人类祖先活到了繁衍的年纪，才有了现代人的存在。上一章还讨论了生活在现代世界中，当战斗或逃跑反应被过度激活时，我们应该如何强制覆盖这些身体代码。但有一件事让局面变得更加复杂——人类的身体还同时运行着另一套古老代码，其作用是促使身体进入副交感神经兴奋状态。也就是说，我们的祖先不仅善于进入交感神经兴奋状态，也善于从中全身而退。

适者生存还是善者生存？

从老虎嘴下逃命时，社交并不是第一要务；可一旦威胁消失，最好还是尽快重新把社交提上日程，这可是能救命的东西。

在战斗或逃跑状态下，你会做好挥拳痛击或逃跑躲藏的准备，却无法做好与人沟通的准备。这是因为身体将自保作为首要目标，主动关闭了特定生理和激素反应。但当战斗或逃跑反应结束，身体重新回到休息和消化状态时，人又能重获爱与情感联结的能力，感受到同情心，与他人建立情感纽带。讨论迷走神经时我们已经知道，这些能力可以带来长久的健康益处。人类之所以进化出这些程序与机制，是因为它就像战斗或逃跑本能一样，是生存的必需品。

让我们从生物学的角度来思考一下。对于生存在热带稀树草原上的人类祖先而言，副交感神经兴奋状态是一种高度进化的防御机制。如果一个人能与潜在威胁者产生情感共鸣，那局势可能会在升级前得到缓和。从这个角度来看，爱与情感联结也可以被理解为高度发展的主动防御机制。

处于副交感神经兴奋状态时，迷走神经可以激活面部-心脏连接，帮助我们敞开心扉：通过放松和收紧不同面部肌肉，协助人体表现微笑、专注、关切与兴趣，实现与交流对象的情感联结。长期处在战斗或逃跑状态会让人在不知不觉中变得被动麻木，肢体僵硬，视线缺乏温度，笑容也没那么真诚，这会限制情感联结的生成，致使爱的微小瞬间从身边擦肩而过。人们能感受到彼此的迷走神经是否激活，感受到对方是否积极、真诚地想要沟通，这或许是潜意识的作用。总之，处于战斗或逃跑状态的人更难与他人产生情感联结。

举例来说，创伤受害者的神经系统可能专注于发觉猎食者，从而完全放弃了社交尝试。创伤、焦虑和慢性压力全都可以让一个人进入战斗-逃跑-急冻反应中的"急冻"状态，关闭与他人产生积极情感联结的能力——不管这个"他人"是平日遇上的陌生人，还是长期深爱着的朋友与家人。越来越多的证据显示，这种行为会对人的康复能力产生长期影响，导致身体更快地进入伊丽莎白·布莱克本所说的"带病期"。

最近一篇综述文章总结了涉及18万余名成年人的28项研究，清晰地展现了社交联系中断的致命影响。数据显示，孤独或社交孤立的个体患心脏病与中风的风险分别增加了29%与32%——这些可不是小数字。[5]社交较少的人还表现出睡眠中断、免疫系统异常、炎症增加和应激激素水平升高。

现实是，美国有约33%的65岁以上老人处于独居状态，曼哈顿160

万人口中的一半以上也是独居。在英国，社会学家发现10年来独居人口数量出现了显著上升：2011年独居人口比2001年增加了60万人，增长了10%。很多发达国家的人群都出现了从独居到孤独寂寞再到社交孤立的变化趋势，尽管这三者之间有着巨大差异。这一现象被社会学家和学者们描述为"孤独流行病"。从数据上看，[6]孤独和营养不良、缺乏锻炼、肥胖，甚至吸烟对健康的影响程度相当，[7]你也许曾见证过这样的故事：当一对爱侣中的一位突然离世，另一位的健康状况可能会急剧恶化。但社会上的健康宣传从不会指出这一点。

弗雷德里克森发现，情感联结的瞬间要在面对面的情况下才会发生。虽然诸如幸福感和满足感之类的积极情绪能够减缓应激激素的流动、启动副交感神经模式，但研究表明，人与人之间的互动才是迷走神经的最有效充能方式。这意味着，尽管你的母亲与你非常亲近、喜欢与你在电话里聊天，但与快递员寒暄、和邻居共品咖啡可能对她的健康更有益处。

当一个人长时间感到孤独或没有社交联系时，迷走神经会陷入沉寂，炎症出现，免疫系统被抑制，早先被关闭的疾病通路会重新开启。缺乏积极的社交接触会让人们脱离赖以生存的上升螺旋。事实上，长期孤独或社交孤立会让人陷入与弗雷德里克森上升螺旋相反的下降螺旋：孤独的人会越发孤独，孤独感会随着时间的流逝呈指数增长。美国芝加哥大学的社会心理学家约翰·卡西奥波曾研究过孤独对健康的影响，他发现孤独的人不仅面临更高的心脏病和中风风险，患癌症的风险也增加了。其中的原因与免疫系统关系密切。

卡西奥波和他的合作者，美国加州大学洛杉矶分校的史蒂夫·科尔发现，在感到孤独的个体中，免疫系统细胞的基因表达发生了变化。

换句话说，与拥有更多真实社交关系的人相比，孤独的人体内免疫细胞的行为发生了显著改变。孤独的人会更倾向于将世界看作威胁（还记得"威胁压力"与"挑战压力"之间的差异吗），免疫系统也更具炎症性。这意味着在他们体内，有更多的细胞像巡逻部队一样在全身不停搜寻着战斗目标。因此，他们的免疫系统更有可能把人体自身组织当作攻击目标，就像本书中提到的许多自身免疫性疾病案例一样。

免疫系统的战力是有上限的。当太多的兵力被持续性炎症困住时，免疫系统就没有足够的精力来处理病毒、感染，甚至细胞变异等问题。"免疫细胞：天生杀手"这一章曾谈到了保持免疫系统健康敏锐的重要性：只有这样，免疫系统才能在突变细胞发展成成熟肿瘤之前及时有效地发现、标记并将它们移除。事实证明，保持免疫系统健康的最有效方法之一是用心去爱——一遍又一遍，每天，爱上你的配偶、孩子、朋友、邻居和同事。如果你生命中不存在这样的人，那就去寻找一样能让自己感到愉悦、获得生命力量的社交方式。不管是读书俱乐部还是健身房的训练课，都有可能像药店的救命药一样挽救生命。

卡西奥波在《卫报》的采访[8]中阐述了他的研究成果：孤独具有传染性（一个孤独的人停止和你进行交流后你也会被传染）与遗传性（孤独导致的基因表达变化可能传递给后代），它已经影响了25%的人口，会使早逝的风险增加20%。正如卡西奥波所说，如果要为人类这种动物建造一个动物园，需要有一条饲养提示：请勿单独饲养。

社会联系是一种必需的营养。就像身体缺乏足够营养就无法康复一样，若迷走神经缺乏情感联结的营养，也会限制人体的康复。爱和情感联结显然是最有效的药物。就像写下常规药品处方一样，我们应该通过处方让人们与故友、家人、新伙伴一起度过治疗时光，也就是能带来积极共鸣的微小时刻。我们在互相问候时应该这样说:"你生活中的情感营养状况如何?"

可以这样认为:社交联结是一种比战斗或逃跑反应更加进化的应对策略。毕竟,战斗或逃跑反应出现得很早(埋在大脑深处的杏仁核是人类最先发育出的大脑区域之一),已经存在了数千年,但是副交感神经反应起源于大脑更进化的部分。在进化之后,只有当这些更高级、更复杂的生存策略(建立联结、友谊和同盟)失败时,我们的祖先们才退回更原始的生存模式。直到今天依然如此:失去情感联结的能力后,杏仁核开始介入,我们开始尝试更原始的应对方法。

战斗或逃跑反应强烈而敏锐,犹如不可破解的本能诅咒——因为它已经被写进了基因编码,我们无法克服它。但是爱与情感联结也刻在我们的基因中。从生物学上看,积极的爱与情感联结是人类进化的前沿方向。作为一个物种,人类现在正在尝试提升爱与情感联结的力量,并努力摆脱将战斗或逃跑反应作为首选策略的行为方式。

人类婴孩就是一个例子。当我的第一个孩子包裹着一条蓝粉条纹毯被我抱进怀中的时候,看着他的甜美睡颜,我一时间被他的脆弱与依赖融化了。我在农场长大,曾见过新生的牛犊在出生后的几分钟里就自己站起来在母亲的脚边蹒跚。很久以前,当人类从原始灵长类进化、开始直立行走的时候,我们的臀部变窄了,大脑也变得更加复杂。如果要生出像其他哺乳动物幼崽那样自主的婴孩,人类母亲需要长达两年的妊娠时间,这对于女性的身体来说负担过重了。为了成为像现在这样直立行走、高度智慧的生物,人类需要在婴儿做好准备之前就让它们降生。

所以天才的进化让婴孩的利益与父母自身的利益捆绑在了一起,

对怀抱里稚嫩脆弱的小生物的爱迅速成为最重要的生存策略。对年幼婴孩的同情怜悯、联结与关怀会通过刺激迷走神经改善父母的健康，同时也让婴儿的健康得以维系，这是一种共生与双赢。当然，精疲力竭的新生儿父母可能对这个观点颇有微词，但即使是最难以入眠的晚上，哺乳期母亲的身体也会被催产素填满，迷走神经嗡嗡地运转着。

美国加州大学伯克利分校的心理学教授达彻·凯特纳一直在研究人类的同情心、生存与健康之间的关系。他说，同情的能力曾帮助我们作为一个物种生存、进化，现在，同情也可能是健康与康复领域产生根本性突破所需的"药物"。凯特纳教授写道："人类是一种十分善于照料同伴的物种，对他人的关切可以改善自身的健康并延长寿命。人天生要对彼此心存善意。"

查尔斯·达尔文因"适者生存"的自然选择理论而闻名，我一直以为这是绝对真理。后来有人向我指出，"适者生存"只不过是达尔文复杂观点的简化表述。在划时代著作《物种起源》中，达尔文讨论了谁能生存、谁能进化以及这背后的原因。现在，一些学者正试图从另一个角度解读达尔文的理论。他们说，"善者生存"才是达尔文最想传递的信息。

《物种起源》是达尔文最出名的著作，这本书为动物种群的进化生物学奠定了基础。但是，达尔文后来还出版过一本不那么有名的书，叫作《人类的由来及性选择》。这本长达800多页的书全部聚焦于人类进化，着眼于相互照料、建立友谊而非彼此争斗给人类种群带来的收益。在《人类的由来及性选择》中，"适者生存"这个词达尔文只提了两次，而"爱"这个词他提及了95次。

最近的研究显示，爱、同情和情感联结并不仅仅是达尔文所理解的一种生存策略。对他人的关心、帮助和共情不仅成就了我们的种族与社会，也引起了我们身体内部的变化，支持我们在通往健康与生命力的上升螺旋中攀爬。

现在我们知道，刺激迷走神经可以减少炎症、增强免疫调控。迷走神经张力更高的人能够更快从外伤或疾病中恢复。弗雷德里克森的研究告诉我们迷走神经张力是身体整体健康状态的更准确衡量指标。如果这些理论都是正确的，那么我们如何判断自己的迷走神经张力水平？它可没办法像检查肱二头肌一样，你在镜子前面卷起袖子就能得到答案。

心脏的智慧

有一种叫作心率变异性的生理指标可以成为迷走神经功能的观测窗口。普通心率检查仅观测每分钟心跳次数，心率变异性检查观测的是两次心跳间不断变化的时间间隔，因而能够捕获心脏对不同场景或刺激的反应能力。心脏的跳动速度不是一成不变的，它会根据身体活动强度、情绪和环境而变化。在高心率变异性下，身体可以通过调节心率来适应不同场景。这表明身体具有较高的压力应对和恢复能力，是一件好事。心率变异性低则意味着系统僵化、响应速度变慢，令人担忧。低心率变异性可能由长期过量的应激激素、炎症引起的心血管动脉硬化或其他原因所致，它不仅与焦虑和抑郁有关，还与心血管疾病和早逝风险增加相关。最重要的是，心率变异性是迷走神经张力的极佳指标。心率变异性越高，迷走神经与副交感神经就越活跃。

心率变异性是迷走神经乃至人体健康程度的重要衡量指标，然而它从未被重视过。

在日常生活中，我们可以使用心率变异性来更好地了解自己的身体吗？不久之前，测量心率变异性还不是一件特别容易的事情，你得去找医生，让他们帮你接上心电监护仪，然后通过专门的心电图分析软件获得心率变异性读数。但最近出现了更便宜的监护设备，还可以通过绑定手机应用软件的方式免费获取心率变异性读数。这一技术仍在发展，产品良莠不齐，但按照技术发展速度，测量心率变异性并用它来指导康复保健会越来越容易。与此同时，如果你无法使用心电监护仪或手机应用软件，要记得，这本书里提到的与身体沟通、降低炎症、调节副交感状态的方法都可以改善心率变异性。进行放松反应或冥想练习，寻找自己的压力因子，了解身体对压力和情感联结的反应，这些都会帮助人体更主动地进入治疗模式，提升心率变异性和迷走神经张力。

心脏是重要的通讯员。很多情绪和压力引起的生理改变看上去都像是起源于心脏，难怪不同语言文化常有关于心脏的象征比喻，诗人也一直把它作为爱与失去的符号。然而，在医学上，心脏就是一个泵，它的职责就是循环血液与氧气来维持生命。那有没有这样一种可能：心脏既是不断跳动的心肌，又是情感的象征符号呢？

心碎是一个比喻，心脏不会真的像掉落的花瓶一样破碎。但确实有一种罕见的应激性心肌病——章鱼壶心肌病*，被称为"心碎综合征"。这是因为应激性心肌病本质上就是剧烈情感创伤引起的心脏并发症，并且它很可能致人死亡。曾有一段时间，医生和护士们还在争论

---

* 这种疾病发作时，心脏会变成捕捉章鱼用的章鱼壶形状，因此得名。

心碎综合征的真实性，双方各执一词。直到2016年，一位女士被空运进了医院，她确凿的心碎综合征症状证实了这一疾病的存在。

这位病人名叫琼妮·辛普森，她乘坐直升机抵达赫尔曼纪念医院时，胸口剧烈疼痛，表现出了典型的心脏病症状。医生立刻给她进行了心脏插管，想要找到需要放入支架的阻塞动脉。然而，他们惊讶地发现辛普森的动脉"晶莹剔透"。[9]

医学界顶尖学术杂志《新英格兰医学杂志》曾发表过一项研究，证实在某些情况下大量的应激激素可以让心搏骤停，引发心脏病。医生们询问了辛普森最近的生活中是否存在什么特别的压力。她回答有。辛普森讲述了最近的一些家庭生活和经济上的压力，而最让她崩溃的是，一天前她眼看着自己像孩子一样养大的、深爱的宠物狗痛苦地死去了。辛普森十分难过，难过到她的心肌功能都受到了影响。这可能给心脏带来器质性的损伤，也可能要她的命。

辛普森的病例也登上了《新英格兰医学杂志》，终结了心碎综合征是否真实存在的争论。[10]后来，《华盛顿邮报》对这一奇异案例的追踪报道引述了琼妮·辛普森的话，她说自己与其他人相比"更容易让事情往心里去"。我们一般认为这句话只是简单的比喻，一种文字游戏，但在这个案例中，琼妮·辛普森使用的耳熟能详的比喻是对她情绪和身体状态的最好注解：她是真的让事情往心里去了。

前面章节里提到过艾琳的案例，在丈夫离开家庭后，她出现了严重房颤。而琼妮·辛普森不同。在辛普森的病例中，医生们看到了情绪波动与身体生理变化间的可能关联，并很快对其进行了探索与验证。迷走神经直达心脏，与心脏中的其他神经末梢错综复杂地交织在一起，互相交换着信息。心脏中有超过4万个神经元，仅次于大脑和肠道，可以被看作另一个微缩大脑——心之大脑，它自身就是感情、知觉和知识的来源。这些理论为探索身心联系提供了一个独特的视角，也揭示着身心联系如何帮助人们治愈自身，又如何妨碍人们得到治愈。

如果说负责过上千名患者让我学到了什么，那就是心脏不仅仅是一个泵。它不只是让血液流遍全身的器官，还代表了人们最深切的渴望、最盛大的欢乐和最沉痛的悲伤。有时候，心脏会像比喻中说的那样反映出我们内心深处的经历，或那些很难被意识发觉或用语言描述的东西。如果注意倾听心脏的声音，我们也许能够找到一条道路，通向真正值得向往与拥有的生活，一种纯粹而充实的生活，这条道路也或许能引领我们走向治愈。

在治疗模式下生活

许多人都已经太久没有启动过治疗模式了。或许是迷走神经的电路时亮时灭，需要来一次线路维护。或许，就像简在前往巴西之前一样，压力、焦虑和创伤让人体的健康状况屡遭冲击。或许，持续攀升的皮质醇已经让端粒酶大大减少，在对生命至关重要的细胞中，看不见的端粒已经磨损缩短了。或者有的人就是命不好，注定要生病，他们的DNA中可能编码了类似计算机病毒的东西，恶意软件随时等待启动。

患上重病时，人可能会陷入绝望，好像未来的健康状况已经被命运写好了。但是换挡永远不晚，那颗适宜恢复与保持健康的适居带行星会永远等候你。研究人员发现童年逆境或持续压力会导致端粒磨损，缩短健康期，但他们还发现，这些影响能够被削减甚至逆转。重看简的案例，我发现许多条件叠加在一起最终促成了她的完美康复：

她彻底改变了自己的生活，放弃了不健康的婚姻，找到了爱她、支持她的另一半，从对子女的喘不过气的责任中获得了解脱。当简理解了自己的价值后，她过上了更加纯粹的生活。

现在我们知道，大体来看，迷走神经是被对他人的同情、对自我的同情和积极的情绪激活的。我们知道，这一通路不仅能被放松反应点亮，还能被爱点亮，那些与熟人或陌生人产生积极情感联结的微小瞬间都会有所帮助。强大的战斗或逃跑反应很容易将压力化学物质倾泻入身体，但是，如果你可以让自己在生活中更加频繁地感受到爱与其他积极的情绪，那就可以像接种肺结核或流感疫苗一样，为自己接种抵抗慢性战斗或逃跑反应的疫苗。

当今世界，完美达成副交感神经兴奋状态所需的条件似乎像日食一般罕见。但日食是遥远的星球在太空中漂移的结果，而根本性治愈的条件是否能够实现却由我们自己掌控。通过调整饮食、转换对待压力的态度、改变与他人接触的方式，你可以改变自己的身体，甚至改变细胞中的端粒。

当本森在30多年前进行第一项相关研究的时候，情绪和精神状态可能影响血压或心脏节律这一观点还被人们嗤之以鼻，导致这一重要研究领域长期无人问津。现在，相同的偏见正在阻止我们探寻通向治愈的途径。一点微小的进步是，我们现在勉强承认精神可以影响躯体，反之亦然。但在这种观点正被大众广泛接受的同时，它还等待着主流医学的真正接纳：似乎流行文化比医学界更认可这一说法。

从根本上讲，在医学领域，医生们仍在使用哲学家笛卡尔在17世纪提出的对思想和身体的理解：思想和身体是分离的实体，存在于完全不同的界域。笛卡尔设想了两个独立的世界，一个世界包含了身体和物质，另一个世界包含了思想与意识。人们认为，物质世界中的事件不会对精神世界产生影响，反之也是如此。

这个想法从何而来？从许多角度讲，笛卡尔发展出身心二元论的概念是为了对抗他那个时代的主流思想。那时，主流思想严重阻碍了必要的医学发展。在17世纪，宗教和医学紧密地交织在一起。人类被视为精神生物，身体和灵魂是一个整体，人们无法区分思想、肉体、灵魂和意识。因此，当一个人死亡时，为了保存其灵魂，身体也必须被完整无缺地保存。医学解剖是被禁止的行为，因为如果身体被拆散，灵魂也将解体，再也无法升入天堂。与此同时，疾病也被认为是上帝对个人或集体的审判。[11]如果一位女性患上了症状奇怪的疾病——腹部肿胀、体重迅速减轻、皮肤发黄、呕吐、无法进食——人们会怀疑她犯了罪，她的灵魂因而受到惩罚，波及了身体。如果疾病蔓延到整个镇子，导致孩童因脱水和腹泻而死，镇上的居民们将归罪于自己：或许有人不够虔诚，或许有人没有尽力工作，或许居民中暗藏着对上帝的质疑者。

在这种情境下，祈祷、认罪和心灵净化被认为是最有效的治疗方式。患病女性的尸体永远不会被解剖，所以人们永远无法发现恶性肿瘤是致她死亡的真正原因，也永远不会有人关注镇上被危险细菌污染的水井。健康和疾病的起源笼罩在迷信和恐惧之中，人们坚信肉体的疾病是全能的神所施加的惩罚。

把思想和身体分开时，笛卡尔将灵魂分配给了思想世界，从而解放了身体，让身体检查、解剖和试验成为可能。尽管这看上去只是一种哲学上的转变，但它实现了将人体应用于科学研究的伟大突破。突然之间，人体解剖获得了许可，医生和科学家们终于得以探索人体的生物学机制以及疾病的真正成因。

　　过去300年间的主要医学突破都起源于身心分离推倒的第一块多米诺骨牌。但现在，医学界已经抵达了骨牌阵列的尽头。随着最后一块骨牌的倒下，医学再次陷入了停滞。我认为，医学界已经在身心二元论的框架下探索了所有的可能性，是时候后退一步，重新思考身心一体论这一陈旧观点的可取之处了。

　　也许医学进步并非直线，而是另一个上升的螺旋：我们会回溯旧观念，也会在掌握新知识和新技术的前提下，乘坐着新飞机，带着崭新的可能性去重新探访旧观念。这就引出了一个问题：既然已经知道情绪和身体密切相关，许多时候治愈心灵也可以治愈身体，那么下一步应该做什么？

　　自从在巴西积累了许多可供评估查阅的积极案例后，我的研究又前进了很远。尽管许多巴西的病例未经严格的检查确认，但那里无疑是自发缓解的高发之地，也是我研究的亮点与重点。当我把巴西的案例当作一个整体来看时，我不禁在想：自发缓解真的是在自然中突然发生的吗？尽管有些康复的确在一瞬间发生了——比如第一天还存在的肿瘤第二天就消失了——但越来越多的证据显示，康复历程需要几周、几个月甚至几年。只是对于医生来说，他们只能看到病人生活的一小部分，所以才会认为疾病进程的逆转是突然发生的。甚至对于病人自己，由于他们只看见了事情的最终结果，因此也会认为疾病痊愈得十分突然——就像很久之前种下的种子突然间破土开花一样。

　　我感觉自己已经接近完整真相了。我想起了大学期间一次野外登山的经历：尽管山峦在云雾中半遮半掩，我还是觉得自己离顶峰很近了。直到我登上了所谓顶峰，才发现山外还有高山在。我需要另一个巴西。

第七章
治愈的信心

不要急于否定。可能性会引领你走进全新的世界。

——艾尔伯特·爱因斯坦

帕特里夏·凯恩脱掉厚外套，坐下来，双手叠放在大腿上。她的表现像之前在电视节目上一样：冷静、沉稳、直率，但又热情友好。

我请她讲述一下自己的故事。她停顿了一下，做了个深呼吸。

"我们有多少时间？"这是她一贯的务实风格。

"需要多久就有多久。"我说着，翻到了笔记本上新的一页。

"你是说你想听整个故事？以前从来没人问起过。"帕特里夏说。

帕特里夏的妹妹在很小的时候就患上了脊髓灰质炎。那时还没有疫苗，医院告诉家人，妹妹算是脊髓灰质炎幸存者中病情很严重的了，她会终身残疾，需要依赖支架才能行走。

帕特里夏记得妹妹从医院回来时虚弱得不能动弹。妈妈每天都会和妹妹一起活动，尝试锻炼她的四肢——尽管医生说这样做并没有任何意义。

"后来妹妹的身体恢复了一些，竟然能走路了。她现在是一名注册护士。不过这个故事的真正重要性在于，它让我从小就知道要心怀希望。"帕特里夏说。

帕特里夏20岁就结婚了。丈夫跳槽时，他们搬到了位于阿巴拉契亚的农村，在俄亥俄州东南部与西弗吉尼亚州和肯塔基州交界的地方。那片区域地势崎岖、贫瘠荒凉、与世隔绝，但有独特的风景：在落日映衬的郁郁葱葱的山脚下，遍布着风化的银色木制建筑；这些建筑里没有通电，也没有自来水，许多居民就生活在其中。

怀着第四个孩子时，帕特里夏会每月去看一次医生。她发现当地医疗资源严重匮乏，获取医疗服务十分困难。她永远只能预约到当天的最后几个号，常常是第50个病人。医生明显已经很疲惫了，但仍然需要振奋精神、集中注意力，检查帕特里夏的各项数据，听婴儿的心跳，用疲倦的声音告诉帕特里夏她需要了解的知识，比如怎样补充维生素等。帕特里夏很同情医生，也同情社区里的其他人，尤其是因为付不起钱而不能去看医生的人。医生数量太少了。

帕特里夏意识到这是自己的使命。在学校时她的成绩很好，但是为了扮演好妻子和母亲的角色（当时人们对女孩儿的期待就是如此），她放弃了自己的学业。在20世纪70年代，医学院只有3%的学生是女性，在申请时帕特里夏接连被好几所医学院拒绝。招生人员认为她已经是一位母亲了，所以没办法成为医生。只有两所学校让帕特里夏填写了申请表，其中一所还给了她面试机会。当帕特里夏走进面试的房间时，所有人的目光都汇聚在了她的小腹：她正怀着第五个孩子，六个月了。帕特里夏扳着手指头对面试官说："你们看，学校开学的时候，我就不在怀孕状态了。"

生产后六个星期，帕特里夏进入了莱特州立大学医学院。她那时出血挺严重，一定有什么地方出问题了，但她没能去看医生。丈夫失业了，他们还有五个孩子，她自己成了全职学生，还在等着申请的助学贷款。帕特里夏带着子宫里的感染坐在检查室里，穿着"应该是病人服的劣质不合体纸褂"，血不停流进身下的垫布里。收费人员进来告诉她，必须先付完全款才能见到医生，她不得不穿好衣服离开了。这次经历向帕特里夏展示了美国医疗的现状。对于许多正在苦苦挣扎的家庭来说，这就是现实。

她说："我明白缺乏医疗资源的人们会经历什么。因为我经历过。"

在医学院读完第一年后，帕特里夏的平均成绩只有C。理论上讲这没什么问题，帕特里夏依然能够毕业并成为一名医生。但她对自己的表现和知识基础并不满意，要求重修一年。

她说："我没有完全掌握课程内容就是对患者的不公平。"

五年后，带着25万美元的债务、五个孩子和一个失业的丈夫，帕特里夏毕业了。她与丈夫最终离婚了。住院医师培训后，帕特里夏回到了阿巴拉契亚，那个引领她进入临床医学领域的地方。她的绝大多数患者都享受着白卡补助*或其他形式的救济。有些人家里没有自来水，只好在来看医生前到小溪边洗个澡，但小溪结冰的时候就不行了。行医的第一年，帕特里夏只能勉强还贷并维持生计，生活十分艰难；但是每次遇到付不起账单的病人，她都会想起自己当年的境遇——坐在那儿，流着血，生着病，穿着不合体的纸质病人服，银行账户里的存款付不起一次医药费。

她说："现在想来，冥冥之中，这一切都与我后来生病时的经历相关。并没有人比其他人更高贵、更值得享受医疗资源。在上帝的眼

---

* 美国联邦政府和州政府共同拨款的联合医疗补助计划，旨在为低收入人群提供低成本或免费的医疗保险。

中，众生平等。"

在阿巴拉契亚行医4年之后，政府改变了医生的薪资结构，导致帕特里夏在接诊病人数不断增加的情况下，收入反而下降了大概25％。这让帕特里夏有点难过：孩子们去上大学了，前夫不会再支付抚养费，她自己又赚不到足够的钱来偿还贷款、支持家庭。所以，她跳槽到了俄亥俄州北边的贝尔维尤，一个靠近伊利湖的城市。贝尔维尤在连接托莱多和克利夫兰的高速公路中间，那儿有更大的人流、更多的患者、更好的保险覆盖与更高的收入，让帕特里夏能够生存下去。然而，帕特里夏不得不暂时放弃帮助他人的目标。

1995年，麻烦的第一个迹象出现了：帕特里夏觉得很累，浑身疼。她以为这只不过是身体的防御反应，没什么大问题。然而这种感觉始终没有消失。

在接下来的几个月里，帕特里夏见了一位又一位专家，但是一无所获。那时候，人们对特发性肺纤维化知之甚少，没有人想到这种病，甚至连帕特里夏这位专业家庭医生也没有。最后，帕特里夏决定去见一位她十分敬佩的传染病专家，两人曾在帕特里夏当住院医师的时候合作过。这位专家给帕特里夏拍了胸部X光片，检查结果立刻引起了他的警觉。

在典型的胸部X光结果中，两个对称的肺部应该呈黑色，坚硬的肋骨和脊柱呈白色。然而，帕特里夏的肺部像结晶一样模糊不清，好像隔着一层破碎的汽车挡风玻璃，医学术语称之为"毛玻璃样外观"。

他们立刻又进行了一次CT扫描。结果显示，帕特里夏两侧肺内的柔软海绵状纤维组织正在变成僵硬的条纹状瘢痕。核素扫描得到了相同的结果，活检也是如此。四项检查指向了同一种诊断：特发性肺纤维化。

帕特里夏·凯恩很熟悉这种疾病。在不大的贝尔维尤社区，帕特里夏认识的另一位家庭医生也在那年被诊断出了特发性肺纤维化，这种病后来要了他的命。

肺纤维化从导致肺壁紧缩的瘢痕化开始。随着疾病的发展，瘢痕组织壁会越来越硬，最终像塑料外壳一样把肺包裹起来。肺部会因此失去弹性和延展性，无法完成深呼吸，导致身体得不到足够的氧气。患者会变得极度虚弱疲惫，有时候会在睡梦中安详离世，有时候则需要忍受无法呼吸带来的胸痛和恐惧感。但最后的结局永远是死亡。特发性肺纤维化无法治愈。

特发性的意思是"原因不明"。帕特里夏是在1995年被确诊的，直到今天，医学界仍然不知道特发性肺纤维化的病因。这种疾病可能是遗传性的（尽管帕特里夏没有肺纤维化家族史），也可能是自身免疫性的。2015年的一项研究表明，特发性肺纤维化急性期的患者对自身免疫疗法有一定反应，这表明这种疾病的根源可能是免疫系统障碍。但无论诱因是什么，它仍然是绝症，会不断恶化并最终致命。在研究这种疾病时，我意识到它比我想象的还要常见：现在美国有超过10万人罹患特发性肺纤维化，而全球患者则超过了500万。

专家对帕特里夏说，5年。她还有最多5年的寿命。这已经是个不错的数字了，特发性肺纤维化患者的中位生存期是3年，只有不到20%的患者存活超过了5年。帕特里夏想要成为那20%，想尽可能地延长自己的生命。她现在有了孙辈，还有太多想尝试和见证的事情。死于特发性肺纤维化？没问题，但不能死得太快。

接下来的几年间，帕特里夏的健康状态持续恶化。她更加虚弱，更容易疲惫，先是要依赖辅助器具，然后开始吸氧，不管走到哪里都要随身携带呼吸机，迫使氧气进入她越来越瘢痕化的肺部。因为身体得不到足够的氧气，帕特里夏永远都觉得疲倦，每天要睡18个小时。她还去托莱多看了专科医生，但开车太累了，她回来整整睡了24个小时。

所以当侄女向她推荐"能用祷告医治疾病"的内梅医生时，帕特里夏耸了耸肩："为什么不呢？"她已经尝试了所有方法。

治愈热点地区

乍看上去，伊萨姆·内梅的检查室没有什么特别之处。有点杀菌剂的味道，检查床用床纸覆盖着，医疗设备挂在墙上，还有一个洗手池和一张带轮子的医师凳。但检查室还是有一些不同，架子上陈列着许多个人纪念品，它们来自那些在内梅的照料下好转的病人。

检查室里，内梅对我描述了他的工作日常。其中最重要的是建立情感联结：内梅会与病人沟通，倾听他们的讲述。他为病人祷告，或为某些困扰他们的特定身体部位祷告。一次看诊的时长并不固定，有些人能速战速决，有些人则要花上两三个小时，如果需要的话。人们会在候诊室里坐上几个小时，耐心排队等候。内梅则会工作到深夜，第二天早晨起来又重复相同的一天。

我开始采访内梅医生的病人。在酒店的小会议室里，我移开了一些椅子，给摄影师示意了三脚架摆放的位置。摄影师是内梅和他的妻子给我找来的志愿者。我请内梅医生帮助寻找愿意讲述康复经历的患者，并表明了自己的要求：曾患绝症，同时有明确的患病记录和康复诊断。

大雪纷纷扬扬地落在酒店的窗外，在接下来的两天中，受访者们轮番走进会议室里。访谈进行了一个又一个小时，受访者一个接一个走进来，我飞快地记着笔记，努力在每次交谈出现转折的时候就及时提出下一个必要的问题，整个过程如同风暴一般。每天晚上回到酒店房间之后，我都会复盘一遍当天的笔记。过程很艰难，因为不确定因素太多。有时候，我不能完全确定某个人是彻底康复了，还是出现了暂时性缓解。举例来说，淋巴瘤和白血病是非常复杂的疾病，种类很多，某些种类会快速致死，也有一些会时轻时重拖延很久。还有些病例的诊断和恢复情况记载明确、证据真实，但疾病罕见，没有足够的研究数据来确定疾病的表现形式和可能变化。也许突然缓解对这种疾病来说就是正常的，只是我不知道。

但还是有些突出的惊人案例证实了人类康复的多样可能性。盖伊患有严重的类风湿关节炎，这是一种无法治愈的自身免疫性疾病，会逐步侵袭关节，让人疼痛无力。在内梅医生的照料下，盖伊从什么都做不了的状态恢复如常。盖伊将自己的康复归功于内梅，但同时也归功于宽恕。他认为，宽恕了数十年前一位曾深深伤害他的亲人，让自己"清除了体内的毒素"。按照他的描述，宽恕似乎的确让他的关节放松了。

他的故事简直匪夷所思，但我知道他的主张也有一定的科学依据。我见过许多宽恕带来健康益处的文献报道。研究人员认为，宽恕可以消除顽固的压力和焦虑，减轻和平衡体内的应激激素。宽恕与血压和心脏病发作风险的降低有关，乐于宽恕他人的个体似乎拥有更强健的免疫反应。另一方面，拒绝宽恕时，持续的负面情绪释放出的激素和化学物质混合物可能削弱免疫系统，降低它抵抗病毒和细菌的能力。[1]听了盖伊的故事，我不由怀疑医学界关于宽恕的研究是否只是冰山一角。如果能利用科学界认可的对照实验发掘宽恕与康复在某些特定场景下的强烈关联，我们也许会看到更多可能。

还有凯伦。凯伦和她的双胞胎妹妹出生时都患有脑瘫，一种影响大脑和肌肉、损害活动能力的严重疾病。脑瘫是不可逆转的永久性疾病，然而凯伦康复了。在找到伊萨姆·内梅之前，凯伦大部分时间都坐在轮椅上。在学校里，凯伦曾尝试抛开轮椅，抓着楼梯栏杆让自己行动，但实在太艰难了。现在，凯伦不仅可以自己走路，还能跑步。她感觉自己变得前所未有地强大。

对内梅医生的治疗方法应该持什么态度？我仍然不确定。我理解，祷告行为可能建立患者与他人的情感联结，因此将相信祷告力量的患者引入了芭芭拉·弗雷德里克森所说的"心灵的上升螺旋"。情感联结和集体归属感等积极情绪确实可以减轻压力并激活副交感神经。但是祷告还有更多作用吗？过去的研究还有什么发现？

我必须继续深入。

"我将为你祈祷"

当我深入挖掘有关祷告治疗的研究时，发现这一领域充满了矛盾和争议。关于祷告的研究很难申请到学术资金，大部分都一团糟，我没有找到什么值得关注的高质量项目。有一项对相关研究的总结表明，不严格的对照实验可能发现祷告对康复的积极影响，但严格对照实验则显示祷告与康复之间没有特别的关联。这些实验的可信度很难确切评估，整体来看，认为祷告有作用和没有作用的研究各占一半。这让我开始思考是不是方法学的问题：科学界普遍采取的经典双盲与安慰剂对照设计，是否完全适用于这一特殊的研究对象？

2006年，在进行了冥想和放松反应的项目之后，赫伯特·本森对身心连接产生了进一步兴趣。他获得了一笔数百万美元的资助，用于开展迄今为止规模最大的祷告研究。这项研究的关注点是代祷与手术效果之间的关系。代祷的意思是代替他人祷告。本森想要弄清的是，在俄克拉何马州祈祷的人会不会对将在俄亥俄州进行的某项手术产生影响。

本森的实验是祷告研究史上设计最严密的项目，它随机、双盲、有安慰剂对照——按照官方标准，滴水不漏。

实验是这样设计的——

研究人员从美国6家医院招募了1500位即将接受冠状动脉搭桥术的患者。选择这类患者的一个重要原因是样本量充足：心脏病是美国和整个西方世界民众最主要的死因之一，这项手术的普及度极高，在进行研究的那一年，全世界有超过80万人、美国有超过35万人接受了这项手术。此外，本森是心脏病专家，对病程中可能出现的各种情况都很熟悉，这也减少了误判的可能性。

同意参加研究实验的患者被随机分成3个小组。第一组被告知手术过程中可能会有人为他们祈祷，后来也确实有人为他们祷告了；第二组被告知同样的信息，但事实上并没有人祷告；最后一组被告知一定会有人为他们祈祷，并且也确实得到了祷告。通常，50%接受这项手术的患者会产生至少一种并发症，因此，本森使用并发症发生率来评估代祷是否会对手术效果产生影响，即当有人为患者祈祷时，并发症发生率是否下降。

本森又找到了三个同意全程参与研究的祷告团体。这其实还挺不容易的，毕竟实验将持续三年。在研究期间，本森团队会在手术前一天晚上将患者名单传真给各个祷告团体。除了名字和姓氏首字母外，祈祷者对他们的祷告对象一无所知。祈祷者会对名单上的每一个名字重复相同的祷告词：手术成功，康复迅速，无并发症。

研究结果显然是许多人不想看到的。前两组患者（不确定自己是否被祷告的人）的术后并发症发生率几乎相同，分别为52%和51%，与该手术通常的并发症发生率相比大概有1%到2%的差异，这在统计学上并不显著。因此，当人们不确定自己是否得到他人代祷时，他们被祷告与否似乎并没有任何影响。但是，那些明确知道自己会得到他人代祷、并得到祷告的患者，并发症的发生率更高了：59%。

到底发生了什么？为什么被祷告的人会有更高的并发症发生率？难道祷告会在冥冥之中帮倒忙吗？

本森想到了几种解释。第一种，这是偶然事件，9%的并发症发生率增幅可能只是结果的正常波动。要知道50%这个数字是从每年成千上万的手术案例中平均出来的，所以59%并不算太离谱。第二种，研究之外的其他祈祷者让研究结果变复杂了。参与研究的患者被告知不要改变他们有关手术的任何计划，他们需要假装没有陌生人为他们祈祷。但这些患者中，许多已经有朋友和家人为他们祈祷了，还有很多人会为他们自己祷告，禁止这些祷告行为是"不道德也不实际的"。

"因此，"本森写道，"我们的研究对象可能已经暴露于大量与研究无关的祷告中，这可能增加了测算代祷者祷告效果的难度。"

得知有人为自己祷告后并发症发生率竟然会上升，这让我觉得很有意思。本森的两种假设固然都有道理，但我想知道是否还有更多解释。也许有些人会将祈祷和上帝看作与自己无关的外部力量，将它们视为治愈疾病的灵丹妙药。这种行为像完全依赖药物一样危险。患者不会调整自己的态度与观念，只是等着外力治愈自己，导致他人的祷告反而起到负面作用。另一方面，内梅医生认为祷告是一种能量，这种能量可能有特性差异，质量水平也可能有高有低，而这些都是被研究忽略的变量。

总之，我无法将这项研究的结果视为祷告作用的结论。这项实验也许更应该被看作对于研究设计和研究实施方案的讨论。我们的研究模式植根于对科学和科学方法的传统理解，完全忽略个体独特性与深层差异，只能用于衡量可以被五感感知的"外部事物"，对于祷告这种涉及意志、情绪、精神因素的研究对象则无能为力。我们无从得知研究中的祷告质量与精神力量强度。

我受到的医学训练也是如此。在医学院里，我被教导要忽略环境与个体故事，专注于疾病和症状。我不应该考虑患者的感觉、情绪、愿望或背景故事，而应该训练有素地移除这些多余的东西，只在症状周围画出一个小圆圈，然后把这个小小的圆圈放在显微镜下评估。这种方法让我错失很多信息。就拿关于祷告的研究来说吧。祷告是不是健康的重要影响因素？它对健康的影响与人们对祷告的迷信程度更加相关，还是与祷告作为社交或传统仪式的功能更加相关？祷告者会像运动员一样有不同的水平吗？……

包括本森的实验在内，许多类似的研究仅仅保证人们在进行祈祷，却不会对祈祷行为进行进一步评估。这让我想起，在研究冥想和瑜伽等行为对治愈的作用时，我已经开始思考如何测算个体投入程度了。结果证明，未经训练的大学生和资深冥想者之间确实存在差异。祈祷也是如此吗？

从医学研究的角度来看，本森的实验设计严谨，方法滴水不漏，没人能指责什么。但对于我来说，这些研究并没能告诉我祷告在治疗中的作用。我们应该关注的是祈祷者的想法、感觉和体验。我们还没办法像评估测量冥想那样评估祷告，无法分解祷告的"成分"和"剂量"。或许祷告能带来质变，或许它毫无作用——这取决于你相信什么。

信心也是如此。我们用"信心治疗师"描述伊萨姆·内梅这样的人，但是"信心"真正意味着什么呢？这个词虽然简单，背后的含义却不简单。信心被定义为"对所期待事物和未见事物的保证"。拥有信心的人在逆境或痛苦中也能够坚持自己的想法。但是就像祷告一样，信心对不同的人来说意义并不相同。而且，如果信心意味着坚持什么东西，那么坚持的对象重要吗？

归根结底，在尝试剖析祷告和信心是否具有治愈功效时，真正需要研究的是支撑它们的体系——我们如何看待世界，如何理解生活，我们相信什么、不相信什么。是否有证据表明患者笃信的东西会影响康复方式和康复结果？如果是的话，这一影响的程度有多大？有多大比例只是一厢情愿或心理慰藉，最终除了缓解一些痛苦外无法对疾病轨迹产生任何影响？信心会影响躯体的生物功能吗？

时间快进到一年半之后。帕特里夏恢复了精力、体力与每天8到10个小时的睡眠，并且还在持续好转。她摆脱了辅具，重新开始了自己的使命：帮助那些需要帮助的人。帕特里夏再次开始行医，如果市中心的居民看不起医生，她还会上门问诊。帕特里夏发现自己对呼吸机的依赖越来越少，最后甚至完全停用了。

对于这种进行性的致命绝症来说，这个结局无疑是惊天逆转。帕特里夏·凯恩本不该好转的，她的病情应该持续恶化。到底发生了什么？

首先，帕特里夏说，变化并不是在一夜之间产生的。她大概每两个月去找一次内梅医生，恢复就是在那段时间里一点点发生的。帕特里夏会驱车前往克利夫兰接受内梅医生研发的"电针灸"，一种将震动和磁力集中于待治疗身体部位的针灸方法。治疗室里只有内梅和帕特里夏，这让帕特里夏觉得自己能完全专注。内梅为帕特里夏的病躯祷告时，帕特里夏能感受到能量从医生身上流向自己。一个疗程可能持续45分钟，或者长达2小时——尽管预约是1个小时，但可能超时。帕特里夏说："上帝要求治疗进行多久，我们就进行多久。"

她说："那里的环境会让人完全忘记时间，好像时间不存在一样。"

疗程结束时，帕特里夏不会像奔波去看其他医生那样疲惫，她会感到平静而充满力量。她恢复很快，好像每次和内梅的预约会面都给她带来了巨大进步。

最终，胸部X光证实了这个不可能的消息。帕特里夏那两个模糊不清、像破碎挡风玻璃一样纵横着瘢痕组织的盾牌状肺叶，已经在观片灯箱前变回了干净的黑色，没有瘢痕组织的迹象。

即使这么多年过去了，我仍然会被这样的故事震撼，尤其是帕特里夏。这怎么可能呢？她是通过活检确诊的，活检是诊断的金标准；她被判定还有最多5年的时间，绝无治愈的可能；但差不多10年之后，她还在这里，坐在我眼前，呼吸轻松，健康，充满活力。肺部瘢痕组织不该就这么消失的。

这一案例给我带来了很大麻烦。帕特里夏并没有像许多其他案例中的患者一样改变饮食或生活方式，所以我不能把她的康复原因归结为生活方式的重大转变。我本来以为自己已经接近了真相。但也许，我之前找到的所有因素——饮食、炎症、免疫功能、压力，甚至爱与情感联结，都取决于更宏大、更深入、更本源的什么东西。毫无疑问，之前的所有发现都是通向自发缓解的重要路径，但我逐渐意识到，决定性的因素是无法被衡量的——它不像营养、炎症、应激激素甚至思想方式那样可以通过对照实验被量化，结果就是它被科学抛弃了。

当我请帕特里夏·凯恩尝试解释内梅的工作和其背后的原理时，帕特里夏想了一会儿。

"我会用水来描述。"她说，"如果你扛着水桶走到10英里*外的水井，你可以给大家带回水资源，但水量有限；如果你修一条水管或水渠，你就能带来更多——源源不断的水。内梅医生就是后者，但他带来的不是水，是爱。他就是那条水渠。"她描述自己康复经历的方式与很多人类似：一种外界的什么东西像治疗药水一样倒进身体。

但就像之前所讨论的，到底是祷告本身，还是祷告这种行为带来了痊愈？到底是真有治疗的力量输入身体，还是全心全意相信自己能康复的人就能康复？信心会在多大程度上影响躯体的生物功能？

这让我不得不深入医学领域中另一个更具争议性和热度的话题：安慰剂效应。

---

* 10英里约等于16.09千米。

第八章
安慰剂

相对论中并没有一个唯一的绝对时间，相反地，每个人都有
他自己的时间测度，这依赖于他在何处与如何运动。

——斯蒂芬·霍金

安慰剂一词源于拉丁语，意为"我愿意"。远在现代医学出现之前，很多心细的医师就意识到了信念在治疗中的作用。不过安慰剂效应这个说法是直到18世纪才出现的，它描述了那时医生的亲身经历——为了让患者安心满意而开出没什么客观医疗价值的药剂。医生们并不是觉得这样真的能治病，大部分时候，这样做都是为了应付那些顽固的病人，顺便也带来一点病情缓解的假象。

后来，医生们注意到这种"骗人"的治疗方法似乎确实有些作用。那时，医生使用的通常不是纯安慰剂，而是被认为无不良反应的温和药物。这些药物会被稀释，起不到什么帮助作用，但也不会带来伤害。这是一个双赢局面：医生尽力了，病人更满意，何乐而不为？当然，现实永远更加复杂。历史上，有很多江湖郎中四处兜售自己的产品，讲述博人眼球的故事。许多故事都有夸大或编造的成分，但那又是病人迫切想要听到的内容，让他们愿意付出几个硬币换取希望。

最初，当患者声称无效或弱效药物让病情好转时，人们大多认为这不过是幻觉。所以，当时的安慰剂效应被用来揭穿庸医和江湖骗子。1799年出现了一种昂贵的帕金斯金属棒疗法，它宣称能使用紧贴患处的特制金属尖钉，利用"动物磁性"将"疾病引出体外"。许多人说这一疗法能够缓解从身上的疖子到体内的疼痛等一切问题。后来，一位名叫约翰·海格斯的医生用一块普通的旧木头制成了帕金斯金属棒的复制品，并发现患者可以获得完全一致的神奇疗效。80%的风湿性关节炎患者都曾在使用假金属棒后感到了缓解，这一比率与使用真金属棒的数字差不多。

然而这一实验并不是为了证明安慰剂效应的强大（它没有区分接受帕金斯金属棒疗法的人是真的康复了还是只是自以为康复了），而是为了戳穿江湖骗子的谎言。海格斯的论点是，帕金斯金属棒疗法并没有任何特殊之处，它只是利用了人们对这一疗法的信念与信任。

在很长一段时间内，安慰剂效应研究的重点都是疼痛变化，因为这并不涉及实际身体改变，而仅仅是患者感知的变化。在第二次世界大战期间，一位名叫亨利·比彻的战地医生发现用来治疗受伤士兵的吗啡用完了，已经没有什么能帮助那些处于剧痛中的患者了。亨利不想说出这件事，而是将生理盐水注射给患者，并告诉他们那是吗啡。亨利觉得这或许能让士兵们好受一点，让他们挺到真药抵达。然而，士兵们的反应让亨利惊讶不已：40%的小伙子声称疼痛明显减轻了。

亨利后来成为一位著名的麻醉学家和医学伦理学家。他痴迷于安慰剂效应，对它进行了长达几十年的研究。从这个西部前线故事开始，70多年间已经有上百个有关安慰剂的研究证实了同一件事：安慰剂是有效的。现在随便查阅一项药物功效的相关研究，你都会发现平均大概有35%的参与者会经历强烈的安慰剂效应——他们得到的不过是糖丸，却会和服用真正药物的参与者产生相同的体验。

这是一个惊人的统计数字。需要注意的是，35%只是平均值。根据具体疾病类型、待检测的药物或治疗方法的不同，这一数字实际上在10%到90%之间变化。

美国有一种叫作膝关节镜检查的常见手术，这种手术每年会进行70万次，消耗40亿美元的医保支出。膝关节镜检查可以修复半月板——两侧膝盖上为关节提供平滑缓冲的软骨衬垫。半月板撕裂十分普遍，它会引起运动疼痛，所以医生经常推荐使用关节镜对其进行修复。但是，当研究人员比较关节镜手术和假关节镜手术（外科医生在膝盖上做出切口，但不做任何后续修复，患者只是认为自己完成了手术）的结果时，二者并没有明显区别，两组患者的症状减轻程度相同。换句话说，病人似乎并不需要膝关节镜检查来减轻膝盖疼痛、改善运动范围，只要假设自己已经完成手术就可以了。

制药公司已经在从安慰剂效应中获益了。他们注意到，药物的呈现形式可能影响其治疗效果。例如，即使都是真正的药物，药片颜色不同也会导致药效不同：蓝色安眠药效果更好，红色药片在止痛方面效果更好。

那么，什么是安慰剂？它会引起真实的生理变化吗？还是说，安慰剂效应只是幻想？

许多医生认为，安慰剂效应仅仅是对病情缓解的渴望所引发的相应生理反应，并不能真正改变生理或疾病进程：你想要好起来，所以感觉上就好起来了。哈佛大学的泰德·卡普楚克是一位资深的安慰剂领域专家，他研究了安慰剂对药物作用通路上的神经递质的影响，并发现某些遗传特征可能让个体对安慰剂的响应更积极。卡普楚克得出的结论是，安慰剂是一种经常被低估和误解的惊人强大力量。他的研究一再证明，安慰剂会引起体内真正的、可测量的生理变化，包括心率、血压、大脑生化组成，甚至是像帕金森氏症等神经系统疾病的病情。但是，尽管已经观测到了安慰剂的强大，卡普楚克仍然被对照实验的框架所限制，从没有考虑过利用安慰剂扭转绝症的可能。卡普楚克总结道："安慰剂可以缓解疼痛，但很少能治愈疾病。"

在阅读了一项又一项与安慰剂有关的研究后，我想问的是：曾有与自发缓解案例显著相关的安慰剂效应记录吗？如果它出现过，哪怕只有一次，我也必须知道。

我猛然想起了一个早年在医学院读到的案例，一个只有可能是靠着安慰剂效应发生了重大生理改变的案例。我回忆起了久远之前课本上的名字：莱特先生。

不存在的特效药物

我在一份1957年的临床报告中找到了这个故事。报告的开头与我的记忆一致：莱特先生是一位生命垂危的癌症患者。他患有晚期淋巴结癌，脖子、腋下、胸部和腹股沟上都出现了橘子大小的肿瘤。肿瘤压迫了气管，让莱特呼吸困难。医生已经尝试了所有可能的治疗方法，最终无计可施了。

但是在那时，碰巧有一种叫作克力生物素的实验性抗癌药物进入市场，效果报告十分乐观。莱特阅读了这种特效药物的资料，恳求医生尝试一下。

那个星期五下午，医院一收到药物就对莱特进行了注射。三天之后的星期一早晨，医生回来上班时，发现莱特已经从床上站起来了，呼吸也顺畅了。他在病房里转来转去，和护士开着玩笑。震惊的医生在书面报告中写道，肿瘤"像热炉子上的雪球一样融化了"。10天之后，莱特的健康状况大幅提升，他被准许出院回家了。

然而几个月之后，一些报道披露克力生物素并不是抗癌神药，而只是一场骗局。读到这一报道的莱特立刻疾病复发，肿瘤再次膨大，健康状况一落千丈。重回医院时，莱特的身体状态和使用这种曾被寄予了厚望的药物之前一模一样。

医生决定对这位患者尝试一下不一样的疗法。毕竟，莱特离死也不远了。医生告诉莱特，这些报道是错误的，他们刚刚收到了全新改造的双倍效果生物素。第一次的药物有点问题，但这次的药物一定效力强大。

一针注射后，肿瘤又缩小了。但这次，医生并没有给莱特使用真正的药物，注射器里的并不是克力生物素，而是生理盐水。

莱特享受了两个月的健康。肿瘤消失了，他感觉很好，恢复了正常生活。然而，莱特后来又看见了一篇报道：克力生物素是板上钉钉的骗局，它并不能治疗癌症，一组实验对象用药后毫无改善。

莱特的病情马上再次复发。几天之内，他就去世了。

自从医学院毕业以来，这是我第一次重读这个案例。这个故事让我想起了尼基，我的肿瘤科护士朋友。简·罗斯曾告诉我，当她们在民宿里第一次相遇时，尼基十分虚弱，好像没剩多长时间了。那时，尼基认为自己最多能在巴西住上一两个星期。有一天，尼基出现了高热。简一直待在她身边，防止她脱水。退热之后，尼基醒过来，说自己很饿，然后开始吃东西。过去几个月里她都没办法吃饭，可是突然间又好像吃不饱了。

发热引起了我的兴趣。正像科利医生发现的那样，在很多自发缓解的案例中，高热可能通过激活免疫系统让人体在退热后突然恢复。当然，现在无法得知这场高热是否对尼基的疾病进程产生了切实影响，但它仍然值得注意。简后面的讲述就与我从尼基那里听到的一样了——尼基健康、快乐地从巴西回家，重新开始享用自己喜欢的食物。简说尼基在这场高热后的六周之内变得越来越健康，从巴西离开时已经不再需要轮椅了。简还说，尼基离开康复中心时，有人曾提供过后续康复指导建议。他们告诉尼基在接下来的6个月内无论如何都不要进行扫描诊断。尼基离开之后不久就给简打了电话，在通话中向自己的朋友坦承她去做扫描了，但躺在检查床上的时候，机器坏了。

"你觉得这代表着什么？"尼基问简。

"我的想法并不重要。你怎么想才重要。"简回答。

"我认为这可能意味着我不应该做扫描。可我不知道自己能不能忍住，毕竟我是肿瘤科护士！"

不到一星期后，简就收到了尼基的消息：她还是做了扫描，结果不是很好，体内还有肿瘤。尼基很崩溃，瞬间又觉得自己病了。她的状况迅速恶化，并在几周之内去世了。去世的时候，尼基满心疑惑，还伴随着身体上的剧痛。

简说："我后来回想过很多次。在我看来，如果尼基能够等过那6个月，一切就会不一样了。她本来能痊愈的。"

我对尼基最深刻的印象就是她的热情、她对子女的付出以及对答案的执着追寻。我不知道信念的力量是否如此强大，一个CT扫描显示的肿瘤就引发了这样迅速的病情恶化和死亡。即使尼基遵照建议挺过了那6个月，她是否仍会去世？我不知道。作为医生，我想要保护尼基，避免她被人误解，所以我不太想讲述她的故事；但同时作为研究者，我明白，尼基向我和简讲述的信息十分重要。

如果想要加深对自发缓解的认识，我们必须面对复杂而令人不适的问题与真相。为了探索这个新领域，我们需要摒弃所有偏见与恐惧，学习所有能够学到的东西，寻找通向事实的唯一途径。我记得马特·艾尔兰曾说，他从巴西回家后不久，医生就想通过MRI确认他的病情，但是马特拒绝了。

"死刑日已经过去了，"他指的是医生告诉他的粗略存活时间，"但我感觉还不错。如果肿瘤又长大了，我也不想因为恐惧或怀疑治疗效果而被扰乱思绪，所以我拒绝了MRI。我真的很需要那份治愈的信念。"

"不管怎么说，信念对于治愈十分重要。如果你真的特别相信化疗，那也许化疗就是你在寻找的答案。"马特说。

前面提到的莱特先生和尼基有一点惊人的相似，他们都对自己接受的治疗有着很强的信念，认为这种治疗能带来根本性改善，而信念崩塌导致了疾病的严重复发。医生们曾清晰地看到，伴随着莱特对治疗的信心的转变，癌性淋巴瘤经历了萎缩又膨大的过程。这种变化迅速而明显，让莱特的例子成为安慰剂效应的典型案例。而遗憾的是，我们并不知道尼基体内发生过什么。也许她的病情曾真的有所缓解，也许病情仍在恶化，只是尼基自我感觉变好了，也许她无论如何都会遭遇相同的结局。

信念也有阴暗面，这对莱特和尼基造成了影响。有一个概念叫"反安慰剂效应"，意思是个体认为自己会生病时就会生病，它是安慰剂效应的对立面。关于药品不良反应的研究曾多次意外测算了反安慰剂效应的影响：一旦人们被告知药物可能引发某种不良反应（头疼、呕吐、皮疹等），这种不良反应的发生率就会突然上升。

很多不良反应症状（例如疼痛）是难以量化的。我们知道痛苦程度包含巨大的心理因素，迷茫、焦虑和抑郁的人会遭受更多痛苦。前文已经介绍过，多项研究表明，MRI显示的病理状况与人们陈述的疼痛程度间并没有明显关联。那么，这是否意味着疼痛有时是主观的，甚至存在于幻想中的？反安慰剂效应是否可以被看作感知偏差？

几年前在意大利阿尔卑斯山进行的一项研究能够提供一些答案。研究团队曾带着120名学生踏上阿尔卑斯山，并告知其中大概25%的学生，高海拔导致的空气稀薄可能会引起偏头痛。最终，这一组学生的头痛程度最为严重。不仅如此，他们血液中与头痛相关的酶含量也显著上升了。在这个例子中，反安慰剂效应可测地改变了大脑和身体中的生化成分。

深挖安慰剂效应研究，你会发现许多这样的离奇故事。我还曾读到过一个发生在20世纪60年代的日本的不知名研究。当时，为了检验安慰剂的功效，研究团队招募了13位对毒藤严重过敏的志愿者。实验人员在每位志愿者的一侧手臂上擦涂了无害树叶，告知他们这是毒藤；在另一侧手臂上擦涂了毒藤，并告知他们这是无害树叶。13名志愿者全部都在涂抹无害树叶的手臂一侧暴发了类似毒藤皮炎的皮疹，只有2人涂抹毒藤的部位过敏了。在这个研究中，一侧手臂代表反安慰剂效应，另一侧则代表安慰剂效应。这项研究的规模很小，但结果很具有启发性，它展现了信念对身体的强大影响：既可以保护和治愈，也可以带来伤害。

我回顾了医学院对安慰剂效应这一概念的讲述方法以及医生们对安慰剂效应的看法。我们做医生的讨厌它，认为它让研究更加复杂，让真相扑朔迷离，分散了我们的精力。我们不得不在研究中考虑安慰剂因素，以保证待测试的新药物或治疗方法能够比单纯安慰剂更有效果。然而在临床医学领域，大概有35％的情况下安慰剂效果更好，尤其在精神病学领域，安慰剂常常比所谓的真正治疗更有效。有研究显示，安慰剂效应的力量还在不断增强。[1]

对安慰剂的了解越多，我越相信"安慰剂"一词仅仅捕捉了信念对身体真实影响的一小部分。医学界的普遍观点认为，安慰剂只是大脑让身体感觉短暂放松的骗局，是一件没什么探讨价值的麻烦事，但我不再这么想了。很明显，有时安慰剂的确让身体好转了，只是似乎没有人关心为什么。

这些案例让我好奇：人的身体、思想与精神之间存在着多变而有效的沟通交流，这些沟通交流的背后到底是什么？身体能在多大程度上反映出人们在不断获取的有意识或无意识的信念？

安慰剂之外

2011年，我在古德撒玛利亚医学中心工作了几年之后，正巧遇到一位患者，他成为我研究过程中的关键案例。他叫斯蒂芬·邓菲，在一个星期四的深夜因为背痛来看急诊。背已经疼了一阵子了，但斯蒂芬一直忍着。他是个不喜欢抱怨的人，觉得这只是背痛而已，不值得大惊小怪。我能看得出来，斯蒂芬说这话的时候颇有些骄傲。但疼痛最终变得难以忍受，迫使斯蒂芬自己开车来了医院。

背部CT扫描带来了最糟糕的消息：他得了癌症。医生还不确定具体的癌症类型，但是癌性肿瘤已经破坏了斯蒂芬的脊椎，压迫着他的脊髓。医院立即安排了第二周的紧急手术，在此之前，斯蒂芬被要求住院。进一步的检查显示，斯蒂芬患有多发性骨髓瘤，一种白细胞癌症。白细胞在骨髓中形成，在多发性骨髓瘤中，癌变的白细胞会侵占骨髓中健康细胞的空间，并向外部扩散，导致肿瘤四处转移。同时，异常抗体的增多会让血液变得黏稠，甚至阻塞肾脏。

多发性骨髓瘤无法治愈，但积极治疗可以延长患者寿命。不接受治疗的话，患者的平均生存时间只有7个月，治疗能将这一数字提升至4到5年。然而总体来看，与许多其他癌症的标准治疗方法相比，多发性骨髓瘤的治疗不大有效。常见的治疗方法是服用类固醇药物地塞米松。地塞米松或许可以暂时缩小肿瘤，但无法治愈，也无法替代手术，作用有限。

斯蒂芬最需要减轻脊椎压力。手术准备阶段，医生给斯蒂芬使用了一轮地塞米松，这也许能让肿瘤稍稍缩小一点，降低手术的危险性。地塞米松在多发性骨髓瘤治疗史上并没有太多突出贡献，但医生总要像下赌注一样做些什么，毕竟这也没什么不良反应，运气好还可能有所帮助。

手术前一天晚上斯蒂芬接受了MRI扫描，这是标准术前检查的一部分，扫描结果可以给手术医生提供更多细节信息。斯蒂芬换上了白袍子，躺在狭窄的检查床上缓缓滑进了扫描仪，一动不动地等待检查。环形的检查腔是白色的，十分光滑，斯蒂芬注意到工作中的仪器在耳边发出声音：有时沉闷厚重，有时尖利短促，有时像汽车发动机一样发出持续的嗡嗡声。然后，奇怪的事情发生了。一股水流出现，在检查腔壁上留下了一道痕迹。然后是第二道、第三道。斯蒂芬告诉自己不要惊慌——可能仪器坏了；他会很快被救出去。水位渐渐上升，聚集在身体周围，充盈了检查腔。斯蒂芬出奇地冷静。他是一位潜水员，他告诉自己会没事的。

斯蒂芬讲述时我打断了他许多次。我觉得他把事实和虚构混为一谈，让人分不清真假。"这听起来像是你的幻觉。"我不停地插话，想要弄明白到底发生了什么。斯蒂芬只是摆摆手说"是是，当然了"，然后继续自己夸张的讲述。在斯蒂芬的描述中，这种感受持续了整个检查过程：水溢满腔体后，他继续在水下呼吸，身边被一种光辉包围。终于，他听到了什么人的声音，睁开眼时发现自己正在放射室里。

被困在狭小的MRI检查腔里做了一小时奇怪的梦，这本来没什么大不了的。但是有一件事很稀奇——根据斯蒂芬的病例记录，检查结果显示肿瘤几乎完全消融了。"这是自发缓解。"医生这样说。手术被取消了，接下来的几天，斯蒂芬的病房里迎来了一波又一波震惊、激动、兴奋的护士、医生和实习生。后来，因为手术对象消失了，斯蒂芬被送回了家。

我与斯蒂芬的放射科医生和手术主治医生交流过。他们在职业生涯中还从未见过这样的事情，都感到十分惊讶。主治医生确信这是一个教科书级别的自发缓解案例，不存在任何其他解释（药物治疗、遗传因素等）。

"没有别的可能了。"主治医生这样对我说。那时我们一起站在斯蒂芬病房外的走廊上，难以置信地看着对方。

几年后的现在，我仍然随身携带着斯蒂芬·邓菲的病例。每次我在家庭办公室和医院间带着成打的病例往返时，斯蒂芬的资料永远都在其中，在那堆文件的最顶上。资料里装着斯蒂芬的肿瘤扫描和白细胞计数指标，以及医生的病情记录。有时候，我会把这份病例抽出来，就为了看看里面的影像结果：CT扫描显示脊椎的正常曲线被一颗巨大的肿瘤打断了，然而一周后的MRI则显示肿瘤几乎完全消失不见了。许多案例资料来来去去，但这一份永远在这里，围绕它的谜团让我的公文包都变得沉重起来。

每当在探索的道路上有了新的发现，我都会重新拿出斯蒂芬的病例进行审视，期望其他的某个案例能够为斯蒂芬的案例提供启发。

不是饮食。斯蒂芬的饮食并不是特别健康，住院时也没有特意改变，当然了，医院的食物也并不健康。是应激激素减少吗？不太像。珍妮特·罗斯和马特·艾尔兰眼中的巴西生活极具恢复性，能给他们带来心灵的宁静，但斯蒂芬并没这样描述医院生活。事实上，斯蒂芬那周的大部分时间都在病床上度过，他查阅了多发性骨髓瘤的严峻统计数据，越来越恐惧和焦虑。也没有很多家人朋友来探视，他大部分时间都是自己一个人被困在病床上，在疼痛中焦急地等待着一场并不能拯救生命的手术，就像许多最终没有挺过绝症的人一样。斯蒂芬还接受过地塞米松治疗。有些医生会把斯蒂芬的康复归因于地塞米松，称他为这种药物的高响应者。但不管是我还是我的同事，都未曾在文献中见到过这种水平的药物响应。并且，"高响应者"这个词也是个黑匣子术语，它怂恿我们把解释不了的东西打包扔掉，不再关注。如果一个人对某种药物或治疗的响应真的高到打破了可能性上限，作为医生，仍然应该好奇一下原因。

我一直在努力解决这一问题，但它就像一个永远无法被还原的魔方，让我无计可施。每一个问题都会引出另一个同样令人困惑的问题。肿瘤是在那一周中逐渐消失的，还是在进行MRI时突然消失了？是否有什么东西（比如发热）激活了斯蒂芬的免疫系统，让它终于开始攻击肿瘤？斯蒂芬案例的不同之处在于时间线很紧凑：星期四的CT扫描还显示他背上长着肿瘤，几天后的MRI却表明没有手术的必要了。完全无法解释。

身体中的量子物理学

随着笛卡尔的身心分离哲学被广泛接纳，我们进入了解剖常规化的时代，终于可以解释人体内部的工作机制了，这是人类的巨大进步。然而在笛卡尔的时代，科学仍然高度迷信化与宗教化（和我们今天所称的科学并不是一种东西），科学推理和理性思维被认为是与宗教背道而驰的威胁。基于对恒星和其他天体长达数年的密切观测和研究，伽利略提出了反驳地心说的日心说理论，认为地球围绕太阳旋转，然后就被送上了审判席。教廷认为宇宙不以人类为中心的观点是对上帝的亵渎，于是最终将伽利略逐出了教会，软禁在家中。

后续席卷而来的启蒙运动使理性及科学的发展成为可能。启蒙运动的基础是物理世界定律的阐明。这一时期世界发生了天翻地覆的变化，牛顿的万有引力和运动定律，以及各种科学方法纷纷出现，革新了人类理解阐释自身所见所触世界的能力。人类的文化转而更重视观察、推理和科学探索，而非宗教知识和盲目信仰。现在，在科学的最前沿，量子物理学迈出了新的一步，将我们引向了意想不到的方向，一些长期以来对宇宙运行规律、物质能量准则的假设开始分崩离析。

本质上，量子物理学研究的是组成原子的亚原子粒子，也是物质的基本构成元素。我在普林斯顿大学时涉猎过量子物理，但毕竟不是物理学家。所以我电话联系了一位麻省理工学院的物理学家朋友，安德烈亚斯·梅尔辛。我大致知道MRI仪器的原理，但我需要他向我解释一些细节。

MRI的意思是磁共振成像，它是一种基于量子力学的成像技术。与简单的X射线不同，MRI图像可以展示出人体软组织的细节，从大脑到脊髓，再到器官和结缔组织，应有尽有。MRI扫描仪由重达几吨的超导磁体制成，通过机器内部产生的强大磁场窥探人体内部。强力磁体（比冰箱贴上的普通磁铁强约1000倍）是如何做到这一点的呢？简单来说，它可以读取人体水分子中自旋的质子。

人体的主要成分是水。在强大磁场中，水分子内部的质子会定向排列。进入MRI就是进入一个电磁线圈——一个被数英里长的超导线包裹缠绕的圆柱体。MRI工作时，电磁线圈产生的持续电流会导致人体原子核内的质子定向排列。同时，每一次成像过程中人体都会收到无害的无线电波脉冲（与CT扫描不同，MRI没有电离辐射，只是用到无线电波）。当MRI扫描完成、脉冲停止后，所有在磁场中定向排列的质子又会逐渐回归它们原本的位置。无线天线会接收并记录这些信号。不同身体组织的质子回归原位的速率不同，MRI仪器正是通过捕捉这种速率差异来辨别不同组织。总之，MRI就是通过摆弄人体内的亚原子粒子实现细致完美的体内成像的。

现在，一些研究人员正在思考MRI技术是否能够发挥成像以外的作用。MRI仪器中的射频线圈可以改变工作频率，对神经或人体其他细胞产生影响。有些研究正在尝试使用MRI进行抑郁症治疗——特定条件下的磁场似乎会影响大脑运作。一项安慰剂对照实验表明特定MRI

暴露可以显著改善心情，[2]这让研究人员开始思考这一转动的磁铁块儿能否改变或重写大脑通路。我在哈佛大学的一位同事、物理学家迈克尔·罗汉博士，也在尝试利用MRI磁场治疗双相情感障碍。他开始这项研究的契机是，一位研究助理偶然发现麦克莱恩的几位患者在接受MRI前心情沮丧，做完MRI后心情却大为好转。[3]

这项研究引起了许多关注，甚至得到了《波士顿环球报》的报道。罗汉博士现在的理论是，在特定条件下，MRI产生的电磁场可以改善大脑健康水平，从而快速缓解抑郁症。尽管这一研究申请基金支持的难度很大，但它的理论基础是量子力学而非传统物理学，因此在我看来前景十分乐观。从贝尚到本森，这些先驱者们已经证实，怯懦的人无法成为医学新时代的领头羊。

现在，关于诸如MRI之类的工具的疗效，问题比答案更多，大多数医生对这类研究仍持怀疑态度。我不知道斯蒂芬·邓菲身上突然发生的康复是在CT扫描和MRI检查的几天间隔内发生的，还是在MRI机器里瞬间发生的。但我不得不怀疑他的康复与MRI有关。或许斯蒂芬描述的意识改变状态与MRI仪器的旋转磁场产生了未知联系，导致肿瘤突然发生了分子层面的变化？

爱因斯坦很喜欢讲述一个故事，这个故事与他最著名的理论的起源有关。十几岁在瑞士一所寄宿学校读书时，爱因斯坦会让自己沉浸在一个思想实验里。他会骑行在林荫小道上，迎着斑驳的阳光，想象光波重新射入太空，用人类无法企及的速度移动。爱因斯坦会想，如果他能够某种方式赶上那些光波，用同样的速度在光束旁运动，他会看到什么样的光线？它们会继续波动吗？还是会静止或冻结？

爱因斯坦后来写道：我应该观察到光束像静止的电磁场一样。这个在光束上冲浪的思想实验促使爱因斯坦提出塑造了现代物理学的最具影响力的理论——相对论，它的公式是 $E=mc^2$（能量等于质量乘以光速的平方）。这是什么意思？简单来说，这意味着宇宙中的所有物质——你坐着的椅子，自己的身体，地球本身——都是一种凝聚的能量。物质是慢下来的能量，而能量，是高速运动的物质原子。我们能够切实触摸的东西，和我们只能感知的东西，往往只有一个简单的差异：速度。物理学家戴维·鲍姆曾说，一种看待物质的方式是将其看作凝聚或冻结的光。从某种意义上说，我们的身体就是冻结的光——有固定形态的慢速能量。

那么，量子物理学和物质基本组成又会对我们理解治愈、理解信念与人体之间的关系带来怎样的启发呢？

首先，量子物理学告诉我们，一些我们认为永恒不变的宇宙定律都是假象。事实证明，牛顿物理学只代表那一小部分人类已知的世界运转法则，而从黑洞为什么存在到人体内的亚原子粒子如何运转，人类不明白的事情还有很多。我的物理学家朋友安德烈亚斯在电话中的一些讲述，让我认定了继续深入研究身心连接的想法。安德烈亚斯让我回想起了量子物理学中的一项基础实验——双缝实验。从某个角度讲，这项实验曾质疑了人们对物质、能量和宇宙法则的一切认知。它可能揭示了另一条关键线索：观察者效应。

观察者效应

双缝实验很复杂，并且在多年间经历过许多次不同的版本变迁。自实验首次成功以来，大多数试图弄清楚其中含义的人，甚至包括物理学家们，都曾深感困扰。但是，在这里，我们只需要了解几个关键信息就可以了。双缝实验是为了研究光子或亚原子粒子的运行规律而产生的。

"在脑海中想象一个网球场。"安德烈亚斯说。

他让我想象从空中向下看。网球场中间没有网，却有一堵墙，墙上对称分布着两扇开着的门。场地是封闭的，四周都围着栅栏。

"你站在那儿，开始向着有门的墙上扔网球。有些球扔不到门里，会从墙上弹开，也有的球会穿过打开的门，击中对面的栅栏，是吗？"

"是。"

"双缝实验基本上就是用电子束枪实现这件事。"安德烈亚斯解释说。他接着讲道，研究人员向有着两个缝隙的"墙壁"发射电子时，却发现那些穿门而过的粒子和他们想象的不太一样。这些粒子的轨迹不像球场上网球的轨迹。它们本该按照可预测的角度反弹回来——所有物理学原理都是这样说的。但它们没有。它们获得了波的性质。也就是说，粒子以波的形式击中了后面的"栅栏"，而非以人们预想中的粒子的形式。

研究人员首先提出的理论是，粒子之间会相互干扰。但是，即使是单独发射，粒子依然表现出了与成组发射时相同的性质。后来，研究人员在两条缝隙间放置了一个探测器（好比专用于亚原子粒子的摄像机），试图更仔细地观测粒子穿过缝隙时发生了什么。这时，奇怪的事情发生了：粒子不再具有波的性质，而是像网球一样直接撞上了"栅栏"。

"就好像它们知道自己被人监控了一样。"安德烈亚斯说。

如果你不是量子物理学家，你很难想明白双缝实验的缘由。但我们要从中获得的信息是，原子级别粒子的行为取决于它们是否被观测与如何被观测。被观测的事实改变了它们的运行模式。这种现象在物理学中被称为观察者效应，通过上百次实验，人们一遍又一遍验证了这一效应。它匪夷所思，却又真实存在：对现象的观测行为可以改变现象本身。也许，从某个角度讲，我们正在参与这一宇宙的构建，也许法则并没有我们所想象的那样无可撼动。人体内的原子，也就是所有物质的基本组成成分，也可能通过类似的原理改变自己的行为。这一想法引发了各种各样的疑问，让我开始思考，我们感知世界的方式是否能够以某种途径真实地改变这个世界，或者改变我们的躯体。

观察者效应表明，我们每个人都可能是自己正在进行的实验的观察者。我们对自己的观察、对身体的观察、对亲历的世界的观察，可能创造出了我们所见所感的现实。我们所寄居的躯体、躯体中细胞的行为模式，也许从本质上比我们想象的更加可塑多变。

这些理论可能颠覆我们对治愈的认知，给健康领域带来深远的影响。因此，问题就变成了：为什么医学界还没有接纳这些知识？

也许是因为我们还没有做好准备。量子物理学所揭示的世界真相太具有颠覆性，它将动摇人类相传数代、构建了整个世界的理论假设。我不认为我们的文化和个体（包括我自己在内）做好了迎接这一真相的准备。

为了回避这一问题，一些物理学家提出，亚原子级别的物理定律可能与我们居住的宏观级别世界定律不同。这一假设确实便利——量子力学原理处于一个层级，我们的世界和牛顿力学处于另一个层级。但是，每当研究更进一步，成功深入一个更大的粒子，我们都会发现源源不断的确凿证据，彰显着世界并不是按照我们所以为的传统科学规律运行的。然而，就像在医学院我被要求不要提问、只要牢记材料一样，物理学家受到的教育是：相信数学，别问那么多问题。我好奇是否会有物理学家感觉自己被欺骗了——尝试用物理来理解物理世界，却发现物理世界要么不存在，要么不以我们认为的方式存在。

量子物理学是一个深奥复杂、还在不断进步的研究领域，有些人终其一生都在努力阐释其中玄机。美国理论物理学家理查德·费曼曾有一句著名的评论："如果你以为自己理解量子物理了，那你一定不理解它。"但是，仅仅窥探这些理论的皮毛，也足以让我领悟核心信仰与信念影响身体的无数途径。人的精神和信念能够同时从宏观和微观层面影响身体。所谓宏观指的是我们如何将对周围世界的体验转化为身体中的应激激素，所谓微观指的是聚焦于构成人体的细胞内原子，实现亚原子级别的改变。我想知道，现实在多大程度上是被我们创造的？

我重读了斯蒂芬·邓菲的案例——是它推动我沿着这一方向一路追寻。我还找到了斯蒂芬本人。令人惊讶的是，这么多年过去了，斯蒂芬的健康状况依然良好。他仍被认为患有多发性骨髓瘤，但是他的预后已经显著超出了预期。致命癌症的突然缓解无疑改变了疾病进程，以及斯蒂芬的生命。

我给著名的量子物理学家亨利·斯塔普写了一封邮件，随信附上了病例的详细介绍，以期斯塔普博士能够从量子力学的角度给我一些启发。斯蒂芬·邓菲是否以某种方式成为自己身体状态的"观察者"，从而使他体内的亚原子粒子改变了自己的行为？

作为一位训练有素的科学家，斯塔普博士最初的回复带着得体而谨慎的质疑。他好奇是否存在其他的可能性，暗示这个病例也许具有更简单的解释。他的基本观点是："听见蹄声时，先考虑马匹，而非斑马。"

出人意料的是，斯塔普博士后来再次写来了邮件。他更加全面地评估了这一病例，深思熟虑后改变了自己的观点：根据他的理解，量子力学完全支持精神影响身体健康，甚至影响周围世界构建的理论。斯塔普博士承认，尽管他是一位物理学家，他的第一反应也是否定这一想法。量子物理学提出的问题过于宏大深刻，令人不安，但我们应该直面这些想法，而非回避。当然，我十分同意我们交流结束时斯塔普博士的最终结论：我们需要更深入的研究。

我们还没有找到在亚原子以上尺度验证观察者效应的方法，但是到目前为止，进行中的实验仍旧支持量子力学的最初发现。这些实验不仅仅是理论，而是无可辩驳的事实。我们的文明将会继续迎接下一次进步，它给医学及其他领域带来的启示可能颠覆我们对于治愈的定义与起源的看法。如果我们所见所感的世界真的是由量子力学法则驱动的，我们需要开始思考，信仰、信念和感知能对我们所以为的客观现实产生多大规模的影响。如果观察者能在亚原子级别产生如此巨大的影响，那么很有可能，你，作为你自己的身体与生命历程的观察者，也会对你自身的每一个细胞产生类似的影响。我怀疑那些历尽艰辛与努力、改变了感知与信念的病人们会持续为我们揭示其中奥秘，引领我们找到答案。

沿着这一思路，我还有最后一个重要的想法。从我自己的生活经验中，我发觉影响身体健康与治愈能力的并非是我们选择去相信什么，而是我们习惯于相信什么。后者难以被觉察，更难以被改变。它藏匿在黑暗中，很多时候，我们自身都对它一无所知。它被称为潜意识信仰，而每个人都有潜意识信仰。

更深层的信仰

还有一个关于安慰剂的惊人真相：即使你不相信它，它也可能有效。

在经典安慰剂对照实验中，被试参与者仅知道他们有可能会服用安慰剂而非真正的药物。而在一系列变体研究中，研究人员则会直截了当地告诉参与者他们一定会接受安慰剂治疗，然而参与者的健康状况依然会得到显著改善。

什么？我曾以为安慰剂疗法的根源是信念，这一发现让我陷入了迷茫。如果安慰剂是因为信念才发生作用，那为何明知自己服用了安慰剂的患者仍然能够从中获益？这是否意味着信念并非治愈的重要影响因素？

我需要更深入地思考信念的含义。信念这个词通常指的是思想和决策，是意识的运作方式。但作为一名精神科医生，我清晰地知道信念可以被划分为不同的类型和等级。有些信念是人们能够自行决定的，比如谁都可以通过主动相信某些事情来定义自己的身份，决定对待人生的态度，有些信念踪迹飘忽，还有的信念根深蒂固，在一个人年幼的时候就被不知不觉地刻进了脑海。每个人都是复杂的信念集合体，父母、师长、朋友和游乐园的同龄人都影响着我们的信念，对或愉快或痛苦的各样经历的解读方式也影响着我们的信念。然而，这些信念几乎没有被仔细考量过。

人类有一种重要特质，就是无法辨识自己的真正信念。哲学家保罗·提里奇曾说，每个人都有一项终极关切，人们会围绕它度过一生。作为精神科医生，我发现人们真正的终极关切往往与其笃信的不同。比如，一个人认为自己最在意家庭责任，但深入观察就会发现他最在意的其实是财产安全、维持体面或者得到父母的认可。是的，人类是复杂的生物，我们并不擅长看清自己的真实想法。

有研究人员认为，安慰剂效应的某些特质涉及更基础的信念体系，一种在很久之前就被写进头脑和身体中的体系。它与"关心行为"有关。一个人即使知道自己吃下的是安慰剂药片——药片里的化学物质没有帮助，服药后还是会好转，这是为什么？因为他感觉自己被人关心了。人们习惯于将特定体验与治愈和恢复联系起来，这种体验可能是穿着白大褂的医生在分发药片，可能是医生办公室里消毒酒精的气味，也可能是躺在检查床哗啦作响的干净垫纸上。人们的大脑知道，从逻辑上讲吞入体内的药片是无效的，但是更深层的潜意识感觉得到了关怀，所以身体做出了响应。迈克尔·波兰尼是一位有化学家背景的哲学家，他称这种现象为"隐性知识"。隐性知识与显性知识不同。如果显性知识是你向人解释更换自行车链条的方法，那么隐性知识就是你骑上车离开了。你不需要思考如何骑车——只要去做就可以。

从我与帕特里夏·凯恩的对话起始，她就在强调，早年见证了妹妹脊髓灰质炎的康复后，她就一直知道任何时候都要心怀希望。她的话让我回忆起了自己的童年。我的成长环境僵化而教条，随着逐渐长大，我提出的问题越来越多，也渐渐远离了家庭给我的信仰，转而投入科学的怀抱。我曾认为信仰是阻止我看清世界的障碍，但现在意识到，信仰本身并不是天生有害或有益的，你信仰什么才是重点。我并不是在说你以为自己信仰什么，而是在说潜意识的信仰。也许我们的身体与其中的每个细胞都具有自己的"信仰"。

医学界对所谓安慰剂效应的广度和深度仍然没有清晰的了解，但我长期以来的研究表明，有时候安慰剂效应的影响远超我的想象。当然，有时人们感觉好转只是因为期待好转，感知和体验在大脑中相互作用的方式令人着迷。但有些时候并不仅仅如此。我们应该知晓并关注这些特殊情况的存在，因为其中正埋藏着下一次科学发现的宝藏。信念导致身体生理变化的故事一再上演，而我长期研究的自发缓解无疑是这些故事的高发之地。也许那些案例中的人们更习惯于接纳被医治的信念，或者能够重建自己的基础信仰体系，重塑自己的核心信念与身体。

不可否认的是，我们所有人都具有自己尚未察觉的基础核心信念，它们或许决定了康复能力。但是要如何发现并厘清那些可能限制我们康复，甚至带来伤害的信念呢？

有人会把信仰体系与神（不管我们信不信神、信什么神）和世界的运作方式联系起来，但对于自发缓解的信仰并非如此——你不需要进行什么祷告，甚至不需要是它的"信徒"。我们讨论的是更深层，甚至潜意识的东西，是你对生命、自我、宇宙、周围人群在意识和潜意识中的真正看法，是你笃信的可能与不可能。从塑造了所有其他表面信仰的深处根源来看，你认为自己的价值是什么？展现宇宙的仁慈或残酷吗？你重要吗？你的生命重要吗？当谈及信念在治愈中的角色时，最重要的问题可能是：你认为自己是谁？

第九章
修复自我认同

悔恨来源于被错过的生活，与被忽略的自我。

——欧内斯特·贝克尔，美国人类学家

2015年的一天，我把麦克风别在翻领上，西装下穿着薄汗衫，正准备走上TEDx新贝德福德的舞台告诉在座的科学家、学者和其他领域的佼佼者们，自发缓解是一个值得被开启的黑匣子。

当有机会进行宣讲时，我迟疑了。人们准备好接受这件事了吗？这些案例会不会像之前的无数次一样被忽略？重点是，此刻我到底有哪些可以与世界分享的知识？

坐下来梳理思路时我才发觉自己已经了解了很多。我知道自发缓解很重要，我们却没有用正确的方式思考或剖析它；我知道许多因素综合起来让它成为可能——从营养物质到情绪营养，再到人们如何生活、如何思考、如何感受世界、如何与他人联结，也许最重要的是人们的信念。我还知道，从绝症下幸存的人们在这些方面做出了重大甚至颠覆性的改变。

在将12年的研究成果浓缩进18分钟的过程中，我逐渐看清了整个图景：我从哪里出发、现在身在何处、下一步将去往何方。我为这场演讲准备了很长时间，在车里、电梯里、办公室里不停练习，将整个讲稿背了下来，并不断提醒自己语速要慢一些。主持人宣布了我的名字，然后是简短的介绍。掌声响起。我走上舞台，走到了炫目的聚光灯下。

"当我们谈起某人从绝症中幸存了，这意味着什么？"我开始了演讲，"他们被告知自己要死了。但是预计的死亡时间来到眼前，又被甩在了身后……然后，人们突然发现，疾病消失了。医学把这种现象称为个例，不是吗？"

我大致介绍了一些与自发缓解相关的重要概念——崎岖的医学探索之路，银色子弹的局限性，亟待关注的案例。接着，我说出了希望传递给观众们的核心信息：

"遇到医学问题时，你会去看医生；遇到心理问题时，你会去看心理治疗师。这是西方文化的精华所在，它能够识别差异，化整为零，逐个分析。然而在东方文化框架中，身体与精神之间并没有截然的区分，东方医学用平衡身体能量体系的方式，同时治疗生理疾病与心理疾病。在尝试理解那些自发缓解的案例传递着什么信息时，我想起了一个观点：身体是更深层的精神试图习得的事物的象征。我开始怀疑，这些案例中的病人们是否突破了通向更深层精神的感知屏障，最终被引领向了治愈与健康。"

没错，这就是下一个重要问题！TEDx舞台上的工作总结让我清晰地看到下一段征程。一直以来，在一个又一个案例中寻找规律与线索时，总有一个明显的根本性矛盾困扰着我：人们做出的这些巨大而彻底的改变——饮食、运动、思维、工作、生活与爱——无疑是治愈的关键，这已经代表了生命中所有可能被改变或修复的因素。但不知为什么，这些因素加起来仍无法得到答案，还缺了什么东西。一个人可能做完所有这些事情后仍然无法康复，也可能忽略其中某些，甚至大多数改变，却仍然康复。

我迫切地想要知道如何才能把我收集到的经验传递给更多人，帮助他们绘制一张路线图，用最短路径贯穿营养、生活方式、压力与爱，指引人们走向康复。但是我很快就发现，自发缓解不是这样运作的。我当然能从不同的案例中总结出重要的共性因子和重复规律，但矛盾同样繁多。我努力进行的一系列推理——从饮食，到炎症反应，再到战斗或逃跑反应——并不能完美地相互兼容。我试图像解数学方程一样找出未知数的值，但这不是一个线性问题。正确饮食加上坠入爱河并不一定意味着健康状况的提升，在医学的世界里，一加一不一定永远等于二。

虽然我十分想要创作出一本帮助他人治愈自己的指导手册，但显然，自发缓解并不是一系列等待打钩的复选框：吃素，运动，冥想，爱自己的家人与朋友……完成、完成、完成、完成，有多少人完成了所有要求，做对了每一件事，却仍然患上了疾病？严格、完美地遵守规则并不一定指向好的结果，有时僵化的模仿可能适得其反。

在研究之初，我关注的是最明显的因素：人们把什么放进餐盘，如何生活，如何管理压力。但我逐渐意识到，变化是由一些根源性的因素带来的。这很难描述，因为我们没有描述它的标准语言，也因为许多人仍没有在意识层面发觉它的存在。我想起了克莱尔说的认识自己，想起了帕特里夏说她必须以一种新的方式来观察和体验自我；我一直在寻找足以导致疾病意外消失的重大改变，猜想它可能是饮食、日常习惯、社会关系或自己的信仰，但是现在，我怀疑最重大最关键的改变可能是自我认同。

开始的时候，由于每个人似乎都有自己独特的自我认同，我忽略了他们之间的这一共同点。现在，相似之处终于开始浮出水面。每个人都提到了自我发现、自我重新评估的过程，这些过程或多或少为其他治愈通路做好了铺垫。这里的"其他治愈通路"指的是我所聚焦的因素——调理身体、改变与压力的关系、培养爱与情感联结，等等。或许，就像艺术家会用截然不同的方式描绘同样的风景，绝症幸存者们在用各不相同的语言描述同一件事。我曾经错过了这个就在我眼前的东西，但现在，我终于知道自己在寻找什么了——难以理解与描述的、非常个体化的转变过程。它是一种用全新的眼光看待自己的方式，它让一切改变——饮食、压力、爱与联结——成为可能。

完美病例

TED演讲后，应接不暇的电话与电子邮件纷至沓来。我试图及时跟进这些信息，压力飙升。多讽刺啊，我想，我关于压力如何能杀死我们的研究马上就要杀死我了。

全国甚至世界各地的声音不断涌现，人们争相讲述着自己突然间康复的故事。我想要调查每一个故事，挖掘它们背后的信息，但故事实在太多，我被淹没了。为了筛选每一例涌入的案例，我大概需要一整支由研究者和采访者组成的团队。以及，我现在虽然可以为相关研究找到合理的落脚点，但没有精力去组织这样的大型研究项目。医学界终于开始考虑自发缓解案例可能带来的经验，但大门只是开启了一道小缝，我还无法说服任何人为相关的纵向研究*提供资金支持。我仍需独自前行，利用已有的资源尽自己所能。我的资源有：一个人，一张桌子，大约1000封电子邮件。

我想出了一个快速识别有效案例的邮件分选流程。第一步，案例必须是真正的绝症，具有明确的诊断和康复的书面记录，并且没有任何原因能够解释，这是初步筛选的条件。一旦通过了第一道筛选，我会从其他几方面对案例进行进一步评估，其中一项就是疾病类型。出于各种原因，有的疾病天然就比其他疾病容易对付。还有些疾病罕见，记录不多，医学界对其知之甚少：不知道这些疾病的表现形式，也不知道该在何时把它们看作绝症。

一天早晨，我上班迟到了，匆匆忙忙打开电脑，翻阅电子邮件，寻找需要在查房前处理的紧急事项。米拉·邦内尔的邮件就躺在其中，主题是"经历了自发缓解的患者米拉·邦内尔"。我无意识地点开了邮件，本想着把它归入后续再跟进的可能案例中，但10分钟之后，我仍然坐在电脑前反复阅读着米拉的文字，外套都没来得及脱。它完美符合我对自发缓解案例的所有要求：绝症，由世界一流医疗机构知名医生诊治，有全面详细的诊断记录。诊断和康复的记录都很清晰，其中包括扫描、病理诊断报告、医生的手术记录——包括一切。米拉自称"左利脑分析型人格"和"硬核数据极客"，她在邮件里清晰准确地描述了自己的经历，其中的一段信息特别吸引了我的注意。米拉写道，她相信自己的痊愈和她"改变与自己、与世界的关系"密切相关。

改变自己与自己的关系，这一想法宏大、深刻却又模糊。实践中

---

* 也叫追踪研究，是指在一段时间内对相同研究对象（如人）的重复观察。

它到底意味着什么？它真的能促进治愈吗？这就是我想和米拉探讨的东西，如果她愿意的话。

米拉很快同意了我继续沟通的请求。我们通信的过程中，更多故事细节逐渐明晰起来。当我终于与米拉见面，她握紧我的手，露出灿烂的笑容时，我完全理解了她能活生生地站在我面前，健康地呼吸、生活是多么难能可贵。

没空生病

米拉在一次重要的工作谈判期间注意到自己脖子上长出了一个隆起。那时她是个工作狂，在一家大型公司从事软件销售工作，负责主导一项合同谈判。这笔交易合作期长达数年，价值数亿美元，非常重要，米拉责任重大。交易谈判需要花费数月时间，米拉全身心投入了进去，加班加点地完成着任务。

那时米拉40岁出头，是一位积极活跃、胸怀抱负的独立女性。她住在圣路易斯郊区的林荫小镇，周边环境很不错。她的男友住在隔壁，晚上两人会一起做饭、聊天。他们俩在一起已经10年了，却仍然没有结婚，也没有同居——他们喜欢拥有自己的独立空间。米拉每天都会带着宠物狗去狗公园散步，她也曾为这座公园的建立做出过贡献。米拉热衷于普拉提和瑜伽，外表看起来十分健康。但是，表面之下，视线之外，暗涌不断。

小时候，米拉因为蜱虫叮咬发过热，耳后的淋巴结也肿了。可医生说这是被蜱虫叮咬后的正常反应，没有建议任何治疗。米拉的母亲是一位颇具天赋的舞者和钢琴家，但她放弃了职业追求，留在家里专心抚养孩子。米拉的父亲整日在外奔波，努力在公司里向上攀爬。米拉的父母观念偏向保守，对孩子们的要求也很严格，米拉的成长过程让她相信，任何背离传统的行为都是灾难性的罪孽。如果遵循传统，来世也可以与家人团聚；如果违背传统，会被永世逐出家门，与家人分离。

米拉的姐姐们似乎可以在这条道路上继续走下去。她们温顺善良，虽然具有音乐天赋，却都像母亲一样抛弃了事业追求，安心在家抚养后代。但是米拉要更叛逆一些。

"我不喜欢别人安排我的人生。我告诉父母，长大后我永远不会结婚。我要追求事业，每年要挣很多钱。"米拉笑着说，"他们只是翻了个白眼。但是我已经下定决心，永远不会依赖别人。"

米拉第一次出逃是14岁。她结交了许多年纪比她大、有车、居住在公寓里的朋友。米拉头脑灵活，又勤奋努力，会做些杂活儿来养活自己。后来米拉怀孕了，每个人都劝她把婴儿送给别人收养，但她拒绝了："所有人都告诉我不能留着这个孩子，这对孩子不公平。但是如果有人在我面前立下规矩，我就要打破它。我一直如此。"

16岁时，米拉跟很多同龄人一起参加了驾照考试。那时她已经有8个月的身孕了，但觉得自己不能被怀孕阻碍。后来她拿到了普通教育发展证书，一边做全职工作一边学习大学课程。米拉很努力，工作也在逐渐变好。20岁出头的时候，她得到一份需要长时间出差的工作。儿子年纪还小，家里人都在帮忙，但是米拉有些矛盾：家人在以抚养她的方式抚养她的儿子，米拉担心这会让孩子对她的生活方式产生异样的看法。然而米拉没有选择，她精力有限，无法独自抚养儿子。此外，她的身体似乎也不太好。她年轻、有追求、外表看起来十分健康，可为什么总是觉得疲惫不堪？生活中的艰辛好像比想象的还要多。

米拉将自己的20岁至30岁称为"筋疲力尽的10年"，30岁至40岁称为"痛苦的10年"，关节痛、肌肉痛、神经痛似乎没有缘由地在她的身体中肆意游荡，导致了许多症状。米拉见了一位又一位医生，终于在40岁那年得到了诊断——慢性莱姆病，根源是那次从未得到治疗的蜱虫叮咬。这时，她已经在一家软件公司担任重要职务了，正在管理一项价值数亿美元的合同谈判，并准备在接下来的8到10个月里进行一项新的商业谈判。这些都要花费很长时间，米拉没空生病。

医生给米拉置入了用于持续给药的外周中心静脉导管，期望用强大的抗生素彻底清除她体内的感染。中心导管从米拉左手肘内侧向上几英寸的位置进入体内，沿着逐渐变粗的静脉抵达心脏上腔附近。米拉用肉色的绑带将留在体外的PICC管线缠绕在手臂内侧，隐藏在衬衣的袖子下。她不想让任何人知道自己生病了，因为生病就意味着虚弱与失败。交易谈判变得胶着，米拉的工作时间延长到了每天14小时，接着是16小时。她会溜出办公室，坐进停车场的车里，在后视镜上挂上输液袋，开始给自己输液。

一开始，脖子上的肿块并没有引起米拉的注意。医生说那很有可能是莱姆病导致的，会随着抗生素治疗的进行而消失。米拉知道那是淋巴结，它们藏在皮肤下，环绕着脖子，好像一串珍珠项链。医生用手指在肿块上滑动着，说："感觉不像肿瘤。"然而，肿块没有缩小，反而变大了，这让米拉十分沮丧，因为她现在没有时间处理这种事。经过这么多年与疾病的斗争，米拉开始疑惑：为什么是我？她的生活习惯看起来还好：虽然常常会站着对付一顿或边工作边吃饭，但总体来说饮食比较健康；她积极健身，会在上班前挤出时间参加普拉提课或在家里的健身房锻炼；当然，有时她要一边喝咖啡一边熬通宵以完成工作，但是这就是生活，其他人偶尔也要这么做。她和别人没有什么区别，所以理论上应该拥有完全健康的身体才对。米拉觉得，虽然自己很拼命，但比大多数人活得都健康，为什么疾病会找上门来呢？

米拉性格叛逆，拒绝向自己的身体投降——她要先完成这次交易，然后再关心自己的健康。她划分好了优先级，显然，工作的优先级更高。身体总会出现这样那样的问题，她不可能每次都停下手头的事情。

米拉开始用头发遮掩肿块，但肿块已经到了无法掩饰的地步。她和一位男性交易员共事，两人不太熟，只是同事而已。但是有一天，这位同事把椅子拉到米拉身边，直视着她问："你脖子上的东西到底是什么？"

米拉试图用"哦，没事"来搪塞过去，但同事打断了她："我只是想告诉你，它每星期都在变大。每次我过来的时候它都在长大。你必须做点什么。"

交易在3月31日结束，米拉4月1日做了活检。两天之后的深夜，她的电话响了。

"你明天会接到一个电话，我希望你做好准备。"医生的声音从另一边传来，"会有一些挺吓人的结果，我建议你立刻预约，别等到下周一。"

米拉平静地听完医生的话。挂断电话后，她沉默地坐在那儿，有些发蒙，接着打电话给了隔壁的男友，哭着重复了医生刚刚说的一切。30秒后，男友冲进了米拉的厨房，单膝跪地，请求米拉嫁给他。

"你在逗我吗？"米拉哭喊着，"你现在搞这个？"

她一边把男友从地上拽起来，一边拼命摇头。不，不，不。虽然米拉还没有完全消化这个消息，但是从男友的眼神中，她知道事情很糟糕。她想把时钟拨回去，重新放松发条，回到过去。

"什么都没发生！你刚刚什么都没做！"米拉继续哭喊，思绪乱作一团。她想要相信自己正从一个可怕的噩梦中醒来，但是医生的话在耳边回荡着——转移性黑色素瘤。

名叫"梅尔"的肿瘤

每天，身体各处都可能有正常细胞突变成癌细胞，这种突变会随时发生在任何人身上。你照常生活着，煮了咖啡，开车去上班，完全没有察觉到有细胞正在突变。但是免疫系统发现了。它会在突变的位置做好标记，派遣另一队细胞把突变的细胞吞噬销毁，清理出体外。再见吧，肿瘤！你做了晚饭，上床睡觉，毫无觉知。免疫系统会在肿瘤站稳脚跟、成为人行道裂隙中蔓延的杂草之前就将它清除出去。但衰弱的免疫系统就是人行道上的裂隙，它会放任种子生长，让杂草的根系插进土壤，四处蔓延。低效的自然杀伤细胞和淋巴细胞可能错失突变的信号，导致肿瘤飞快增殖。

黑色素瘤通常起始于皮肤，某个皮肤细胞的突变可能成为肿瘤的原发位点。你也许会注意到皮肤的异常病变，或外观突然改变，或有一颗痣开始流血。如果说黑色素瘤有什么"好处"，那就是它会宣扬自己的存在。有些癌症之所以致命只是因为它们并不会给出任何提示，比如当胰腺癌或结肠癌患者出现症状时，癌症往往已经发展到晚期，很难治疗，也更易致死。黑色素瘤通常更早被发现，因此患者存活率更高。但是如果原发位点没被发现，或者肿瘤已经开始转移——从原发灶脱离、在身体中四处游走——这就完全是另一回事了。转移性黑色素瘤是Ⅳ期癌症，意思是晚期癌症。

医生尝试寻找米拉的原发灶，但一无所获。米拉搜寻着自己的记忆——也许是去年，头皮上那个花了一段时间才愈合的痂痢。当时，米拉以为自己不过是在哪里磕碰了一下而已。它可能是原发灶吗？没人知道。

具有未知原发灶的转移性黑色素瘤较为罕见，研究不多，结局不明。但一般来说，这不是什么好兆头。患有这种疾病的人预期寿命很低，中位生存期约为10个月。[1]如果可以手术，情况会有所改善，五年生存率能够猛增到30%以上，这也表明医学界在治疗和控制癌症方面已经取得了非凡的进步。但要注意，我说的是生存率问题，讨论的是在特定时间后仍然有多少患者存活，而非疾病的缓解。一个人可以带着黑色素瘤生存几个月甚至几年，然而一旦它开始转移，就可以认为它不可治愈了。整体来看，转移性黑色素瘤患者的五年生存率可能在8%到18%之间。如果不做手术，这个数字还会下降。[2, 3]

米拉的医生说，黑色素瘤是那种"一小点就能要命的癌症"。更糟糕的是，米拉的肿瘤无法通过手术切除。肿瘤与米拉的淋巴结纠缠在一起，个头很大，导致右颈动脉移位。根据医生在米拉档案中的记录，右颈内静脉受到严重压迫，管腔变窄。颈动脉和颈内静脉是运送血液进出大脑的主要血管。狭小的脖颈空间里充满着重要结构，包括让食物进入胃部的结构、让血液进出大脑的结构、让空气进出身体的结构，还有支持和转动头部的肌肉、向身体发送进行一切动作指令的神经。米拉的肿瘤和这些结构缠绕在一起，无法被移除。肿瘤科医生趴在CAT扫描结果上仔仔细细地打量着肿瘤，说它"复杂得很有美感"。米拉就坐在旁边，十分震惊，甚至感觉有点生气。

"能有什么美感？那东西要杀了我！"米拉这样对我说。

但随后，凝视着那幅影像，米拉好像突然与它剥离了——那不再是她自己的身体，只是墙上被点亮的图画——她感受到了它的美丽。肿瘤的尺寸惊人，非同寻常，填满了脖子，身体却仍然能够工作，这着实令人赞叹不已。

这肿瘤是一个独特的存在，医生们决定给它起个名字——梅尔*。

一个迫在眉睫的问题是，梅尔给维持米拉生命的血管和食管造成了压力。即使无法完全清除肿瘤，一位医生也想尝试立即手术，来减轻脖子里重要结构承受的负担，争取给米拉多留下一点时间。另一位医生认为应该先借助化疗让肿瘤缩小一点，再考虑后续步骤。每个人都查看过米拉的扫描结果，医生、护士、技术员，每个人都感到震惊且恐惧。

一位护士来找米拉："我们都想要弄明白你是怎么呼吸的。你能呼吸吗？"

在那一刻，米拉突然发现自己无法呼吸了。

几个月来，米拉一直在告诉自己脖子上的肿胀并没有什么可怕的，完成交易工作后就会立刻去处理它，就像处理其他一切事情一样。但现在，她的脑海中满是压迫着她的食管、"复杂得很有美感"的肿瘤影像，护士的问题"你能呼吸吗"也不停在她耳边回响，这些都削弱了她抵御肿瘤影响的精神力量。她挣扎着想要呼吸，护士们围

---

* Mel，是黑色素瘤的英文 melanoma 的简写。

作一团上来帮忙，放平了病床让米拉向后躺下，然后把氧气面罩扣到了她的脸上。米拉艰难地消化着这个信息——她不会从这种癌症中康复了。

我看过米拉的扫描结果。打开那幅填满了计算机屏幕的CAT扫描图像时，我瞬间明白了为什么这个肿瘤会有名字。我还可以看到，那个巨大的肿瘤之外还有转移灶的形成，这基本上宣告了无法治愈。患有这个阶段的癌症，患者的中位生存期为6个月到12个月，治疗只是姑息性的。

最终制订的治疗计划是一系列概率的赌博。米拉的基因有50％的概率适用于医生们想要使用的药物；如果成功通过了第一步，她还有50％的概率能够忍受这种强效但也有强不良反应的药物，许多人都没办法坚持下来；再之后，如果跨过了前两道障碍，化疗有50％的概率让肿瘤缩小30％，这是手术切除肿瘤的最低要求。肿瘤科医生十分坦率，他表明药物有效的概率是5％，只产生一丁点效果也算。

至少第一次掷硬币米拉赌赢了，她的基因适合这种药物。

当没有人期待漫长的治疗会带来转机时，很难评价什么样的计划才是有希望的计划。人们只是期望再延长一点寿命，或者提升最后一点时间内的生活质量。治疗术语像是一种新的语言，一次在与医生交谈时米拉用了"治愈"一词，医生立刻制止了她。

"在这种病上我们不会说'治愈'，我们说'控制疾病进程'。"医生温柔地说。

现实的诊断就像是无底深渊，让米拉一步步沉沦了。问题不是癌症是否会杀死她，而是何时。

真有点超现实。米拉想。上一分钟还坐在办公桌前，赶着完成那份认为无比重要的交易，下一分钟就躺在医院的病床上，准备向近在眼前的死亡投降。米拉想：我是个聪明人，怎么就让这么个东西在脖子上长了这么久，还什么都没有做？米拉满心悔恨，同时，她有点怀疑这场疾病是在传达什么信息。

"好像我的身体在说，这么多年来你像对待垃圾一样对待我，咖啡因、熬夜、胡吃海喝……也许这场癌症是身体在对我说，去你的吧，我不干了。"

药物治疗自五月份开始，这正是粉白色的山茱萸花开遍圣路易斯的季节。然而，米拉的身体每天要被大量具有细胞毒性的药物淹没，她感到恶心、口渴和无尽的疲倦。

"为什么是我？"米拉说，"我确实有点特立独行，但绝对是个好人。我体贴善良，会优先考虑他人。如果路边有一只死掉的动物，情况允许的话，我会停下来将它埋葬。我让世界变得更美好。我是个好人。为什么上帝要这样对待我？"

米拉陷入了一段黑暗时期，坚信这场疾病是对她早年离经叛道的惩罚。她觉得自己一直是坏孩子和糟糕榜样：一次又一次违背了家人的意愿，不愿接受任何家人所希望的东西，甚至十几岁的时候就非婚生子。她惧怕，惧怕死后的孤独，与所爱之人隔绝。

收到诊断前，米拉似乎拥有无限的时间。时间就像大海，舀起一桶水，还有那么多。米拉一直依赖着这片辽阔的海洋，未来随着海水一路延伸到天边。要做的事情实在太多了。米拉的儿子已经从牙科专业毕业，在美国另一边的某个城市实习，还结了婚。这些年来，米拉在工作上投入了很多时间和精力，既为了给儿子一个单身花季母亲似乎不可能提供的生活，也为了证明别人对她的看法都错了。可突然之间，未来就变得有限了，她曾为之倾注了心血的工作似乎也不再重要。她曾最优先考虑的东西现在变成了最微不足道的事情，这真有些讽刺。

米拉说："最令我难受的是，我没时间重写了。"

重写？

"我的人生故事。我告诉自己我是谁的故事。全错了。没时间修正了。"

你的故事十分重要

我将自发缓解称为医学领域尚未被开启的黑匣子。在飞机上，数据会在飞行过程中流入黑匣子，并被编码存储。如果出现意外导致飞机失事，调查人员可以从黑匣子中提取关键信息，分析可能发生的情况。

我们每个人的内心都有一个黑匣子，记录着我们一生中发生的所有事情：记忆，旧情绪，烙印在我们的灵魂和细胞上的创伤与失去，无法被短暂冥想和生活环境变化所撼动的顽固压力与焦虑，如同安全毯一样被我们牢牢抓在怀里的悲伤和怨恨，成长初期被记录下来的关于自身的认识——我们是谁、有什么能力、应该得到什么、不应该得到什么。就像医学界回避自发缓解的黑匣子一样，大多数人也会回避自己的黑匣子，完全不去探究对自身、对世界、对万物的潜意识。

这里的"黑匣子"不是个比喻，它真实存在。

更科学的术语是默认模式网络（Default Mode Network，简称DMN）。简单地说，默认模式网络就是一些大脑区域的松散连接，既包括大脑深处的旧结构，也包括大脑皮层上较新的结构。进行某些类型的思考时，这些结构会被激活点亮。之所以用"点亮"这个词来描述，是因为它在功能性磁共振成像（Functional Magnetic Resonance Imaging，简称fMRI）上看起来就是这样——那片区域会在银灰色的背景中发出光亮，就像风吹过余烬后有星点火光亮起。

什么点亮了默认模式网络？白日梦，思考人际关系，在社交网络上被点赞，记住过去，畅想未来，反思或觉察自己的情绪……基本上，在不关注外界元素、转向内省模式时，默认模式网络最为活跃。它渴望表达，渴望帮助我们撰写关于自己的故事，将过去、现在和未来可能发生的情节串联起来。[4]

我们会用自己的方式解读发生在我们身上的事件，根据自己的感知方法将它们记录下来。重温大脑中的某些事件时（我们每个人都会回想重要的事情，尤其是负面或情感冲击强烈的事情），默认模式网络会反复激活同一种模式，在神经通路中留下越来越深的沟槽。小时候你在课桌上写过字吗？我仍然记得那些淡棕色木头做成的桌子，以及开始写字时铅笔尖从光滑的桌面上划过的景象。当我一直描画同一条线，凹槽就会加深，然后永远留在那里。很快，我就只能不停重描那些相同的线条了，线条会变得越来越深、越来越黑。当我们一遍遍回想那些创伤、压力、悲伤的记忆，一遍遍让各种信念叙述"我是谁"，大脑的默认模式网络也发生着与在课桌上写字类似的事情。

默认模式网络是神经科学中一个较新的概念，到底哪些大脑区域组成了这一模糊却十分重要的大脑系统仍无定论。一般认为，默认模式网络的定义需要包括前额叶皮层（计划、决策和行为调节的场所），扣带状皮层（边缘系统的一部分，负责情绪和记忆形成），以及下顶叶（负责解释那些形成的情绪并处理语言和感官信息）。所有这些共同形成了外部观察者称为"个性"、你称为"自我"的东西。神经科学家将默认模式网络称为"自我网络"，它是自我的神经生物学基础，是"你是谁"这一问题的答案。

现在，我们需要暂停一下，并指出这并不是你的全部。这很重要。身份不仅仅是默认模式网络，一个人不可能被一个神经网络涵盖。尤其是谈及彻底治愈时，我们会发现自我比默认模式网络还要深层。但默认模式网络是一个重要的起点，是我们想到自我时习惯于想起的建筑蓝图。我们的生活、故事、自我认同、自我感知、应对世界的方式，全都是基于这一蓝图构建的。

那么，当你对"我是谁"这个问题的回答建立在消极、狭隘或有害的观念之上时会发生什么？这种自我施加的消极或狭隘的信念会如何影响大脑中的化学反应？如何影响应激反应与战斗或逃跑反应循环？如何影响细胞与整个身体？如何影响疾病发生概率和从疾病中恢复的能力？这个阻碍人们恢复，甚至导致人们生病的黑匣子里，到底装着什么？

黑匣子的秘密

1985年，由于一位研究者的口误，一项改变现代医学格局的新研究出现了。

当时，加利福尼亚州圣地亚哥凯撒·佩尔曼南特大学的预防医学系主任文森特·费利蒂想要知道患者为什么不断退出他诊所的减肥项目。这个诊所是预防医学系最成功的产业之一，但奇怪的是，它的患者流失率高达50%。诊所的患者们往往能够成功减重，稳步朝着既定的减肥目标前进，但突然间，他们会退出并消失。人们到底为什么在即将实现目标的时候离开呢？

诊所里的一位明星患者在一年内减掉了近300磅的体重，然后突然退出了减肥项目。费利蒂博士对这位患者进行了采访，但在朗读提问清单时不小心口误了。"你第一次性生活时的年龄是？"他以为自己问的是这个问题。患者回答："40磅。"费利蒂博士有点困惑，怎么可能这么轻呢？他又重复了一遍。患者给出了相同答案，然后抽泣起来。

费利蒂突然意识到自己口误了。他没有问患者第一次性生活时的年龄，而是问："第一次性生活时的体重是多少？"患者脱口而出的答案揭示了一个她可能永远不会在其他场合承认的真相：她小时候曾被性侵过。她的第一次性经历是4岁，与家庭成员有关。

费利蒂醍醐灌顶。他调整了问题，扩大了谈话内容的范围，很快他就发现，人们退出减肥诊所正是因为他们减肥成功了。一位女患者的同事夸赞了她的容貌，并向她发出了约会邀请，这位女患者立刻在三周内又长了40磅。"超重让我不再显眼。这就是我想要的。"她说。她也有遭受虐待的经历。

费利蒂的口误使他无意间发现了诊所患者的秘密。后续研究发现，童年时的性侵经历与肥胖之间的相关性显著且普遍。许多人几乎是故意增加体重，这是他们应对幼儿时期心理创伤的生存策略。因此，费利蒂不能只是专注于设立眼前的减肥计划，而是要通过时间旅行回到患者的童年时期，治愈那时的创伤，再考虑让患者减轻并保持体重，重回健康。

费利蒂与一位顶尖流行病学专家理查德·安达合作，将研究范围扩大到了儿童时期创伤和当前健康状况的联系之上。这项大型纵向研究揭示，这个问题超越了性侵的范畴，也超越了肥胖，它的背后还有太多秘密。

费利蒂和安达确定了10种童年压力和创伤类型，他们将其称为不良童年经历（Adverse Childhood Experiences，简称ACE）。两年间，他们结合体检与童年经历采访的方式筛查了1.7万名研究参与者，并且发现许多种童年创伤经历与当前参与者罹患的各类疾病高度相关。虐待、冷暴力、父母亡故、目睹家庭暴力、与患有精神疾病或药物依赖的监护人一起生活，甚至只是长期被忽视的低水平慢性情绪压力等，都可能成为肥胖症、糖尿病、癌症、心脏病等疾病的预兆。或者，像端粒专家布莱克本和埃佩尔所说的，导致人们过早进入带病期。

那么，这些童年的经历到底是怎么在人成年后变为疾病的呢？

乍看之下，不良童年经历研究表明早年儿童时期的创伤和压力可能导致致病行为。例如，美国疾控中心这样解释不良童年经历致病的途径：早年的创伤或慢性压力可能影响神经发育，成年后，这一影响会表现为人们在面对选择（包括吃什么食物、让何人作为终身伴侣、是否吸烟等）时无法做出理性决定，这将增加罹患糖尿病、心脏病、癌症等各样疾病的风险。这些疾病一般被称为生活方式病，因为它们的发病源头是人们的生活方式。这项惊人的发现表明生活习惯与人生选择可以追溯到童年时期，并让医学界终于开始改变筛查和治疗这些疾病的方法。我说"终于"是因为这一改变花费了很长时间。

费利蒂和安达在1998年首次发表了他们的研究成果。这一成果本该使全美国的医生都警觉起来，重新评估他们的行医方式。然而，大多数人要么忽略了这项结果，要么熟视无睹。相关性不代表因果性，这是大多数人的观点，他们认为儿童时期的创伤和成年时期的疾病可能只是巧合。但是不良童年经历研究的设计考虑周全，操作也很缜密，后续还得到了许多其他研究的佐证，因此，我怀疑医生们拒绝接受这一结果的原因是它背后的激烈暗涌：如果相信这个结果，就要被迫彻底改变医疗实践体系，而我们已经围绕这一体系建立了整个行业，想要对它进行全面调整，任务似乎过于艰巨。

"没有人想知道这些事，但它们是事实。"[5]针对这项开创性研究获得的负面评价，文森特·费利蒂回应道。

看过美国疾控中心描述的疾病发展路径——从童年经历到神经发育问题，再到具有健康风险的行为——你可能觉得：哦，我没有这些行为，所以不良童年经历和我没什么关系。也许你曾经参加过相关测试，发现自己有一两项不好的童年经历，但现在依然保持着健康的生活习惯，这很好，说明你在自己的努力或他人的帮助下学会了调整和应对的方法。然而不幸的是，这并不意味着不良童年经历不会影响你，因为只有50%的此类疾病能直接归因于当下的不良行为，另外50%呢？我不得不说，那些压力和创伤可能已经改变了你的遗传物质，印刻进了你的身体，导致你容易患上特定疾病，还有可能把这些疾病倾向传递给了后代。我们已经知道，有害压力会改变身体的生化环境，其影响能深入细胞。也就是说，在另外50%的情况下，不良童年经历导致的并非致病行为，而是疾病本身。

参加了不良童年经历的测试，并且发现自己没有类似经历，这并不代表过去的压力、创伤、悲伤等没有在默认模式网络留下痕迹，它们依然可能影响你现在的健康与痊愈能力。不良童年经历研究找到了10种会影响健康，甚至导致疾病的创伤类型，这不意味着其他类型的创伤不会对健康产生影响，仅表示我们尚未对其他创伤进行过评估。

至此，在对自发缓解的研究中，我已经走遍了完全被科学证实的领域，必须向着科学指向的未知方向前进。不良童年经历研究的重点是童年经历，它证实了童年经历可以塑造个体健康。但从某个角度讲，这项研究只是一个粗糙的工具：它是一个很好的出发点，但没能把过去的经历、当前的自我认同和健康之间的故事完全梳理。我不由得好奇，那些我们没有关注过的、不良童年经历研究没有涉及的经历——比如早年间通过外界信息获得的对自我价值和缺陷的认识，我们的悲伤和难过，对曾伤害过自己的人的怨恨——会产生怎样的影响？对这些经历的认识与理解如何在经年累月的时间中改变着我们的身体？如何塑造我们的默认模式网络、决定我们看待自己与定义自己的方式？

第一次读到不良童年经历研究时我十分沮丧。要阻止这些经历在体内扎根、避免神经发育和生理功能受到影响，最好的治疗方法是早期干预。了解到这个事实很容易让人陷入绝望，尤其是当你知道自己的黑匣子里有很多坏东西的时候。我有。回忆自己的童年和青春期，我想起了那些年复一年充斥着有害压力的经历，它们可能导致我更容易患上各类疾病。参加不良童年经历测试时，我发现自己有7项之多。

7项！

看着这个结果，很难觉得自己不会患病。我现在发觉，父母曾在身体和精神两个层面对我施加了压力。每天的生活都像战争，我和弟弟们每天挨打。母亲会让我食用腐败的牛奶和食物，还会通过其他极端情境宣示她对我身体、精神和思想的全面所有权。我现在认为，她自己也有未得到解决的历史遗留问题，这可能导致我们之间的关系紧张。母亲过去常说，我们的问题开始于我两岁的时候，她离开了一个周末，再回来时我就不肯在她唤我的名字时上前了。她从未释怀，我们的关系一直不好。当我长大了一点，她就试图让我相信我内心深处蕴藏着邪恶的种子。她几乎成功了。直到离开那个环境我才知道，如果儿童保护服务中心了解我们家当时正在发生什么，他们会将我和兄弟姐妹们带离这个家庭。

回想起来，我是兄弟姐妹中被伤害最重的。我的兄弟姐妹现在都被各样慢性疾病困扰着。从那些绝症幸存者，尤其是本书中记载的惊人案例中，我学到了改变自身命运的关键：想要真正治愈灵魂，每个人需要的处方各不相同。对我来说，战胜童年创伤，确保自己的身体脱离慢性战斗或逃跑反应循环，就意味着摆脱不好的默认模式网络。

获得新体验可以帮助我们实现以上需求。离开日常环境、体验新事物可以让大脑退出默认模式网络与习惯行为模式，想要改变思维方式，甚至改变健康状况，这是一个巨大的机会。退出不好的默认模式网络，你就有可能创造并强化新的神经通路，从而覆盖已有神经通路。

"默认模式网络"一词听起来机械呆板，但它比过去常用的"自我"一词表述更加精准。"自我"在流行文化中的定义十分模糊，它大概是在说个体的身份认同或自我意识——我们如何整合潜意识与意识、体验冲动或平静的情绪、决定过上怎样的生活。当我们谈论自我时，其中通常包含了固定或永久性的意味，但事实上自我身份意识灵活多变。使用默认模式网络这个说法的好处是，它精确地捕捉到了自我身份的含义之一：自我身份是通过可以被编辑重塑的神经突触与通路实现的，如同一张可以随着时间变化被编辑重绘的地图。

摆脱默认模式网络

人依靠思维模式来生活。可以想象一下，如果每次开车去杂货店，你坐进驾驶位后都要重新思考如何使用油门踏板、方向盘、转向灯……那会是什么样的场景？我们能用潜意识处理这些小事，不假思索就可以完成日常行动。我们学着走路、说话、骑车、开车的时候，相应编码就被写进了默认模式网络，这对于生存与正常生活至关重要。

话说回来，驾车横穿城市时，使用默认模式网络当然更高效。但如果它会让人觉得自己残次破损、一无是处、毫无价值，那使用时还是小心为好。

在日常生活中，依靠默认模式网络处理例行任务是合理的。但是，让这些条条框框来定义我们自己是谁并不合理。只有以全新的眼光看待和了解自己，彻底的改变和康复才有可能发生。也许这就是人类数千年来一直在发明各种仪式性文化行为的原因，从祈祷到冥想，从跳舞到旅行，还有各种艺术，都能够帮助我们摆脱默认模式网络。

开始为黑色素瘤化疗时，米拉的身体状态前所未有的糟糕。她每天在床上躺20个小时，却仍然感觉十分虚弱，连带狗出去散个步都做不到。她一直在发热，感觉恶心口渴，每天都要喝大量的水。她的身体酸痛，关节仿佛在燃烧，有时候她都不知道自己是因为发热在颤抖，还是因为肌肉疼痛在抽搐。米拉还失去了对膀胱的控制，这让她怀疑自己是不是已经失去了意识。奇怪的是，她开始不停做一个同样的梦，栩栩如生的画面在眼前闪过——一双大而温柔的手出现在她面前。米拉不知道为何会做这种梦，但她认识这双手，它们传递出家的感觉。在某一次梦中，这双手开始为米拉缓缓翻动一本书，似乎在暗示米拉应该去阅读它。但米拉并不是很理解书中的内容，而且，本该是图片的地方只有一片空白。

米拉将这一切归咎于化疗，那些化学药物可能扰乱了她的睡眠节奏。但她有一种挥之不去的预感，告诉她需要从这些梦里学会些东西。它们生动而真实，并不像米拉此前的任何梦境。

有一次，米拉又梦到了那双大手，它翻动着米拉不理解的活页乐谱。但这次，一个声音响起了："生活就像这些活页乐谱一样，它在弹奏华丽的乐章，你的耳朵却听不到。"

米拉醒过来，拿过便笺簿，写下了这句话。后来，她会记下醒来时的所有想法和感受，包括：

- 我没有光滑的边缘，也不能被放进盒子。
- 这是我计划的一部分。
- 目前还不能透露计划，但要有信心。
- 计划不能在恐惧中披露。
- 计划中没有图片，这就是我选择的呈现方式。

......

记录梦境及其意义让米拉开始以第三人称视角看待自己，从高处俯瞰自己的人生与她本人。家庭让米拉总觉得自己"有错""不对"或者"不够好"，然而现在，她第一次看清了自己。从某个角度讲，米拉的人生就像一场表演，她在舞台上扮演一个角色，一个她与家庭在很久之前就决定了的角色。从一开始米拉的角色就是反叛者。米拉意识到，她并不是自己所以为的坏孩子，只不过是在扮演一个别人交代的角色而已。在某种意义上讲，这正是她的家庭所需要的。她并不完美，却完美地符合了家庭背景。米拉称之为"完美的不完美者"。

米拉开始明白，她一直在为别人表演，从来没有成为真正的自己。虽然看上去独立又有抱负，但米拉的一生一直在取悦别人——父母、领导、儿子，从未取悦自己。

她说："不管那些梦境或幻象是什么，它们都很治愈。我不再觉得自己做错了，反而意识到自己很完美。我有着完美的缺陷，完美地贴合我的亲身经历。"

同时，米拉也像其他经历过自发缓解的人一样，做出了重大而艰难的改变——这往往是人们面对绝望诊断时的不自觉选择。她改变了自己对饮食和营养的看法与摄入方式。化疗让米拉很难进食，所以她把自己的食谱聚焦在了营养密度最高的食物上，并尽可能多地摄入。米拉还意识到，自己需要关注一下如何进食：放慢速度，享受过程，将营养进入体内的流程具象化。米拉还从公司请了假，改变了生活节奏，以此来缓解压力，逃离慢性的战斗或逃跑反应。

这里，我想说明一些事情。米拉很幸运，她有能力做出请长假的决定——有存款，公司也认可她这些年来辛勤工作的成果，给了她很大的自由度。她刚替公司完成了一个大项目，领导层告诉她想要休息多久都没关系。我们必须明白，不是每个人都有像米拉这样的选择权，对于许多人来说，维持正常生活意味着被困在某些让治愈自己变得更加艰难的例行事务中。

但是治愈更多关乎内心，而非外部环境。你并非一定要辞职才能改善健康状况、获得根本治愈，也不需要拥有很多可支配收入。最富有的人可能罹患最严重的疾病，相较之下，贫穷的人也可能经历惊人的康复。有些康复策略的确有一定的经济门槛，比如瑜伽、罗尔芬健身法、有机食品，但归根结底，治愈是不能用钱买来的，世界上没有银色子弹，没有让健康状况突然改善的外部力量。当我们总览自发缓解的全景时，就会发现每个人都找到了自己独特的康复之路。

米拉现在认为，那些昂贵的尝试并不是康复的决定性因素。放假肯定有帮助，它意味着足够的睡眠、休息与反思。但从根本上讲，假期对米拉来说意味着设定界限，让她有条件拒绝那些不太必要、压力过大或者牵扯精力过多的事情，不再为错过会议、不能每时每刻处于工作状态而心怀愧疚。

"很重要的一件事情是，我意识到自己不欠别人任何东西，唯独对自己的身体有所亏欠。"

医生期盼肿瘤缩小30%，这样就刚好可以手术，但米拉知道这几乎不可能实现。她还知道，肿瘤再长大一点就可能损伤脖子中的重要结构，所以她开始追踪梅尔的尺寸变化。米拉本担心梅尔会长大，但突然之间，梅尔开始迅速缩小。米拉给医生打电话说，梅尔正以每周半英寸的速度消失，甚至超过了30%的目标后还在缩小。起初医生并不相信，可亲眼见到米拉时，他感到惊讶和茫然。

"一定有很多人为你祈祷。"最后医生这样说。没有其他解释了。

"单病例随机对照试验"

米拉仅仅是对化疗药物高度敏感吗？

不同个体对化疗的响应各不相同，米拉的响应远远超出了这种化疗药物已知的效果范围，甚至是可以想象到的最夸张的范围。医生没办法将米拉身上发生的事情归因于治疗。肿瘤像热炉子上的冰块一样融化了，缘由无从知晓。

几个月之后，梅尔已经缩小到从外部看不到的地步了。米拉的医疗团队十分震惊，他们好奇那里到底发生了什么。

只有一种方法可以得到答案。

主治医生按计划进行了颈部手术，成功从米拉右侧的脖子上移除了33个淋巴结。肿瘤通常会通过淋巴系统扩散，所以医生们往往通过检查摘除掉的相关淋巴结来评估肿瘤的扩散情况。医生还想要移除剩余的肿瘤，但做不到，因为没有了。病理报告显示，米拉身上完全没有疾病痕迹，从肿瘤位置移除的组织上也仅显示出淡淡的黑色素漩涡，印记着那里曾经存在的东西。这是一个不可能的结果。梅尔，那个复杂到颇有美感的恶性肿瘤，曾飞快长大、压迫着米拉颈总动脉的肿瘤，就这么消失了。

但凡有人问起，米拉都会说，华盛顿大学的医生们给了她无与伦比的照护。医生们技术精湛，富有同情心和奉献精神。米拉一直都在强调感激之情，但同时也讶异，医生们对那7个月间她所做的事情并不是十分好奇——从确诊无法治愈的转移性癌症，到得到疾病痊愈的诊断，米拉的一些行为可能影响了这次意外康复。医生们确实对米拉的康复惊诧不已，他们在学术期刊上发表了一篇病例报道，还在学术会议上分享了这一案例。现在见到米拉，他们会和她击掌，称她为"神奇女侠"。但似乎，医生们满足于把米拉的康复当作一个谜团。米拉就是他们所谓的"单病例随机对照试验"，从统计角度讲，她自成一类，是一个孤零零的数据点。

我们无法确定经历惊人康复时米拉体内发生了什么，也没办法预知康复是否会发生，所以不能观测它的发生过程。现在，我们能做的是努力完善拼图。虽然仍有缺失，但图案已经逐渐清晰了。

我们知道，像不良童年经历这样的创伤体验，以及其他类型的压力或负面经历，都可能成为默认模式网络（标记一个人局限性的大脑地图）的一部分。找到脱离默认模式网络的途径不仅能带来思维方式的转变，甚至还能带来人体在化学物质和分子水平上的功能性改变。人无法改写过去，但能够改变自己的体验方式。我们可以选择让哪些经历成为未来默认模式网络的一部分。

如何做到这一点？从感知开始。

米拉曾告诉我："感知创造思想，思想创造感受。"如何感知和理解世界——包括我们自身、他人、万事万物——决定了我们对世界的体验和记忆、对生活的感受，以及最终的生物学响应。这些反应会一直流向人体的每个细胞。我们已经讨论过转变压力认知（从"威胁压力"转向"挑战压力"）和这一转变对人体生物学的影响，这里我想要阐释的是更深一层的概念。当你不仅仅改变了对生活压力的看法，还改变了对生活、生命、根本自我认同的看法时，你的健康状况可能获得更大改善。

那么，如何摆脱旧的默认模式并改变感知？最简单的方法是从体验开始。尝试新事物往往是从崭新视角看待自己和周围世界的第一步。打破日常习惯意味着把自己放入新的情境，这是一种挑战你对自己的假设（包括我是谁、我能做什么）的很自然的方法。冥想、瑜伽、旅行……都是摆脱默认模式网络的好方式。对于我来说，重要的是学习新事物、尝试新体验和新的思考角度。也许有一千种方法能够带来新体验，然而关键并不是"获得"而是"吸收"，你需要积极利用切合实际的方式让新体验中的新真理融入生活。如果没有按照新的信念改变自己的日常生活，米拉的梦境和新想法只会退却成模糊的记忆。经历自发缓解的人们打破了默认模式，摆脱了曾经的局限，从全新的视角看到了自己、体验了世界，然后把获得的新知识融合进了他们的生活与生命之中。

对于米拉来说，梦境催化了这一过程，但这是无法主动控制的，你不能要求自己也做一个这样启示性的梦。有些经历无法强求，也无法被设计，但你可以向自己询问一些有利于自我评估的问题，比如：我的故事是什么？我对自己讲述的关于我的故事是什么？别人讲述的关于我的故事是什么？这些故事哪部分是真实的，哪部分是错误的？

你也可以对一些可能的体验保持开放的态度，当机会到来时，尽可能地抓住并充分利用。米拉没有拒绝潜意识的沟通尝试。你的潜意识、你的免疫系统有没有可能曾经尝试引起你的注意？米拉留心到了，并认真聆听、汲取了潜意识带来的信息：她记录下了那些信息，通过日记梳理了自己的思绪和感受。米拉保持了基本的开放思维，重新反思了对于自身和生活追求的根本看法。

然后，重要的是，米拉把她获取的经验应用在了日常生活中。她开始把自己的健康放在首位，增进了与伴侣的沟通，并为一直以来由于被工作中的"成就感"绑架而忽视的目标和梦想腾出了更多时间。修复自我认同和对自身的新理解让米拉重写了自己的生活规则。她把这段时期称为"绝对的命运改变期"。

也许经历了惊人康复的人们成功找到了那些久远之前形成的自我认同（它们好像是钢铁锻造的，年头不短了），然后将其熔化重铸了。这些人的物质组成没有发生变化，但是，他们找到了被埋藏在那些听来的故事、内心的创伤、背负的压力和重担之下的真正的自我，找到了突破默认模式网络的方法，得以从全新的视角看待自己、体验世界。

新版本的我们会怎样理解世界？我们如何安排事情的轻重缓急、会通过什么样的改变减轻压力、增加快乐？在面对应激激素和这些激素对细胞的可能影响时，崭新的我们所拥有的躯体将产生哪些化学反应？这个版本的我们如何更好地沉浸在副交感神经兴奋状态的生活中？

深入探究这些医生也无法解释或理解的康复案例时，就会发现自我认同与免疫系统间联系密切。也许最终决定身体土壤健康程度的因素是我们是否了解最真实的自己——抛开所有你认为自己需要在世界上扮演的角色，在表面和面具之下，在"应该如何"和他人的期待之外自由生活。根植于内心深处、最为核心的自我认同会像涟漪一样淌过一切，决定了你的想法、感受和看待自己的方式；决定了你是否会为自己留出时间，是否会强迫自己走出户外进行深呼吸，是否会把最好的食物放进身体；还决定了应激反应出现的时机、频率和方式，激素释放的确切水平，以及特定细胞对激素冲击的响应。

米拉的医生惊奇地称米拉是"单病例随机对照试验"，从本质上讲，这意味着医生认为米拉独一无二，与任何人都不一样，都不是同类。在医学文献中，这一术语的解释是仅有唯一受试的临床试验，在这样的试验中，任何干预或方法都仅在一位患者身上测试，并且高度个体化，专门为受试患者量身打造。从某种程度上讲，这是医疗所能做到的个体化的极致了。也许我们每个人都需要像米拉那样进行自己的"单病例随机对照试验"——通过自己的"临床试验"找到自己应该做出的改变，然后投入其中。随着讨论的深入，我会介绍具体的实践方法——如何进行迫在眉睫的、基于个体的健康实验，也是本书中记录的绝症幸存者们进行过的实验。

我们可以借助本书前几章讲述的步骤帮助身体重获自然康复的能力——聚焦于免疫系统，增强免疫功能，拒绝炎症性食物，提升高营养密度食物比例，改变压力应对方式，学习摒弃脑中纷乱、进入副交感神经兴奋状态的技巧。每个人都能做到这些事，它们大有裨益，甚至可能带领我们像汤姆、朱尼珀和简那样，在做出艰难而重大的生活改变后迎来惊人康复。然而，从多年研究中我获得最大的经验是，我们需要更加深入，潜入一切的根源追问我们是谁。因为归根结底，自我认同可能决定了我们是否能利用这些学到的工具和方法重归副交感神经兴奋状态，恢复和保持健康。

现在米拉不再算是癌症患者了。但是因为结果和预后相差太大，米拉仍然会定期进行肿瘤筛查，只是随着时间的推移，两次筛查的时间间隔越来越大：起初是每个月，然后是6个月，后来，米拉终于说服医生一年进行一次筛查。最终，看着多年干干净净的检查结果，肿瘤科医生诧异地摇了摇头。

"好吧，"他说，"好像我这辈子确实有了个机会对这种疾病说出'治愈'这个词。"

第十章
你不等于你的疾病

每个人都是天才。但是如果你以爬树能力来评判一条鱼，它将终生认为自己是个笨蛋。

——艾尔伯特·爱因斯坦

在下面的图片里，你看到了什么？

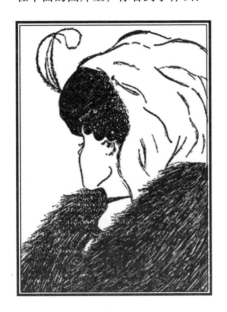

你可能看到了一个老妇人,下巴缩在皮草外套里,裹着白色的头巾。她有着钩子一样的鼻子,小眼睛中流露出悲伤的神情,嘴角向下撇着。但再看一遍,把注意力放在鼻子上,想象它是脸颊的曲线,生气地扭向一边。老妇人的眼睛变成了耳朵,嘴巴变成了短项链,你现在看到一个年轻女人了吗?

这幅画是由一位不知名的画家在1888年创作的,它被印在明信片上,当作新奇的小玩意儿四处传播。多年后,一位报纸编辑偶然看到这幅画,被它吸引了,并将它发布在了报纸上,题目是"我的妻子与岳母"。编辑在标题中写道:她们都在画里。找到她们!

现在把目光投向1930年。心理学家埃德温·鲍林看到了这张图片,把它复用到了自己一篇以"感知"为主题的期刊文章中。鲍林好奇人们为什么能从这幅图画中看到不同人物,以及这样的视觉转换是否容易实现。通常来说,人们很难看到感知到的第一印象以外的东西——如果你开始看见的是老妇人,就很难再看见年轻姑娘了。鲍林发现,观众需要经历某种"图形-背景转换"来发现就在他们眼前的图像。在转换过程中,我们可以让图像的某些特征淡入背景,另一些特征成为主导。然后,突然间,全新的图像出现,我们才看到一直就在眼前的东西。

经历过自发缓解的人在改变看待自己的方式时也经历了类似的转换。对于许多人来说,这一变化非常突然,好像他们一直盯着图画,一直看见老妇人,猛地向上一瞥,就看见了少女。上一章中提到的米拉形容这个过程像"面纱被扯下",突然之间,米拉有生以来第一次清晰地看见了有关自己人生的故事,而这个故事和她一直以来的想象不太一样。米拉经历了剧烈的图形-背景转换——同样的生命历程,同样的女人，图像却截然不同。

我们每个人都需要通过图形-背景转换来改变看待自我与疾病的方式。对于鲍林的图画而言，一旦觉察到了两种图案的存在，就能够很轻易地在两种图像间转换，但永远不可能同时看到两个人物。那么，如果你认为自己是一个病人，你还会看到其他可能吗？

我在俄亥俄州遇到的年轻脑瘫女患者凯伦就是一个完美的例子。凯伦和她的双胞胎妹妹自一出生就患有脑瘫。这是一种常由子宫内的发育异常或生产时缺氧导致的疾病，会影响人体的肌肉、运动和协调能力。凯伦的腿受到了严重影响，无法伸直，走路时脚跟无法触地。谈话时凯伦讲到，当她在学校里把自己缓慢地拉上楼梯时，其他小孩子们会像飞一样从她身边经过。当一个孩子无法做到其他所有人都认为理所当然的事，生活就不会轻松愉快。

然而，凯伦慢慢克服了她与生俱来的大部分生理弱点，变成了一个精力充沛的年轻女孩。上一次我见到她的时候，她看起来十分快乐。凯伦报名了理疗师课程，崭新的未来像华丽的地毯一样从脚下铺展出去，那是她从未设想过的未来。

谈话时，凯伦的双胞胎妹妹就静静坐在一旁的轮椅上。她见证了自己姐姐身体的转变，却拒绝去看医生。她告诉我，她打心底觉得自己缺陷太多，不配得到医生的注意，并且确信所有尝试都将失败。我永远忘不了这些令我心碎的讲述，它也提醒着我，很多人都倾向于相信糟糕的事情。有多少人是这样生活的？认为自己有某种缺陷，因此不配拥有彻底的痊愈和完美的生活？人要怎么做，怎么才能摆脱对自己病态残缺的印象，看到真正的自己？

感知的力量

我在印第安纳州乡下广阔的农田中和无边的蓝天下长大，但我的世界狭小局限，严苛的家庭管教，各种规矩与成见束缚着我。我穿着母亲手工缝制的衣服，兄弟姐妹们都在家里剪发，我们的乡村口音听上去奇特而过时，甚至和身边的人比起来也是如此。我清晰地记得7岁那年的某一天，一位朋友对我说："你爸说话像个乡巴佬！"我们同样住在印第安纳州最贫穷的县，但这位朋友仍然认为我的父亲——而不是他父亲——说话像一个乡巴佬。然而在我们家，没人应该关心形象和时尚穿着，我们只应该关心如何恪守传统。

在发现世界比我知道的更广大、更辽阔、更美好之后，我就无法继续待在那个局促狭小的天地中了。我还意识到，想要实现自己的目标——追求高等教育、获得高级学位甚至成为医生，必须做出改变。大学开始之前，我用隐形眼镜代替了丑陋的塑料框眼镜，"叛逆"地找理发师剪了头发，还购置了时新服装。9月的一天，天气依然闷热，我走进大学校园，立刻被其中不一样的氛围震撼了。我明显感受到了人们的态度差异，他们接纳而非评判我，认为我是他们中的一员而非某种另类。这种解脱感让我几乎流泪了，我终于知道自己的内心与其他人并无不同。周围人们的接纳帮助我逐渐找到了看待自己的新方式。

所有人的真实自我和呈现出的形象间都有差异，有时这种差异十分巨大。这一认知对我而言是一个巨大的帮助。它是我的艰辛童年留下的礼物之一。

人们通常认为在意别人的看法是一件肤浅的事情。无论别人如何看待你，你都应该知道自己的价值所在。然而，在一定程度上，别人的看法是重要的，它会影响你的感情和事业，甚至也会影响你的康复能力。人都会被他人的看法影响（其实他人的看法可能是我们授意的），如果别人认为你病弱或不健全，你或许也会感觉自己病弱或不健全，从而加固默认模式网络中对"我是谁"这个问题的认识。如果你认为自己"病了"，或者被带着这样看法的人包围着，你的康复之路是不是会更艰难、更漫长？

我们已经看到了健康与感知世界之间的交织关系。举个例子，两个在纽约中央公园里相邻而坐的人，可能处于两个完全不同的宇宙中。一个人可能因繁忙的交通而心烦意乱，或被头顶飞速旋转的直升机桨叶惊吓，身边的人个个看起来都威胁重重——他们想干什么？而旁边的另一个人可能注意到完全不同的景象：一位母亲温柔地为婴儿车中的孩子盖上毛毯，一对情侣旁若无人地牵手说着情话，红色和金色的树叶在阳光中纷纷扬扬地从树梢落下。两个不同的世界。如果保持这样截然相反的感知持续数年，不难想象，两个人体内的化学和生物反应会有多少差异。

感知甚至影响感官——你尝到的味道和听到的声音。1976年，一位研究人员发表了一篇名为《听见唇语，看见声音》的论文，其中指出，我们听到什么声音在很大程度上取决于我们看到了什么场景。[1]这就是著名的麦格克效应，以这位研究人员的名字命名。有很多关于麦格克效应的视频，比如一个男人重复发出"Ba Ba Ba"的声音，然后又开始重复"Fa Fa Fa"，"F"的发音十分明显。然而重点是，这两个音频其实完全一样，被重复发出的声音一直是"Ba Ba Ba"。但是我们看见男人的嘴型做出了"F"音节发音的样子，所以耳朵就听见了"F"。我们生造出了一个清脆、清晰、准确无误的声音，然而自己都没有意识到这一点。

视线中的盲点也是如此。视神经与视网膜相连的位置没有视锥和视感细胞，这导致了视线盲点的产生。但是，我们创造出了某种构建在裂隙上的"桥梁"，形成了视线没有断裂的视觉效果。不存在的东西可以靠创造填补，你甚至都没有意识到这一点。

有实验表明，如果让人们相信自己受到的痛苦是施加者故意为之，痛苦程度便会加深。另一项关于疼痛的研究发现，如果你弄伤自己时说句脏话，疼痛就会减轻。可以看出，情绪会影响我们对疼痛的感知——感觉被他人针对，疼痛增多；通过话语和语气拒绝疼痛，疼痛减少。很多研究都展示了有关感知科学的惊人事实。[2]一些在同一酒店从事相同工作的女性客房服务员被分成了两组，其中一组被告知，她们的日常工作可以算作"运动"——满足外科医生对于每日推荐运动量的需求，而另一组没有被告知任何信息。随着研究的进行，第一组女性的身体指标（体重、腰臀比、BMI、血压）显著改善，另一组的对应指标却没有发生变化。在这个案例中，感知指的是"工作等同于运动"的观念，它具有改变身体的力量。

还有另一个很好的例子。我猜大多数人对衰老这件事都抱有消极态度。随着年龄的增长，我们可能会认为自己逐渐衰弱，对生命中已经消逝的东西念念不忘。这种消极想法虽然完全合理却危害巨大。哈佛大学的艾伦·兰格和耶鲁大学公共卫生学院的贝卡·利维共同进行的研究发现，发自内心地积极看待衰老可以改善健康状况、延长寿命，[3]其效果比锻炼或戒烟还要有效。[4,5]另外，关于衰老的负面想法会增加罹患阿尔茨海默病的概率。为什么？研究人员发现，负面自我感知带来的慢性压力可能破坏海马体，这是大脑中负责记忆、情绪甚至心脏跳动的结构。

科学家在探索物理领域时发现，人类的大脑并不仅仅是外界客观现实的被动观察者。观察者效应表明，我们的感知或许可以在一定程度上塑造现实，改变我们的体验，甚至改变我们的躯体。对感知的主观选择能力触及了人类之所以成为人类的核心：与其他动物不同，我们能够选择如何解读自己的体验，因而拥有了超越极限的能力。如同哲学家乔瓦尼·皮科·德拉·米兰多洛在文艺复兴早期所吟咏的那样：我们要么是神，要么是野兽；要么是天使，要么是魔鬼。[6]我们可以看见美好与希望，也可以只看见缺失与恐惧。我们看待自己与疾病的方式，要么严重限制了自己的康复潜力，要么开启了一条意想不到的治愈之路。

阿拉莫的边防将领

2014年，我收到了放松反应缔造者、身心医学开拓者赫伯特·本森的邀请。那是个好消息，但也让人有点紧张：麻省总医院希望我向教职工进行一次有关自发缓解的演讲。那时的我已经参加过几次电视节目，所以不应该紧张才对。但我还是紧张了。我将向一群最苛刻、最难被说服的听众——我的同行们——进行演讲。

演讲进行得很顺利。我尽量突出了科学性，引入了量化数据，观众似乎很感兴趣。演讲结束后，我发现了一页被某位医生不小心遗落在现场的笔记，上面记录着我讲述的内容，其中有一句是：成为自我照护的英雄，在别人看见失能和疾病时看见可能和机会，去取得非凡的成就。这句话被标上了下划线，旁边还画上了感叹号和一张笑脸。

第二天，我收到了麻省总医院精神科助理主任的邮件，内容与肾细胞癌自发缓解有关。肾细胞癌致死率很高，但也是自发缓解发生率较高的癌症。邮件里写道：有一位来自得克萨斯州的工程师，他叫杰拉德·怀特，有一个关于自己的神奇故事。

杰拉德称自己为"杰瑞"，是那种会大嗓门儿打电话的家伙，并非脾气暴躁，只是精力充沛、为人热情，想让全世界都听见自己讲述的故事。那天，我打电话过去想要聆听他患病又康复的经历，他却有另一个故事要讲，一个关于野猪的故事。

杰瑞住在得克萨斯州中部，布拉索斯河河畔的一个小镇。镇子历史悠久，砖墙和带遮阳篷的商店门面散发出狂野的西部风情。得克萨斯州辽阔无尽的天空提醒着人们，这里曾是一个未被驯化的独立共和国。每年，杰瑞都会参加阿拉莫之战（得克萨斯独立战争重要一役）的战场重现活动。他扮演吉姆·鲍伊，一位传奇的边防将领，以近战时熟练的刀法闻名，在重病卧床的情况下仍然奋战到了最后。据传说，吉姆·鲍伊丧命之前，枪中的每一颗子弹都从他的床上射向了正在接近的敌军。当杰瑞讲述了自己在得州灌木丛中的一次"史诗级"对峙后，我就认为他非常适合扮演吉姆·鲍伊。杰瑞说，当时有一头野猪闯进了他的院子，破坏了草丛和花束，吓坏了他的家人和宠物。85岁高龄的杰瑞拿起古董手枪，毫不畏惧地追上了那头猪。后来他从灌木丛中胜利归来，正如他战胜了两种本来应该让他送命的癌症后凯旋一样。

接着，他给我讲了疾病的故事。

"一切的起因都是一个装病的园丁。"杰瑞说。他找了人给院子割草，但那人一次又一次推迟工期，愤怒的杰瑞最后得出结论：要想完成什么事情，还不如自己动手。他从邻居那儿借来一台坐式割草机，"在暴怒中完成了工作"。在酷热的天气下工作了几个小时后，杰瑞征服了巨大的草坪，上楼去洗澡。在擦干身体时，杰瑞震惊了：他的左侧睾丸突然肿成了葡萄柚大小。

之后是接二连三的看诊。医生给杰瑞进行了腹部CT扫描，想看看是什么造成了这么大的系统压力，导致了睾丸炎症。当医生把扫描结果挂出来时，连未经专业训练的杰瑞都一眼看到了罪魁祸首：本该是灰色风暴云样的左肾位置，出现了巨大的凝胶状团块。

两人盯着扫描结果。医生沉默了几分钟，好让杰瑞有时间努力消化眼前的信息，为听到接下来的诊断做好准备。现在，回想起改变了自己一生的那个瞬间，杰瑞十分感激医生给了他沉默和准备的时间。显然，那几分钟是杰瑞生命里的重大转折点，就像飓风正中异样平静的风暴眼。医生宣布初步诊断后，杰瑞的家人开始提出各种问题，杰瑞只是安静地坐在那儿，思考着。他说他的第一反应是否认：应该没那么糟，也许能忍一下，看开一点大概没什么问题。

在家人的一片沉默中他看向医生："如果我什么都不做呢？"

"它会杀死你。"医生说。

度过了最初的震惊后，杰瑞觉得这句话并没有让他特别不安。事实上，他非常欣赏医生的直白。

"他的坦率真让我舒服！"杰瑞告诉我。

诊断是肾细胞癌，或者叫肾癌。晚期，转移性的。医生估计，不接受治疗的话杰瑞还剩下大约3个月的寿命，治疗也不会对预后带来太大改善。在20世纪90年代，转移性肾细胞癌患者的选择不多。这种癌症对当时可用的传统疗法（例如化疗和放疗）响应率*很低，在已经测试的70多种化疗药剂中，最好的测试响应率只有不到10%，[7]颇令人失望。

但是，无论杰瑞想不想尝试那些不一定有效的治疗方法，首要的事情都是将肿瘤切除，因为这个肿瘤已经给杰瑞的肾脏系统带来了太大压力。他们在达拉斯的贝勒大学医学中心进行了紧急手术，漫长的7个小时之后，杰瑞的左肾和肿瘤一起被移除了。

杰瑞把肿瘤形容为一个"20磅的大家伙"。"他们告诉我这还不是此类癌症病例里摘除过的最大肿瘤。但我查了资料，没找到更大的。"他说。

杰瑞毫不掩饰的好胜心让我不由得笑了起来。他好像还挺失望！这个扮演过阿拉莫之战指挥官的人，追着野猪冲进灌木丛的人，想要在每一件事上取得胜利，甚至是肿瘤的大小。

康复很艰难，过程漫长而痛苦，但杰瑞克服了一切。他每天都强迫自己在健身自行车上骑得更久一些，时刻提醒着自己漫长手术后医生说的话："我全搞定了。"

但癌症本身并没有被搞定。

杰瑞总会全心投入自己手头的任何事。他一直在研究肾细胞癌，发现这是一种相对难以预测且反复无常的癌症。它可以快速移动，扩散到身体其他部位。手术一年之后，CT扫描复查显示杰瑞身上曾经是左肾的位置有个小团块。尽管肿瘤科医生曾说肾细胞癌"永远不会再回到肾床上"，但放射科医生坚持认为这又是一个恶性肿瘤。活检证实：复发性肾细胞癌。

---

* 指接受治疗后肿瘤缩小或消失的患者在所有患者中的比例。

主流治疗方案救不了杰瑞。他进行了第二次手术，移除了复发的肿瘤，但癌症还会回来。当时，市面上唯一一种针对这个阶段肾癌的治疗药物还在试验阶段，争议很大。杰瑞的儿子看到了这项挺有意思的研究，它是一种免疫治疗的新药，叫作白细胞介素2（IL-2）。杰瑞重燃了希望，但当他把这项研究拿给医生看时，医生大为光火。

　　杰瑞说："他从椅子上跳了下来，一拳捶在了桌子上。他对我喊道：'告诉你儿子别再看那些垃圾书了！白细胞介素会要人命的！'"

　　从确诊肾细胞癌，一年半已经过去了。虽然外科医生尽职尽责，但杰瑞知道，他需要掌控自己的健康管理，这很重要。例如，CT扫描发现腹部小肿块之后，杰瑞是那个要求活检以防癌症复发的人。医生坚持认为它不可能是恶性的，但它是。

　　杰瑞是一位受过良好训练的工程师，也是一位发明家，在很多国家都注册过专利。他相信，自己弄明白事物的工作原理永远是最好的选择。他深入学习了白细胞介素2的相关研究，认定是医生的信息落后了。标准癌症疗法（化疗和放疗）对于肾细胞癌的效果有限，而白细胞介素2和斯蒂芬·邓菲使用的地塞米松一样，都是利用免疫系统中天然存在的信使蛋白来对抗肿瘤细胞。20世纪90年代中期正是免疫疗法的萌芽时期，尽管白细胞介素2已经获得美国食品药品管理局批准，但它的不良反应很严重，成功率相对较低，只有20%。然而，杰瑞被判死刑的概率是100%，20%的生存机会看起来已经相当不错了。此外，杰瑞从未被渺茫的概率吓到过。别忘了，这可是杰瑞·怀特，他是阿拉莫战役中的吉姆·鲍伊，是追逐野猪的勇敢猎人。后来，CT扫描发现杰瑞的肺部出现了点片状阴影，说明肿瘤已经从原发位置蔓延到了远端（或称为转移灶）并开始生长，医生终于同意了使用免疫疗法。

杰瑞说白细胞介素2的不良反应就像"你能够想象到的最糟糕的感冒",让人高热、寒战和呕吐。免疫疗法会让身体进入强烈的炎症状态,以消灭癌症。在与免疫疗法的不良反应做斗争的时候,杰瑞觉得自己还有其他事情要做。自从被确诊以来,杰瑞就在疯狂地寻找、阅读一切他能够得到的与肾细胞癌相关的资料,包括癌症本身及其治疗方案,还包括幸存者以及他们的故事。营养、冥想……杰瑞开始尝试所有方法,试图让当前治疗达到最好的效果。

白细胞介素治疗最困难的一点是,患者需要定期注射这种药物,大多数病人不得不为了这简单的一针奔波跋涉到医生的办公室。但杰瑞的女儿是一名护士,所以她能让父亲在家中接受注射,这增加了治疗的舒适度。几个月之后,杰瑞觉得自己制订的日常计划非常管用,已经让自己的头脑和身体达到了可以接受免疫增强疗法的最佳状态。他好好洗了个澡,放松身体,努力清空了头脑,把担忧和焦虑抛在脑后。他花了很长时间借助引导性意象进行冥想。存在于杰瑞头脑中的意象非常具体:白细胞冲出血管,找到黑色的破坏性癌细胞,把它们清出体外。当杰瑞准备接受注射时,家人会围在床边并将手放在杰瑞的身上,仿佛在向他传递治愈的能量。杰瑞发誓他可以感受到这种能量。

"甚至我4岁和5岁的两个小孙子都吵着要和大家一起守着我。有一次,一个小家伙祷告说,针剂会像利剑一样杀死癌细胞。我太受感动了。"杰瑞说。

针剂让杰瑞难受不已,但注射的过程就像一个与家人共同创造的仪式,或许这是针剂的最大价值。实际上,"注射之夜"的家人团聚已经成为杰瑞最宝贵的记忆。

杰瑞说:"至少,我们想办法把那种冰冷无情的体验变成了美好的经历。"

8个月之后，杰瑞到达了极限。药物不良反应太过强烈，随后的CT检查显示疗效也不甚理想。说得直白一点，癌症还在发展。

杰瑞决定提前终止白细胞介素疗程，转而专注于他在过去一年中练习的冥想和引导性意象。这是一个激进的决定，但杰瑞有种直觉，这是他最后的机会，也是最好的机会。

"这让身心连接练习变成了生死攸关的事情。我觉得这是我开始全力以赴的原因。"杰瑞说。

杰瑞所说的"引导性意象"到底指什么？在不同语境中，它可能指代不同的东西。对于杰瑞来说，这意味着通过高强度的想象过程让"有意识的左脑半球和潜意识的右脑半球进行意象交流"。我知道，在神经科学领域，有些最新观点认为把大脑分为左右两部分过于简化。是的，左右二分法并不是全部答案，但它在解剖学和象征层面仍然十分重要，它提醒我们：人能够以多种形式存在于世界、体验世界。杰瑞的方法更是让我觉得很有意思。其中的关键是，他尝试寻找一种通过高强度视觉冥想向身体发送信号的方法，让信号从有意识的自我出发，深入体内智慧的协调系统，改变免疫系统的功能。杰瑞选择借助冥想点亮每一个癌细胞上的抗原，让它们像灯塔一般发出光亮，好让免疫系统细胞——自然杀伤细胞、巨噬细胞和T细胞——找到肿瘤并将其处决。

杰瑞成功了吗？显然，他做到了！在他突然退出治疗、开始冥想练习的3个月后，医生通过检查宣布他康复了：没有疾病迹象。

杰瑞有许多优秀品质，比如治疗过程中的主观能动性与惊人的行动力、工程师的务实和从未失去的幽默感。但在我看来，最值得注意的是他看待疾病的态度。他一直把疾病与自己截然分开，把它当作一个需要去对抗的敌人。回想我们的对话与杰瑞的邮件，在那些有关疾病的长篇文字中，我很难不注意到他的遣词用句：他在"战斗"，他与癌症之间发生了"战争"，癌症就像"怪物"或"入侵者"，会发起"攻击"。当小孙子说"像利剑一样杀死癌细胞"时，杰瑞得到了极大的触动和鼓舞。

在谈论严重疾病时，许多人会用战争做类比。这种对疾病的比喻已经融入了我们每个人都会使用的公共话语体系。我们会战斗，可能胜利或失败；我们将疾病当作需要战胜的敌军，需要击败的敌人。这种方法确实鼓舞人心，但未必对所有人有效——对有些人来说，将疾病视为入侵者可能弊大于利。比如，本书前言中提到的克莱尔会把疾病看作身体试图与她沟通的信号，倾听并回应是她痊愈的关键。但对于杰瑞，癌症是潜入阿拉莫的敌军，惊扰了他床榻上的休憩，疾病还是闯进花园掘土的野猪，让杰瑞拿着古董枪就追了上去。

在不同的人的内心世界中，相同词语和比喻的含义千差万别，也许这导致了它们的效果差异，对别人有用的却可能对你没有效果。你看待疾病的方式必须与你自己产生共鸣，必须包含你能感受到的能量与生命力。不管你将疾病看作沟通信号、敌人还是其他完全不同的东西，最关键的是，不要把疾病当作你自己。你不等于你的疾病，它不能定义你。

当然，一个身患重病的人可能很难坚持并施行这些想法。若你长期与疾病斗争共存，被疾病的声音包围，让疾病改变了生活，被疾病定义了自己，怎样才能从中脱身？

当疾病成为你的标签

疾病在我们的生活中扮演了许多不同的角色，有时它甚至在雪中送炭——面对难以处理的局面或难以招架的压力时，身体可能通过崩溃的方式让我们获得必要的休息机会。对许多人而言，疾病可能是他们人生中第一次真正感受到别人的关心，第一次能够把自己的需求放在首位。你甚至不需要主动去寻求关注，疾病会替你做出决定。这也许是疾病附赠的礼物，我们无法控制。

如果能够利用疾病逃离生活重负、恢复平衡、获得喘息之机，我们可能会在自己都没有意识到的情况下拒绝从疾病中康复。如果你已经偏离了正常的生活道路，只忙着关心和取悦他人，忘记了自己的真实身份和真正需求，那疾病就不仅仅是警钟，更是救命稻草。

疾病可能会与我们的自我认同和感知纠缠在一起，难以厘清。我每天都在医院中看到，不管在精神科还是其他科室里，人们往往会用疾病来表达内心最深切的希冀、恐惧、需求和渴望。这可能是因为其他表达途径被阻塞了。你需要问问自己：疾病对你来说意味着什么？疾病也许蕴含了你的部分真实身份（或自以为的真实身份），从疾病中康复似乎意味着放弃自己。你需要意识到，你可以让自己的身份从疾病中剥离出来，同时仍然完整健全，甚至可以带着从疾病中得到的经验教训，重塑新的自我。

日常生活中，为了自己和他人的方便，我们可能变换不同身份。想象一个小巧袖珍、晶莹剔透的玻璃棱镜，它看上去非常简单，但放在光源前轻轻旋转时，它就会从一种颜色变成另一种：粉色、蓝色、黄色……人也是如此。你可能是丈夫或妻子、儿子或女儿、兄弟或姐妹，可能是领导、爱人、某人从年幼时就结识的好友。你做家长与做晚辈时的表现一定不同，这不会让你变得更不真实，或更不像自己，这仅仅是成为社会人并不断深化与他人的种种独特关系时的必要步骤。我们在当下时刻的身份取决于当下的环境。

有时，我们会故意旋转棱镜来呈现特定的身份。比如我发现，有些患者希望我扮演权威医生的角色，谈吐果断自信；有些患者希望我问诊时在心理上脱下白大褂，表现得像一个有恐惧和担忧的普通人。在这么多年的行医生涯中，我必须磨炼出这种知道什么时候要如何表现、表现几分的技能。

有时，我们又会无意识地在不同身份间自动转换。例如，催促孩子们上床睡觉后，你走下楼梯，与配偶共享私密时光，从一位母亲变成了妻子。在与病人交流时，我会把这种现象称为面具转换。我们身份中的不同侧面就像不同的面具，既揭示了身份，又隐藏着身份：揭示是指这些面具凸显了我们身份中的某些特质，隐藏是指与此同时我们往往藏匿起了其他特点。

身份的不同侧面是世界为每个人贴上的标签，而不是我们的主动选择。但最重要的是，不论你将身份理解成面具还是标签，它们不能代表全部的你，也可能没有准确地刻画你。疾病——尤其是长期慢性病或绝症——可能成为我们无法揭下的面具、无法撕除的标签。想要修复自我认同，就必须有超越面具或标签的洞察能力，你需要看到这些表象下的真实自我。一个棱镜，虽然有无限多面，但终归统一于一个整体。你也是如此。

在我们的视线之外还存在着更深层的自我，人们一直试图用"灵魂"这个词来捕捉这种精神存在。知名神经外科医生怀尔德·彭菲尔德曾经讲述，清醒开颅术中，在部分头骨被移除、患者重获神智后，用小电极触碰大脑不同部位便会激发病人相应的感受、记忆、各种感官知觉以及运动行为。彭菲尔德揭示了大脑内部如何理解身体，并绘制了一份被称为"感观侏儒"的大脑功能地图。但众所周知的是，彭菲尔德没有找到自我。当他操纵大脑特定部位，引发运动行为或感官知觉时，患者永远会说："这是你做的，不是我。"

受文化影响，我们经常被他人所看到的身份折磨着，这些身份可能终将定义我们。但真相是，我们还有另一套身份，它更完整、更本源，隐藏在更深处。过去和现在的行为定义不了我们。并不是所爱的人相信你是什么样的人，你就是什么样的人。自然，你更加不等于你的疾病。在所有的标签和面具之后，存在着看不见的神秘真我。那么，如何实现图形-背景转换，转变自己的感知以看到真正的自己？如何才能穿透层层面具——尤其是疾病的面具？

揭下疾病的面具

人不能强迫自己进行图形-背景转换。在我研究过的众多案例中（包括米拉的案例在内），人们口中关于自我认同的图形-背景转换往往都是自发的。但是我们已经看到，许多自发缓解发生之前都有漫长的准备工作。

当一位患者的母亲因为一次家庭治疗来到我的办公室时，我正在仔细思量着上面的问题。这位女士走进来与我握手，她笑容灿烂，目光温和，像是典型的中年中产阶级家长：身材标致，衣着光鲜，谈吐自若。等候她女儿的时间里，她简要介绍了自己的情况。她说，许多年前，她把自己困在了一种自毁的行为模式中：搞砸过几次婚姻，不停尝试摆脱童年时被性侵的阴影却一再失败，反复滥用药物，失业……好像无论如何努力也没有办法打破这个循环。她身上不良童年经历的印记十分明显。这位女士告诉我，很长时间以来，她都认为自己从根本上就是一个残次品，因而注定要做出糟糕的选择，注定会染上疾病，甚至悲惨地死去。这一切似乎都扎根在她对自己的核心认知之中，尽管迫切地渴望拥有一个健康、快乐和干净的人生，但她自己并不相信会有这种可能。然而，现在我面前这位自信、健康的女士和她描述中的那个人大相径庭。

"你身上发生了什么变化？"我非常好奇这个惊天转变背后的原因。这是很多患者努力追寻的目标，很多人都失败了。

令我惊讶的是，这位女士说出了一个非常具体的时刻，她在那一瞬间突然发觉自己误解了自己的一生。我立刻意识到，这就是很多人描述过的图形–背景转换。

"我仍然记得它发生的确切时间。那是一堂瑜伽课，我在做婴儿式，前额贴着地面，这个意识突然掠过大脑——我并不是一个有缺陷的人。可能，我其实一直都是这么想的。人不能被自己的过去和错误定义，我已经做得足够好了，值得拥有美好的生活。"

她停下动作，站起来走出瑜伽工作室，带着这种崭新的自我理解彻底改变了自己的生活。12年过去了，曾经的她一定无法想象生活会变得如此不同：事业一次次成功，身边还坐着结婚10年的丈夫。我看得出来，这位丈夫十分欣赏她。她似乎还是那个人，但又完全不一样了。她成功让视线越过了世界（和她自己）给她贴上的残损标签，剥落了带来束缚和疾病、藏匿了真相的面具，重新找回了在路途中遗失的核心自我。

上述一切不是在瑜伽课上"瞬间发生"的。这位女士为自己所经历的图形-背景转换做足了准备。在用借口逃避多年之后，她下定决心要认真对待自己的身心健康。她尝试了各种改变生活习惯的方法，努力过，都失败了。最终，对改变的渴望让她报名了瑜伽课，作为迈向健康的又一次尝试。这就是她通过婴儿式发现自我、靠顿悟改变了人生的契机。她不是碰巧在正确的时间出现在了正确的地点，而是推着自己出现在了那个位置。

深入研究手边的病例时，我发现它们也不是"瞬间发生"的。从朱尼珀、简到米拉、克莱尔、杰瑞，在想要从生活中得到什么、如何治疗（或不治疗）自己的疾病这两个问题上，他们都进行过许多反思。有时候，他们做出了重大生活改变，并循着这些改变顺流而下，却只抵达了崎岖黑暗的终点。但这些旅程也为他们提供了重新评估或清晰审视各种因素、摆脱默认模式网络的机会。

人不能强迫自己在瞬间洞悉真相，或要求图形-背景转换在某个特定时间点上发生，但可以为之做好准备。我们需要培育好土壤，在顿悟时刻出现时接纳它的到来。这可能意味着寻找能够跳出默认模式网络的新环境，从崭新的视角体验世界、感受自己。就像之前的章节所提到的那样，这也意味着要思考疾病对自己的意义。你有什么"把柄"在它手中？为什么你似乎在某种程度上依赖着它？把疾病当作自己的主要身份，是否能帮助你减轻或逃离压力？你的生活中缺少了什么？你是不是花费了太多时间关注他人，而忽略了自己真实的需求和梦想？还是你拼命满足他人的期望，却忽略了自己真正想要的生活？你什么时候忘记了说"不"？是否知道自己什么时候最想要大声喊出

"可以"和"我想"？回答这些问题，做好准备工作，你也许终将找到一条路径，让自己在疾病的束缚之外依然能够优先响应自己的需求，过上自己真正期待的人生。

有时候，为了找到真正的自我，我们必须面对这样一个事实：自我终将毁灭。无论我们患病与否这都是迟早需要面对的问题。但我们中的大多数人会把死亡这个铁罐子一路踢下去，直到道路尽头。而直面死亡可以带来巨大转变，可以促进图形–背景转换的发生，这是修复自我认同的关键。

拒绝惠普尔手术的几周之后，克莱尔·哈瑟自己一个人开车去了她在波特兰的家附近的购物中心。上一次去购物还是在得到诊断之前，她和母亲一家接一家商铺逛过去，聊着天，试穿着衣服。克莱尔记得自己曾站在试衣间的镜子前，决定要不要购买一件毛衣。她斟酌着自己会在什么场合穿上这件衣服，手指摩挲着面料，判断着毛衣多久可能变形。现在，面对生命的终点，克莱尔想到自己曾那么轻松地畅想未来，感觉有点奇异。克莱尔眼中的未来已经改变了。她在购物中心里想象着没有她的世界。

克莱尔正在努力完成《人生最后一年》这本书中的练习项目：走遍自己生活的世界，想象自己已经不在了。克莱尔走过商店，走过她为自己与丈夫购物时最常选择的路线，手指掠过衣架上的服饰。克莱尔意识到，即使她不在了，衣架仍然会存在，但上面挂着的会是不一样的服装。仍然会有百无聊赖的丈夫们瘫在试衣间外的沙发上等待。正在美食广场上排队的人们依然会出现在世界的某个地方，继续着他们的生活：或者开车去上班，或者亲吻着自己的孩子，或者吃着冰激凌。但克莱尔不会了。她开始感觉自己像一个真正的幽灵一样，没人能看见她，她已经不在了。那是一种空洞的感觉，让人伤心。

谈到这次体验，克莱尔说："它明确了一个事实，没了我，世界也会照样运转。这个事实就像一支扎向我心窝的箭。"

这样的体验让人倍感煎熬。但克莱尔告诉我，如果说有什么东西催化了她的痊愈，那就是直面并接纳死亡。对许多人来说，这就是图形-背景转换的催化剂。它提供了一个全新的视角，带来了振聋发聩的冲击，让人们得以发觉自己想要过上怎样的生活、成为怎样的人。它是引发后续一系列改变的第一块多米诺骨牌，会像涟漪一样扩散到生活、生命和身体细胞中的每一个角落。

但这也带来了一个棘手的矛盾：如果你迫切地想要活着，如何真正接纳死亡？

第十一章
向死而生

医生，你医治自己吧！

——《圣经·路加福音》第4章第23节

大学二年级时，我向初恋女友简求婚。她答应了我。我记得自己当时感觉要飞起来了。虽然童年艰辛，但是我可以和简组建自己的家庭，开始全新的生活。

春假的早晨，我们和其他四位同学挤进了一辆有些年头的旅行车，从芝加哥驱车前往简在康涅狄格州的家，我与简和司机一起坐在前排。简正在阅读一本我给她的书，名叫《严酷的爱》。这本书是讲述夫妻关系的，我读后大受震撼。我望向车窗外，俄亥俄州的农田不停地从身边掠过，太阳落山后又看到了宾夕法尼亚州黑黢黢的起伏山丘。每隔一段时间，远处就会出现明亮的色块儿，那是农场里仍然醒着的人们点起的灯光。天色已经很晚了，我记得自己曾好奇那些点灯的房子：人们为什么没有睡觉？他们孤单吗？星期六的晚上，他们在思索或者忧虑什么呢？

我们行驶在被冰雪覆盖的公路桥上。穿越宾州洛克黑文附近的山口时，一辆半挂车突然横在面前，车尾与桥栏杆之间只有区区几英尺的距离。我记得自己喊着："往右打！"再之后，我的记忆就像挡风玻璃一样碎掉了。

起初是一段诡异的寂静，仿佛世界被按下了暂停键。然后，所有信息都涌向了我。卡车司机爬出驾驶室，大声咒骂咆哮着，显然被吓到了。一位坐在后排的同学冲下车，尖叫着跑进暗夜中。我立刻发觉司机已经死了，而简弓着身子，血从脖子上一个深深的伤口中不断涌出。当我把她从车子里拖出来时，她的脉搏已经消失了。

天很冷，很黑。我也受伤了，但完全没有意识到。我擦掉糊在眼睛上的血，就开始对简做心肺复苏。我做了一个多小时，也可能是两个多小时。因为道路结冰，救护车没办法接近，直升机也不行，所以我就一直坚持着。从医院护理员那份工作起我就知道，一旦开始做心肺复苏就需要持续到救援抵达。我遵循指示，机械而麻木地重复着，直到急救队将我从简身边拖走。

简死了。

那天晚些时候，我躺在急诊室里听别人打电话联系我的父母，却得知我的祖父，家里唯一真正关心我的人，当天在蒙大拿州由于心脏病意外去世。我永远不会忘记在整形外科医生一边缝合我脸上的伤口、一边和护士嬉笑调情时，我正努力消化着一个冰冷的事实——好容易看到亮光的美好生活刚刚终结。身边的声音很遥远，我仿佛躺在一口深井之中。

两天之后，我冲出ICU，违背医嘱强行出院了。医院让我签字，证明我理解出院风险。他们觉得我肺上有穿孔，如果出现气胸会性命不保。我签了字。对我来说，那时唯一重要的事情是及时赶到康涅狄格州为简守夜，然后参加葬礼。我固执、愤怒、迷茫、悲伤，不管当时谁说什么，我都一定会赶赴那场葬礼。这次事故令我深感震撼，因为它赤裸裸地展示出生命的脆弱。前一个时刻，简还依偎在我身边翻动着书页；后一个时刻，我在人们带走简的时候，手里捧着那本血染的书。

为什么我还活着？这一切有什么意义？我的生命充满痛苦，令人迷茫。为什么我深爱着的两个人在同一天离开？人会在何时因何事死亡，有什么规律吗？宇宙又有什么规律可言吗？它就这么一遍遍地让生命出现，又让生命消失；把能量转化为物质，又让物质消散为能量。

这场事故的阴影伴随了我很长时间，就像一条不停追咬着人脚后跟的恶犬。疑惑萦绕着我。赖以生存的假设不存在了，只留下一道深深的裂痕。我不知道此后还能相信什么。在很长一段时间里我都内心麻木，照常去上学、去工作，外表坚强，内心却一片冰冷。有些人的悲痛情绪来得激烈迅速，走得也快，我却会悲痛很久。

然而，在机械重复的日常生活之下，有什么东西开始酝酿。

有影子的地方一定有光。那场事故让我失去了人生中最深爱和最尊崇的人，让我不得不面对独自一人的未来，内心备受煎熬。但如果非要从中找到些积极因素的话，那就是——它解放了我。从冰冷的悲伤迷雾中醒来，我意识到自己不再关心他人的期待。我想要从人生中得到什么？

我有生以来第一次成为一名认真的学生。我必须努力学习，克服创伤，恢复自己的思考能力和注意力。我有了渴望答案的问题，也下定决心去寻找答案。我进入了医学院，学习人体科学。我开始走上属于自己的道路，人生第一次想要过上真正的生活。那次事故以及简和祖父的离世在我闭塞压抑的人生围墙上凿出了一个洞，透过那个洞我看到了全新的世界。那个世界也有痛苦，因为那是一个没有简的世界，我也会在其中和自己的死亡相遇。但我发现那是一扇通向我自己的人生大门，让我不再想要取悦他人。现实地讲，那次事故将我从某个无法逃离，甚至鲜有觉察的牢笼中解放了出来，让我现在的生活成为可能。事实证明，死亡，就是通向生命的大门。

不管是否身患重病，直面死亡都是人生的重要课题。

但说起来容易做起来难，因为对死亡的抗拒已经被写入了人体的各级代码中。欧内斯特·贝克尔在他获普利策奖的作品《拒斥死亡》中写道，我们的文明建立在对死亡阴霾的抗拒之上，精心构建的文化体系让我们得以抵御每日盘旋的死亡幽灵。我们内心的一部分相信永生，我们会通过后代、成就、纪念性建筑……来寻求永生，并相信那些纪念性建筑能够永久保存我们的肉体。推迟这件不可避免的事情并不困难。作为医生，我每天都会看到患者家属拒绝在放弃治疗同意书上签字，无视他们深爱着的患者的自身意愿，让患者不得不面对抢救后糟糕的生活质量，或不得不依赖生命维持系统再弥留许久。医生也是如此："不要在我排班的时候让病人死掉。"

然而，我在本书中介绍的绝大多数绝症幸存者都相信直面自己的死亡是治愈道路上的关键一步。

克莱尔说："一旦你能直面死亡，很多事都可能实现。你会感到身上卸下了什么重担，让自己不再畏惧，可以在剩下的有限时间里自由地生活。你会为自己当下仍然活着而心存感激。这很有意义。"

有时候，为了修复自我认同、寻找真正的自己，我们首先需要的是面对和接受自己的死亡。

死亡带来了什么

在面对死亡时不向后退缩是一种超凡的行为。死亡就像一场大火，当你不再逃避，径直走向它时，火焰会摧毁一切，却单单留下最重要的部分。你内心深处的自我、最想要得到的东西、人生对于你的意义会突然变得明晰。没有其他东西可以这样帮助我们修复自我认同，书写崭新人生。

我们可以认为这是假我的象征性"死亡"。许多扛过绝症的人一遍遍告诉我，疾病是他们收获的最好的礼物，因为疾病帮助他们解放了真我，让他们通过死找到了生。直面最糟糕的可能，挺过最严峻的挑战，他们成功摆脱了束缚自我的"恐惧病"，并且意外地发现自己可以自由地生活了。

就像克莱尔对我说的，直面自己的死亡让一切成为可能：重新审视自己是谁、想要什么，然后做出彻底改变，开始真正的生活。米拉也说癌症诊断"给了她一张许可证"，让她可以不再按照他人期待的样子生活，转而追求自己真正想要的人生。

直面死亡帮助我们变成想要成为的自己、真正的自己，而非他人需要我们成为的人。它可能帮助我们完成修复自我认同的最后一步，让我们得以拥抱真实而充实的生活，更长久、更全面地进入副交感神经兴奋状态。对自身死亡的理解可能是一种催化剂，促使我们转变了对自己深层身份的认识；它也可能是带来根本性图形-背景转换的开关，突然间让我们看清了自己。其他"重要"的事统统不存在了，我们由此解放了真我。

摆脱旧的生活模式意味着重塑崭新自我的自由。这个新自我可以不再建立在疾病和缺陷之上，不再建立在错误之上，而是建立在自己的正确和优秀之上。

当然，对于那些对诊断预后全盘接受、毫不抗争的人来说，诊断带来的是束缚而非自由。那么，是什么决定了对死亡的接纳会带来束缚还是自由呢？被死亡"治愈"到底意味着什么？直面死亡的真实含义是什么？

首先，接纳自己的死亡并不意味着蜷在角落等死，不意味着接受不符合自己独特个体情况的预后。那些经历了自发缓解的人有一个重要的共同点，不管患上的是慢性疾病还是绝症，他们内心中会有一个声音呐喊：我是人，不是预后统计数字。

拒绝按计划死亡

预后很容易获得，它是医生对于疾病发展轨迹的推测。我们可以将预后看作预言，但医生并没有水晶球，他们不能直接看到未来。

预后是医生根据某种疾病过去的治疗经验和记录得出的最有可能的疾病发展轨迹，远非确凿事实。它是所有相关可用数据的平均值。图表上，那些数据小点最密集，甚至形成了云状图案的地方让人们觉得最可靠，但同时，更多数据点落在"云团"之外，它们代表着各种各样的可能：比预期更早离世的不幸患者和大大超出生存预期的幸运患者。这种图表以及基于图表得出的预后结果全都无法捕捉到一个事实：就像雨云是由独立的水滴组成的一样，数据点也是由独立个体组成的，每一个黑点都代表一条生命，而其中的很多黑点都落在平均值之外。预后，从定义上讲，就是让平均值掩盖了个例。

大多数人的结局与预后保持一致。这是因为预后真的是无可避免的结局，还是因为我们相信预后是最有可能出现的结局？是不是因为我们预期出现平均结果，才表现出了平均结果，反过来给平均结果添加了更多例证？

患者的病情会基于已有的生化指标继续发展，医生也因此能够从逻辑角度预测出这条轨迹的终点。就像观测一个被球棒击出、在空中划出弧线的棒球一样，结合观看比赛的经验、对棒球运动的了解以及在物理和重力领域的基础知识，一个球迷就能够对棒球轨迹做出合理猜测。但是，当克莱尔、朱尼珀、巴勃罗、马特、简、帕特里夏和杰瑞让自己的精神世界发生了深刻转变时，转变引起的一系列生化变化改变了他们原来的人生轨迹。因此，他们并没有像预期一样降落在外场界内，而是乘着上升气流，一路飞出了球场。

在医学领域，告知患者预后是否会影响其治疗结果的争论也日趋激烈。有些研究显示，给出时间范围就好像在说那是患者确定的剩余寿命，患者会像服从命令一样"按计划"死亡。医生当然倾向于提供所有信息，但这么做是否合适？如果希望是良药，信念能够改变人体的生物特征，那医生拒绝提供希望，在猜测的基础上下结论，让患者相信自己只剩下短暂的生命，这是否算我们照护工作的失职？

一个4月的雨天，在开车去上班的路上，我打开收音机开始调台。我被堵在了路上，雨刮器吱吱的响声也没能缓解我的无聊。我碰巧听到了一集《美国生活》，瞬间就被吸引了。那集的主题是"捍卫无知"，主旨是有时无知是福。[1]也许某些时候，不了解某件事情反而利大于弊，甚至能拯救自己的生命。

一个名叫王露露（音）的电影制片人讲述了她奶奶的故事。露露说，奶奶是大家庭的女主人，"一头烫过的银发，5英尺高，身材娇小，但当她走进房间的时候，每个人都毕恭毕敬"。80岁的时候，奶奶在常规体检中被诊断为晚期（Ⅳ期）肺癌，医生认为她活不过3个月，建议立即住院。

在某些文化中，如果诊断和预后太过负面，向患者隐瞒相关信息是可以接受，甚至被鼓励的。疾病治疗策略也往往是一个家庭的共同决定，一种常见的情况是，医生会首先将诊断结果告知家属而非患者，家属则可以决定什么时候、采取什么方式，甚至是否将结果告知患者本人。而在美国和其他西方国家，病人的权利和家属的决定权界限有些不同。医生采取的是更为个人主义的做法——患者是第一个、并且通常是唯一一个与医生沟通的人。

许多人会对这种隐瞒绝症诊断的做法大为惊诧，认为这不符合道德准则。但露露的家人就这样做了。长途跋涉到医生办公室聆听体检结果的人并不是奶奶，而是露露的姨奶奶（奶奶的妹妹）。在家庭讨论之后，他们一致决定不向奶奶告知诊断结果。

医生们吓坏了。他们坚信不让奶奶住院是一种极其不负责任的行为，因为她的癌症已经很严重了。但是，如果不告知奶奶诊断结果，就没办法让她住院。露露的姨奶奶担心直言相告会带来重大打击。"她不仅仅是担心奶奶会感到不安，而是确信隐瞒真相才有可能延长奶奶的生命。她了解奶奶的性格，猜想奶奶会陷入恐惧和沮丧，不吃不睡，失去活下去的动力。在中国人看来，精神和情绪的健康与身体健康关系很大。"露露说道。

家人们又找了第二个、第三个医生，试图证明最初的诊断是一次误诊，但并不是。预后也永远相同——3个月，也许更短。于是，露露全家伪造了一份医生报告，抹掉了晚期癌症的诊断，用一份假的体检结果骗过了奶奶。为了防止奶奶因为总有人来探望而起疑，他们以婚礼预热为理由举办了一场盛大的宴会，原本计划第二年结婚的新郎和新娘临时组织了庆祝仪式，好让每个人都能够露面却又不引起奶奶的怀疑。宴会上每个人都微笑着在内心悄悄与奶奶告别。奶奶"仍心心念念想着未来——那个有她存在的未来"。

所有人都以为奶奶会很快病重离世。然而，她没有。

死亡日过去了一年，奶奶依旧是老样子，身体还挺健康。那一年她说自己感觉挺好的，没必要看医生，所以拒绝了体检。又过了一年，诊断结果没有变化，IV期肺癌，剩下3个月。再下一年也是如此……

奶奶的疾病既没有恶化，也没有好转。时光流逝着，什么都没有改变。奶奶的身体状况似乎停滞了，因为没有收到自己生病的信息，所以就没有生病。

露露在广播直播中采访了姨奶奶，姨奶奶给她讲了一个笑话："有两个人去看医生，其中一个人身体健康，另一个人身患绝症。但是，医生把两个人的体检报告弄混了，他们错拿了彼此的诊断结果。然后健康的人死了，身患绝症的人活了下来。"

"这真的是个笑话吗？好像不是很好笑。"露露说。

"哦，是笑话呀。"姨奶奶笑着回答道。

那晚查房的时候，我一直思索着知晓绝症诊断结果的利弊。我们做错了吗？我们精心设计、仔细校准、从图表的平均值中获取的结果，是不是宣判了病人的命运？

从我个人做内科和精神科医生的经验来看，许多人会因为知晓了自己的预后而沮丧：绝症诊断会击垮他们，让他们感到悲观、恐惧与绝望。但也有些人会从自己的诊断结果和医生对疾病的最佳预判中获得动力。对于这些人来说，知识就是力量。他们能够从全局出发，确定自己的位置，找到适合自己的道路，把健康掌握在手中。他们能够直面死亡的真相，把死亡的高墙变为一扇大门，然后穿门而去。

　　关于是否要隐瞒诊断结果的研究尚未达成真正的结论。我们没办法设计这么一个实验，向患者隐瞒病情真相，然后在一旁观察后果，这是不道德的。即使是在习惯于隐瞒诊断的文化环境中，人们也在努力保障患者的知情权，让患者本人掌握更多信息。不过我认为，最终的答案应是不要向患者隐瞒病情，在这些年我研究过的所有病例中，隐瞒和回避从未起到积极作用。至少，人们应该有机会知道自己剩下的生命时光比想象中的更短暂，并利用余下的时间过上自己想要的生活。与此同时，作为专业医疗人员，我们应该改进给出预后的方式，让患者从中获得激励而非束缚。我们不应该再担心提供"虚假的希望"，否则只会错失无限的可能性。

　　斯蒂芬·杰伊·古尔德是一位著名的进化生物学家，他曾在哈佛大学任教多年，40岁时被诊断患有间皮瘤，一种会影响腹壁的致命癌症。医生宣布他还有8个月时间，并声称这是"中位数"，是合理预期。起初，古尔德很沮丧，但后来他自己开始研究这种疾病，并发觉"中位数"只代表一些可能结果。是的，中位数附近聚集了更多病例，但上下两端散布的病例也为数不少。

　　古尔德意识到可能性中包含了更多不确定性，实际希望比医生所说的更大。他写了一篇题为《中位数不能传达什么》的文章，呼吁得到了类似预后的患者们一起抗争："我不是统计数字，而是活生生的人，我不会遵循医学图表上的曲线来走完一生。"古尔德坚定地认为，他有合理且充分的理由相信自己将拥有比中位数更长的寿命。果然，他从间皮瘤中完全康复了，在因其他原因去世前又活了20年。

也许，重点不是应不应该隐瞒预后信息，而是提供什么类型的信息。是拿出中位数，让患者被平均值束缚，还是提供希望？平均数和可能性范围，到底哪一个能让患者获得力量？我们能在保证坦诚、透明、真实的同时，让患者意识到自己有可能点燃生命之火吗？

1954年，一英里跑的世界纪录是4分2秒，随后的近十年内都没有人能够打破这个纪录。当时有些医生认为，从生理角度讲人类不可能跑进4分钟之内。但是后来，医学生罗杰·班尼斯特在牛津大学的煤渣跑道上创造了奇迹。那是体育界的重大时刻，全世界的报纸都刊登了班尼斯特在3分59秒时撞线的照片，他筋疲力尽，又如释重负。然而，这一记录并没有维持很久。45天之后，又有人跑进了4分钟，还比班尼斯特的记录快了1.5秒。在那之后，越来越多的运动员达到了这一水平。迄今为止，已有超过500位运动员成功在4分钟之内完成了一英里跑。一旦有人证实了可行性，后来者就纷纷跟上。本以为存在的是生理壁垒，最终被证实只是心理障碍。

王露露的故事震撼了我。如果要追问疾病为什么有时恶化、有时好转，这个故事绝对要被考虑进来。但我并不认为隐瞒诊断是合理的。除了替他人做出不该做的单方面决定外，还会让患者无法体验到被死亡催化的颠覆性生活转变。直面死亡无疑是厘清思绪的最好时机，这不仅仅能够改善健康，或许还会改变人生。在研究自发缓解现象的过程中，我发现对病情的否认或无知并不是一个重要的影响因素。恰恰相反，很多最终康复的患者都曾与自己的死亡积极接触，正面搏斗，然后达成和解。一个反直觉的事实是，逃避死亡比直面死亡伤害更重。

逃避死亡的危害

有些文化不擅长探讨死亡这一话题，倾向于忽略或推迟对死亡的思考。很多人直至走到生命道路的尽头，才发觉自己不仅从未考虑过想要的死法，也从未考虑过想要的活法。

很多人不会频繁讨论死亡，反而一直对自己说：还太早了，我还不需要想这些事。人们都迷恋青春美好的东西，只在私下里悄声谈论死亡。悼念仪式也变得形式化，大部分人会死在医院里，从别处雇来的陌生人会处理好一切：将尸体带走，准备埋葬或火化。在许多文化中，人们会在挚爱之人死亡后举行颇为私人化的仪式（例如在葬礼前为逝者沐浴），既是为了纪念死者，也是为了帮助失去亲人的家庭成员挺过悲伤与心理冲击，而西方文化已经将这种仪式弃之一旁。我们的祖先们会通过哀悼仪式触及实实在在的死亡，而现在的西方文化流行拆解与剥离：不再亲自处理死亡，而是购买外包服务，让别人代劳。也许有人认为这样能使活着的人避免不必要的痛苦，但活着的人会因此而错过什么呢？这又会给身体和心灵造成哪些连带伤害？

如果一个人认为自己拥有无限的时间，他就很难用好自己掌握的时间。无法面对死亡不仅阻碍人们过上真正想要与需要的生活，还可能伤害身体健康。用临终关怀这一争议话题来举例吧。读到"临终关怀"这个词组你可能会立刻产生负面联想，将它与死亡联系起来。没错，临终关怀的确意味着生命尽头，它可能发生在疗养院等场所，但更常发生在患者家中。简而言之，临终关怀意味着一个人已经患上绝症，并且不再尝试治疗，因此它关注的重点是舒适。对于许多患者来说，临终关怀意味着疼痛管理，相关从业人员也擅长减轻疼痛。其实，临终关怀不仅让患者在条件允许的情况下尽可能舒适，还会帮助他们最大限度地利用好自己的剩余时间，有时候还涉及心理治疗和目标设定。总之，不仅满足患者急需的生理需求，也满足他们急需的情绪与精神需求。

因此，听到临终关怀能延长寿命这一说法时，你应该不会特别惊讶。很多人对临终关怀的固有印象是病榻上打着吗啡的垂死患者，但现实完全不是这样。几年以前，世界上最负盛名的医学期刊《新英格兰医学杂志》发表了一项研究，证实确诊后立即接受临终关怀的肺癌患者与对照组相比平均寿命延长了3个月（请注意这里说的是"平均"，所以还需要强调一下，有些人的剩余寿命会远远超过这个数字）。不仅如此，在这段额外时光里患者们的生活质量也得到了提升。

这项研究里没有出现真正的自发缓解病例，但疾病进程的延缓与患者福祉的提升却实实在在。它暗含着与死亡谈判的重要（甚至必需）筹码。也许临终关怀减轻了患者的焦虑，带来了心灵的宁静；也许它让人们不再被世间的规则和他人的期待所约束。所有绝症幸存者都曾告诉我，在真切理解人的一生是多么短暂与珍贵后，他们脱胎换骨，重获解放。也许，高度个体化且以患者为中心的临终关怀能用它的独特方法产生显著效果。

临终关怀是一种优秀的医学护理模式。当然，并非所有临终关怀都能产生同等效果，不同从业者的方法、理念和技术水平差异很大。但临终关怀代表了医学领域的一个独特分支，它不仅治疗表面上的疾病，还治疗人的本身——身体、心灵和思想。临终关怀会根据每个人独特的需求、欲望和目标找到合适的前进道路。想象一下，如果所有医疗行为都以患者的个体情况为出发点，考虑患者的治疗目标和对不良反应的忍受底线，顾及患者对疾病和死亡的焦虑、对生活的希望和梦想……我们将会拥有一套以患者为中心的医学理念，将注意力从狭隘的疾病转移到患者本身，因而获得更全面的视野。

现实情况是：想要得到临终关怀资格，患者必须让医生证明自己的剩余寿命在6个月之内。

我们已经知道，医生无法确定患者到底能存活多久，他们只能声称，根据这种特定疾病的正常发展曲线和统计数据，6个月是平均值。突然之间，患者就有获得临终关怀的资格了。

然而，有些人即使获得了资格，也不愿意拥抱临终关怀这种体验。对于这些人来说，尽管临终关怀能够提升生活质量和幸福感，甚至延长生命，但他们无法接受自己只剩下6个月或者更短的时间，无法接受自己真的要死了。

这是多么残酷的悖论啊：为了获得更长的生命，你必须面对并接受即将到来的死亡。对于许多人来说，这并不容易。

越早接受临终关怀的人，生命质量的提升会越明显。但2012年的一项调查显示，超过一半的临终患者在进入关怀项目后仅仅生存了不到12天，许多人只有几天。关于其中缘由，克莱尔·哈瑟在我们的数次通话中曾谈起过："我有个好朋友，她为临终患者的亲属提供心理咨询服务，她跟我说，克莱尔，大部分人都不接受临终关怀，哪怕快要死了也不接受，只有真的意识到自己没剩多少日子时才会转变想法。"

谈及死亡及其对生命的启示，我们还有很长的路要走。

2004年，瑞士社会学家伯纳德·克雷塔兹在故乡纳沙泰尔的一家餐厅里举办了一次非正式聚会。不久前结发妻子去世后，他因感受到人们对死亡"蛮不讲理的忌讳"而震惊，因而决定在餐厅或咖啡馆这样的公共场合举办开放式沙龙，任何感兴趣的人都可以自由加入。聚会不设固定议程或特定主题，人们只是谈论死亡，不管是因为失去了亲人，还是自己正面临死亡，还是仅仅想提前了解和探讨这一概念。

克雷塔兹撰写了一本书来记述他创立的这一活动。书里写道："我从未如此接近真理。有那么一会儿，我感觉这个东拼西凑的聚会是从本真而生的。多谢死亡。"[2]

无论你处在人生的哪个阶段，要弄明白自己是谁、活着想要什么，面对死亡都是重要的一课。但是，当然，经历自发缓解的人们也无法避免死亡的困扰。

每一个故事都有结局

我们很容易忘记，自发缓解并不意味着永远治愈。还记得莱特先生吗？他相信自己服用的克力生物素时病情就会好转，失去对这种药物的信心时病情就会复发，这种过山车一样的经历也算自发缓解。尽管莱特先生最终死于那种疾病，他仍然是自发缓解的经典案例，提醒着我们多样的可能性。莱特先生也是一个展现希望（与绝望）力量的例子，医学界仍在探讨他的病例，希望从中汲取经验与教训。从末期狼疮中康复的珍妮特·罗斯也算自发缓解，尽管狼疮对她的心脏已造成不可逆转的破坏。珍妮特将这种负面影响解释为身体向她传递的信息，提醒她放慢节奏、减轻压力并优先考虑健康。她从死亡边缘活了下来，恢复程度远超任何医生的想象。同时，她还学会了观察复发迹象，以帮助自己保持健康。

如果我们追求的是永远治愈，那就是在追求一样不存在的东西。人类自从出现在这个世界上，就像追寻海市蜃楼一样追寻着永生。我们有各色关于永生的神话传说：西班牙征服者在寻找青春之泉；中国古代的皇帝派遣船队出海寻找长生不老药；还有美索不达米亚的战神国王吉尔伽美什，他看到朋友在战斗中死亡后第一次觉察到了自己的命运，并开始寻找欺骗死神的方法。即使在今天，也有人选择将自己冷冻，想要在疾病可以被治愈的未来再次醒来。

然而，对于永生的追求似乎从未成功。比如有人按照医生的建议服用了含有水银的丹药，本期望借此延长生命，却因为重金属中毒而杀死了自己。永生的追求者似乎都有着同样的结局，他们从未发现自己想要什么，却在追求的过程中浪费了太多宝贵的东西。文学作品倒是描绘了一系列实现了永生的人物，但这些人想要的似乎恰恰相反：有终点的生命才是有价值的生命。

我是否也在寻求永生？这些年来，我一直四处奔忙，飞来飞去。我研究文献，在冗长的邮件中寻找真正自发缓解的迹象。我花了多少小时、多少天、多少星期记录他人的谈话？也许，我也想要找到欺骗死神的方法。一旦解锁了自发缓解的秘密，我或许也会用它让自己免于疾病。当死神带着绝症来找我，我可以随时掏出这张王牌。这是另一种寻找长生不老药的表现吗？

目前为止，我的研究已经持续了约17年。我一直追踪着那些经历过自发缓解的人，听他们的人生故事，不断得到奇妙的收获。帕特里夏·凯恩仍然没有肺纤维化复发的迹象，又开始用自己的医学专长回馈他人。她还创办了一份周刊，叫作《医生的每日一笑》，其中记述了各种让人开怀大笑或重振精神的笑话、故事和语录。帕特里夏相信，笑声是一种良药，态度能带来治愈。她认为回馈社区让她找到了生活的目标和意义，帮助她远离疾病。我订阅了帕特里夏的周刊，确实很有趣，最近的一则笑话尤其让我印象深刻——

> 米奇坐在医生办公室里，不停做出奇怪的祷告："我希望我病了。我希望我病了。"
> 另一个等待医生的病人问："你为什么想要生病？"
> 米奇回答说："我要是没生病还感觉这么难受的话，可就太糟糕了！"

患有多形性胶质母细胞瘤的两位年轻人，巴勃罗·凯利和马特·艾尔兰，在我写下这段文字时仍然没有病情反复。他们各自抚养着年幼的孩子，期盼能拥有更长时间的健康与体面，但同时也知道现状不会永远如此。他们并不是肤浅地追求长生不老。

我也不是。听完这些他人慷慨分享的故事，我更加谦卑了——就像那场车祸带给我谦卑一样。你会发觉，你可能做对了所有事情，却仍然罹患疾病；或者你像所有人一样有着明显的错误，却仍从重病中康复；还有一些我曾访谈过的人，病情缓解后又再次恶化……我们还有太多事情尚未理解、无法控制。翻过治愈的山脊，另一侧就是生的希望；但与之相伴的是永不消失的阴影——总有一天，生命会终结。

每一个故事都有结局。克莱尔·哈瑟与丈夫在火奴鲁鲁买了一幢房子，如愿在夏威夷过上了退休生活。克莱尔的女儿和女婿也搬了过去，他们是在城里四处演出的音乐家。晚上，克莱尔和丈夫躺在夏威夷式露台上的时候，排练的声音就会从楼下传来。

在被诊断出患有致命的晚期癌症后，克莱尔又与家人一起在夏威夷度过了10年的快乐时光。2018年初，常规扫描检查在克莱尔的肺上发现了病变，看起来很像是癌症转移。

它很小，没什么动静，没在长大，这让医生很疑惑。如果它是一个转移瘤，如果它与克莱尔的原发性胰腺癌有关，它不该在这么多年后出现，也不会是这种表现形式。但活检证实了那就是恶性腺瘤，来自胰腺。

这是一个坏消息，也是一个不同寻常的消息。历经10年的缓刑——没有一丝疾病的迹象——癌症又复发了。克莱尔用邮件告诉我这一诊断，并说道："对我来说，唯一的好处是这边的医生终于相信我患过胰腺癌了。我的肿瘤科医生、外科医生和家庭医生都曾嘲笑过我——他们说我被误诊了，或者我误读了病理报告，我患上的是其他疾病而不是胰腺癌。这些话他们都说过。现在，外科医生给我解读病理报告，说我的肺上有胰腺癌时，我突然感到了巨大的解脱。他们终于相信我了。被医生忽视的滋味不好受。有时候，我甚至感觉医生和癌症一样，都是我的敌人。"

克莱尔放弃了积极治疗，这并不奇怪。她已经73岁，还在等着另一项扫描检查的结果，她觉得自己可能的确要走向死亡了。但正像她所说的："我已经体验过一次了。"鉴于自己的诊断、预后和治疗选择，克莱尔再次决定她不会为了几个月的希望把剩余的生命浪费在痛苦的治疗上。这种决定极其私人，每个人需要根据自己的实际情况、疾病类型和治疗选择做出现实的考量。对于克莱尔来说，如果剩下的日子要伴随着难以忍受的化疗不良反应、躺在检查床上的漫长煎熬和医院候诊室的日光灯，她宁可选择放弃。

克莱尔说："我相信对于某些人来说那是正确的选择，但它不适合我。"

克莱尔有一段时间情况不太好，时常感到身体虚弱、疲惫不堪。她做过一次肺部手术，目的是得到更准确的诊断，可手术让她的身体状况更糟了。不过，现在她又恢复了一点。她还服用过一种可能会帮助改善呼吸的药，但药物没有效果，把药停掉反而感觉更好一点。这是反复失败再尝试的过程，有些日子很煎熬，有些则比较轻松。克莱尔仍患有IV期癌症，面对死亡并不是一件容易的事。克莱尔在邮件里告诉我，她正在进行心理辅导，好"让自己想明白"。她又开始读10年前的那本书——《人生最后一年》，并称之为自己的《圣经》。

"死亡不是问题，走向死亡才是。"她揶揄道。

在那场夺去了我未婚妻性命的车祸之后，很长一段时间里，我都在想我对死亡的认识是否正确——她与我的死亡。以前的我可能并没有理解面对死亡的真正意义。死亡不一定与疾病、沮丧和恐惧联系在一起，接受死亡的方式也并不只有一种。在那次事故以后，我第一次对生活的真实性产生了兴趣。我看待自己和未来的方式发生了变化，不再背负着他人的意愿生活，而终于拥有了自己的人生。如同米拉所说，她发觉自己误解了自己的身份与生命的意义，好像突然"揭下了一层面纱"。

直面死亡并不意味着屈服。你可以接受死亡，却仍然为生命而战；你可以直视死神，却仍然做出生的选择。

生的选择

在确诊绝症转移性黑色素瘤后，米拉·邦内尔度过了一段至暗时刻。她的内心在挣扎，不知道自己接下来要做什么。她有点想放弃。医生说她会死，所以她觉得大概就这样了。

米拉说："我和男友坐在厨房的餐桌旁，我记得自己这样说，我觉得还有选择，而且成功与否会取决于我的想法。但这不会是一件容易的事情，我好像没那么大动力。一字不差。这让我男朋友很受伤。"

米拉现在说，接受现实，做好在几个月内死亡的准备，"温和地走进那个良夜"，这一切都具有一种神秘的吸引力。她的话会让男友感到不安，是因为男友"没有体验过那种感觉"。"他不明白。但每个曾近距离触碰过死亡的人，都会感觉死亡像回家一般舒适。"

接下来的两个晚上，米拉都在床上静坐到凌晨，清醒地体会着即将到来的死亡。最终，米拉做出了决定。她不怕死，但选择好好活着。

巴勃罗·凯利在医生无法解释的病情缓解状态下生活着。他知道多形性胶质母细胞瘤随时可能复发，它可能永远沉默，也可能第二天就回归，这是现实。

"我不再觉得死亡是一个问题。"他在电话里告诉我。这是来自英国的越洋电话，信号时断时续，听筒中传来的声音显得沉闷。他说："我很久之前就该死了。"

从巴勃罗现在的生活方式很容易看出他的选择。他很早就决定拒绝多形性胶质母细胞瘤的标准疗法，因为这种疗法的主要不良反应之一就是不能生育。巴勃罗一直想要孩子，但医生摆在他面前的选项明确地回答了他还没有问出口的问题。治疗或许能保住性命，但也会剥夺他拥有后代的权利，巴勃罗很快就选择了拒绝。

他说："如果能活下去，我想要拥有生活，我想生孩子。如果不能有孩子，活着还有什么意义？"

巴勃罗的癌症仍未复发。他依然保持着严格的饮食习惯，在他看来那是康复的关键。当身边所有人、整个社交圈都与你的行事方法不一致时，坚持可能是一件很难的事情。巴勃罗试图保持清醒，不让恐惧替自己做出决定。他选择严格的饮食习惯不是因为惧怕死亡，而是因为渴望活着。

他的女儿在6月出生，健康又完美。

"我大哭了一场。"他发邮件告诉我这个消息时说道。

想到巴勃罗，我脑海中浮现出一句话，是创办了死亡主题沙龙的伯纳德·克雷塔兹所说。最近的一次采访中，克雷塔兹说自己渐渐不再组织沙龙活动了——截至那时，他已经虔诚地将这一活动持续了10年以上。当采访人询问原因时，克雷塔兹回答说，停止这一活动令他心痛，这是一个巨大的损失；但聆听了那么多别人与死亡搏斗的故事之后，是时候想想他自己的故事了。孩提时代他曾从宗教中吸收过许多有关死亡与罪孽的观点，现在，他需要改变自己对死亡的认知。克雷塔兹说，沙龙活动的初衷也是为了纠正他小时候获得的有关死亡的负面想法。发起活动时，克雷塔兹曾说："我重读了希腊哲学。古希腊人说要把生活中的每一刻当作最后一刻。就是这样。尽力去活。"[3]

尽力去活。多少人敢说自己做到了？

那次采访的两年后，也是退出沙龙活动、开始专注于自己的生活与死亡的两年后，克雷塔兹去世了，享年80岁。在采访结束前，克雷塔兹告诉记者，他以何种方式死于何时何地都无关紧要。"那些都不重要，"他说，"当你把全部注意力集中在此时此刻，你就永远活着。"

这些经历了自发缓解的人们拥有无与伦比的专注力与行动力，可与最伟大的运动员比肩。他们都取得了非凡的成就，获得了常人认为从生理角度看不可能的成绩。打破纪录的运动员们全身心投入了训练，不停接近、突破着自己的极限。从某个角度讲，我们是否可以认为，绝症幸存者们也做出了类似的事情？

第十二章
烧掉你的船

我发现,选择放弃并不是一件羞耻或值得被人议论的事情,也不会带来任何伤害。但是如果选择活下来,道路会很艰难。

——米拉·邦内尔,转移性黑色素瘤患者

按照医学规律,我已经在坟墓里15年了。

——帕特里夏·凯恩,特发性肺纤维化患者

我接受诊断,但不接受预后。

——朱尼珀·斯坦,强直性脊柱炎患者

我知道医学之外还有其他东西,它们让死神放弃了我。15年过去了,我还活着。

——马特·艾尔兰,胶质母细胞瘤患者

记住,如果你不对自己的治疗负责,其他人就会接手。那样你可能没法儿得到自己想要的结果。

——杰拉德·怀特,肾细胞癌患者

1519年，西班牙探险家埃尔南·科尔特斯抵达了墨西哥韦拉克鲁斯附近的海岸，打算为西班牙夺下阿兹特克帝国的土地。科尔特斯有11艘船、13匹马和500名士兵。那时的阿兹特克帝国从墨西哥湾一直延伸到太平洋，是有史以来最大、也是最强大的中美洲王国，人口超过500万，军队以凶猛和战无不胜而闻名，并且人数比科尔特斯的小型部队要多上许多倍。

科尔特斯甚至都不应该出现在那里。他的指挥官撤销了前往墨西哥的指令，但科尔特斯还是来了。在墨西哥湾边缘登陆的科尔特斯，眼前是无法应对目标任务的超小型部队，身后是根本不存在的后备支援，停泊在海湾的11艘舰船是他们的唯一退路。考虑到此战几乎没有胜算，他们大概率会需要这些船。然而，当所有士兵都踏上沙滩的那一刻，科尔特斯下达了一个疯狂的命令：烧掉那些船。

科尔特斯让他的队伍意识到除了赢得胜利之外别无选择。烧掉舰船时，科尔特斯就烧掉了任何撤退的可能性。

"要么占领这座城市，要么死在这儿！"据说科尔特斯这样对他的队伍喊道。

殖民者对待土著文化的态度十分残暴，我绝不认同他们。我只是想请你暂时把自己想象成某场不得不打的战役中的一名士兵，有着自己的生活、家庭、目标和梦想，面对一支传说级的武装力量，内心忐忑，这时却突然发现自己出现在沙滩上，眼睁睁地看着远处港口己方的11艘大船燃起了熊熊烈火，逃生计划烟消云散。想象一下那时的感觉，你发现自己如果不奋力一搏就会失去一切，别无退路，只能向前。

让你设想这一场景的意义是，当你没有逃脱的机会，没有后备计划，没有其他选项时，就只能选择迎击而上。

谈及治愈领域的类似故事，我会想起汤姆，当我问他是否会作弊——偷吃高营养密度糖尿病治疗餐以外的食物，他的答案是"从来不会"；我会想起瑜伽课上的朱尼珀，为了治疗，她会忍着疼痛把自己的身体推向更难的体式，让包裹着自己关节的钙化层逐片脱落，而后变成我认识的最健康、最有生命力的人之一；我会想起简——她做出了对于一位母亲来说极其艰难而伤心的决定——放下自己的孩子，给彼此自由，这也拯救了她自己；我还会想起米拉，她坐在餐桌旁思考着自己是否要为生命而战。这些人一旦找到了适合自己的治愈途径，便会孤注一掷地走下去。

而无论是有意还是无意，大多数人都会给自己留下退路—— 一条可以退回之前行为习惯、信念体系的道路。我们在制订新计划、提出新方案时，会在头脑中留下一道逃生门，在港口留下一艘小船，好在压力过大时随时逃回旧生活或以往的思维感知模式。港口的小船可能是一种令人放松的习惯，可能是酒精或毒品，可能是你知道会带来健康隐患的一段感情或仇恨，还可能是食物，是让医生和家人替你做出健康或生活方面的决定，或者是什么也不做，因为实现积极健康的生活状态所需的改变过于重大而且艰难。

绝症幸存者不会给自己留下退路。一旦发现某些重大改变能够让自己更健康、恢复更迅速，他们就会立刻消灭自己重回旧习惯的所有可能性。消灭的方法多种多样。比如克莱尔，她扔掉了餐盘里所有促炎性、非治愈性的食物。再比如简，她切断了阻止自己成为自己的社会关系，为了从晚期狼疮中康复而完全摆脱了旧生活：结束有害的婚姻，离开压力过大的工作，解决经济困扰，跳出与孩子们的紧张关系（孩子们认为简除了是个病人之外就没有其他身份）。简去了巴西，像从行将坠毁的飞机上跳伞一样逃离了曾经的人生。在身体好转后简也曾短暂地重回旧时的生活状态，狼疮立刻复发了。可见，为了完全治愈，她必须彻底重生。

我在本书中记述的每一位患者都找到了自己独特的治愈方法。他们像探险家一样，在丛林中开辟出全新的道路，找到了修复自我认同的合适途径，最终抵达了相同的目的地。而一旦抵达，他们就会烧掉自己的船，让自己无法回头。

掌控自己的健康

研究自发缓解的障碍之一是，我们无法量化人们对各种治疗方法的真正参与度。数以百万的研究只关注参与者是否实施了特定治疗计划，却忽略了他们的参与方式与参与程度。每个人参与临床试验任务的目的都不一样——有些人是想借这些尝试挽救自己的生命，而有些人只是想得到50美元的参与报酬。

基于科学方法的标准实验流程让我们可以对不同研究进行有效比较，从而得出合理的重要结论。依赖这种科研模板，我们已经量化了药物效力、治疗方法、生活方式变化等因素，但并非所有因素都可以被这样测量。

传统科学方法只能帮助我们研究可见可触的对象。评估药物影响时，我们能够精确地知道一颗药片会让参与者摄入多少克数的药物。现在我们也用类似的方法来研究冥想，追踪参与者一周之内的冥想频率和时长。我们知道参与者A每周冥想3次，每次20分钟，然后把这一数据与不进行冥想的对照组进行比较。但是，我们对参与者A冥想时的状态知之甚少。她的冥想练习强度如何？她有多专心？能够有效平息战斗或逃跑反应、进入放松状态吗？冥想练习对她来说意味着什么？她只是为了凑够练习时长，还是全身心认真投入了？

太多细微差别和内部因素无法被精心设计的定量研究捕捉，太多可能性因为并不适配当前狭隘的科学方法定义而尚未被探索。研究可以告诉我们朱尼珀·斯坦每天进行两个小时瑜伽练习，却不能告诉我们她比身旁同样进行着练习的女士多投入了多少精力。

自发缓解的案例告诉我们，治疗的参与程度对治疗结果影响重大。但大部分研究都忽略了这一点，或无法量化这一点。人们接受健康干预（从化疗到饮食再到冥想）后的表现大相径庭，这让我不得不怀疑，造成这些差异的并非某种干预措施存在与否，而是接受干预措施的个体如何应对。我还记得去上大学之前人们对我说："大学生活的样子是由你自己决定的。"他们的意思是，仅仅被动地坐在教室里并不能获得改变人生的知识与深刻广博的体验。我必须积极融入，主动寻找。

现在问题变成了：人们对各种治疗方法的参与程度如何？不同参与程度又会带来怎样的差异？

临床医学仍处于接纳精神对身体具有治愈作用的早期阶段（而且还有些勉强）。有些医生终于意识到了战斗或逃跑反应在疾病诱导中的作用，开始向患者推荐缓解压力的方法，但仍有牵绊让我们徘徊不前。不管是医生还是患者，大多数人所受到的教育都在指引他们去寻找银色子弹。相较于改变自己的生活，人们会倾向于接受医学治疗，因为这更不费力气。但深层自我价值与自身能力的觉醒可以改变一个人的生理状态。如果我们认可精神的力量，认可情绪可以改变很多事情，那也不得不承认，精神上的重大改变可能促成生理上的重大改变，有时候甚至是病情缓解。

　　20世纪80年代末戴维·斯皮格尔在斯坦福大学进行的一项研究显示，如果女性乳腺癌患者每周参加两次小组心理辅导，她们的生存期将平均延长18个月。[1]这项被视为具有里程碑意义的研究获得了广泛关注，至今仍被反复引用。但是，很多试图复现研究结果的人却纷纷失败了。

　　后来，阿拉斯泰尔·坎宁安重复了这项实验。坎宁安是一位教授兼心理学家，他的主要研究兴趣是行为医学和健康心理学的交叉领域，也曾设计过探究心理咨询与存活率间关系的实验。坎宁安的几处与众不同引起了我的注意。20世纪90年代，坎宁安在多伦多大学经营着一家肿瘤诊所。47岁那年，他本人被诊断出患有Ⅲ期结肠癌，存活概率是30%。一般来说，心理学家与临床医学接触甚少，然而坎宁安是一位在肿瘤诊所工作的心理学家，自身也是癌症治疗专家。因此，坎宁安的研究既是职业兴趣驱使，也与他自己切身相关。

　　坎宁安在1998年进行的研究[2]得出了与斯皮格尔矛盾的结论：他未能在心理咨询与康复或生存期延长间找到类似的正向联系。坎宁安总结说，小组心理咨询对疾病进程或生存率没有显著影响。

　　但是坎宁安注意到了一些有趣的事。

　　实际上，实验组中确实有一小部分人在接受心理咨询后出现了明显的病情改善。其中，7位女性的生存时间大大超过了其他人，7人中的2人在研究开始的8年之后仍然活着，健康状况似乎还有所好转。然而这个样本量太小了，并没有统计学意义，坎宁安的总体结论仍然必须是"未发现重大影响"。

　　不过，回顾了这些患者在实验中的表现后，坎宁安怀疑患者的治疗结局与其治疗参与程度有关。他发现，这7位生存时间更长的患者没有被他的研究局限，除了参与每个人必须接受的治疗外还积极探索了其他治疗方法，投入了时间和精力去进行冥想、练习瑜伽、记日记、表达感恩之情……基本上，除了积极治疗外，这些人还表现出了彻底改变行为习惯、生活规律甚至人生规划的意愿。因此，坎宁安认为他的研究存在其他可能解释，并总结道，积极性与行动力可能与病情缓解或生存期延长有关。

这项意外发现并不是该研究试图寻找的东西，但坎宁安无法忽略它。那些主动为自己的健康负责、能够多想和多走一步的患者往往活得更久，甚至病情也发生了改变。因此，坎宁安又设计了一项前瞻性纵向研究，[3]旨在更聚焦地探索转移癌患者的生存期与所谓心理建设之间的联系。心理建设是一个相当宽泛的术语，本书中绝症幸存者所尝试的大部分方法都可以被囊括在内，心理咨询和其他形式的自我救助当然也在其中。我立刻就想到了米拉、帕特里夏等人对自己的探索——对自我认同、目标和愿望的评估。这次，坎宁安将目光汇聚在了那些对自助方法表现出浓厚兴趣的积极患者身上，并且发现"参与自助"与生存期有显著关联。接着，坎宁安更进一步，开始研究"参与自助"对于患者的意义。

坎宁安在2002年发表了自己的研究成果——《为生命而战：心理治疗辅助的自助方法对转移癌患者影响的定性分析》。[4]这项研究旨在同时从定性与定量两方面剖析目标患者身上发生的故事，工作异常艰巨。尽管样本量很小，但实验设计缜密，每个研究对象身上都有超过100小时的观测记录，这种量级的数据实属罕见。坎宁安找到了9位被他定义为"高度参与"的患者，他们每天都会抽出固定的时间——通常是几个小时——进行冥想、记日记或其他放松活动。这9个人中的8位都获得了良好的生活质量，生存期比最初的估计超出了至少2年。还有2位甚至意外地完全康复了，在研究发表的数年之后依然身体健康。

另一方面，坎宁安找到了8位参与度显著低于平均水平的患者。根据这些患者自己的讲述，他们要么不相信自助可以改变疾病进程，要么因为低自尊等问题受到了负面影响。换句话说，他们认为不值得付出这份努力。尽管这些患者在治疗开始时的预后并不比"高度参与"组更悲观，但他们的生活质量更糟糕，整体诊断后生存期较短，只有一位患者在得到诊断后生存超过了2年。

坎宁安发现，那些积极参与了他所谓的"自助疗法"的患者比那些低参与度的患者拥有了更长（近3倍）的生存期。值得注意的是，坎宁安发现的有效自助方法与那些经历过自发缓解的人在改变精神、心理和生活状态时的尝试十分类似。

为了区分影响预后结局的条件和特质，坎宁安总结提炼出了一个基本框架：

与不良结局相关的特质	与更长生存期相关的特质
· 固化的低自尊或僵化的世界观	· 强大的求生意志
· 对自助方法心存怀疑，或难以有效实施	· 切实改变思想和行为习惯
· 更容易被其他活动吸引注意力	· 放松练习 如：冥想
· 习惯从个体之外的外部世界寻找意义	
· 强烈抵触精神力量的价值	· 积极参与寻找生命的意义

幸存者与不幸逝世的患者是否存在心理差异？是什么导致了可能的差异？

为了回答这一问题，坎宁安进行了另一项研究，并发现幸存者在早期心理自助上的投入更多。[5]这是一项有关瑜伽与癌症康复的实验，结果证实，从疾病中恢复的那一小部分人在瑜伽练习时更认真、更深入。这些结论以及其他一些类似研究的成果让坎宁安相信"修复自我认同"类行为可能是康复的主要因素。但因为真正做出这种尝试的个体数量太少，所以几乎没办法在研究论文中体现出他们的独特之处。我们的科学方法天生关注平均值、淡化异常值，这使得坎宁安测试过的干预措施看起来影响极小。

　　无论如何尝试，坎宁安都无法突破传统科学研究方法的核心问题，仿佛这种方法天然无法解答他的疑惑。对于坎宁安找到的影响疾病发展的重要干预手段，个体参与度的准确测算几乎完全依赖于患者的自我评估报告，还会受到语言和个体感知的影响，量化实验几乎不可能实现。

　　阿拉斯泰尔·坎宁安无疑是探索这一领域的最佳人选。他已经退休了，但仍为那些希望自己掌控治疗计划的患者运营着一个组织。更重要的是，他有双重身份——既是心理学家又是患者。

　　这项主题研究跨越了坎宁安职业生涯的大部分时间，并使他确信，对治愈方法的参与度能够显著影响疾病发展进程。这其实应该是常识了。我们都知道，在体育领域，获得的回报与所付出的努力成正比。但在讨论健康问题时，我们似乎忘记了这一点。

　　但我要郑重指出，为自己的治疗负责并不意味着因为疾病而自责。的确，我们知道得越多，就能在健康管理方面做得越好。但没有谁能完全掌控自己的文化背景、家庭环境和基因情况。主流医学认为，身心医学治疗方法的实质是谴责患者，甚至说身心医学的负面影响（让患者认为患病是因为自己做了或没做某些事情）会抵消它的一切可能好处，这是其抵制身心医学的原因之一。我不同意这种观点，却也必须承认这一说法并非全无道理。有些患者确实会因疾病自责，面对"掌控自身健康和治疗方案"的想法不知所措，身心医学运动也并非总能将"责任"与"所有权"有效区分。

生病不是你的错

当前医疗模式的好处之一是，你可以走进医院治疗疾病，同时不会感到任何压力或受到任何评判。有时候，病人们想让感冒就被当作一场感冒，心脏病就被当作心脏病，或让酗酒、躁郁症等问题被简单地理解成生理疾病。这的确很重要。玛西娅·安杰尔发表在《新英格兰医学杂志》上的一篇文章[6]提出：尽管探索疾病与思维模式之间的联系是有价值、有意义的，但我们不应该做这种尝试；如果患者因为自己的疾病而自责，其受到的伤害可能更严重。

安杰尔博士强烈反对将疾病看作心理状态的投射。她举了一些很好的例子：在很长一段历史时间里，人们都认为肺结核是由心理原因引起的，直到发现其与结核分枝杆菌有关，而结核分枝杆菌可以被利福平治疗；梅毒和淋病也是如此，人们曾将它们看作道德疾病，但实际上是由自然界存在的微生物造成的，可以轻松被抗生素治愈。但是，生物学基础并不总代表生物学原因。换句话说，生物学因素的参与并不意味着生物学因素永远是主要原因。

看起来，安杰尔并不是在否定身心医学的科学价值，只是担心患者会因疾病自责。即使疾病没有被治愈，患者也不应受到责备，这个论点正确且重要。但是，探究我们对自身、对世界的深层信念如何影响健康和疾病，与这一论点并无冲突，不应该混淆这两个概念。我们能够，而且应该采取这样的立场：人不应因患病而受到指责，人类治愈疾病的能力比想象的更加强大。

约翰·萨尔诺医生就是一个很好的例子。萨尔诺曾是纽约大学的医生，几年前刚刚过世，享年93岁。他治疗慢性疼痛的观念一直很受争议：他认为大部分慢性疼痛是由心理状态引起的——并不是责备患者，而是指出这是一个很好的治疗机会。萨尔诺会接收那些对传统治疗没有响应的患者，并常说80%的患者可以在接受他的治疗后减轻疼痛。[7]

《纽约时报》的讣告里写道，纽约大学的同事们经常"在午餐闲聊时嘲笑萨尔诺，尽管他们中的有些人就会因为自己的小病小痛私下找他"。我经历过这种局面。令人遗憾的是，"健康政治"逼迫人们选择了立场，这与科学探索的真正精神背道而驰。但我们也要看到，很多睿智的业内人士曾在私下里呼吁，要为这类问题的讨论留下足够的自由空间。

萨尔诺医生死后，人们证实了他的正确性。在被质疑了许多年后，一些研究[8]发现慢性疼痛常常存在情绪基础。萨尔诺超前于"金标准"加持的双盲研究，领先一步，发觉从情绪和焦虑的角度处理慢性疼痛能让患者得到根治。他是对的。

我认为，作为医生，我们需要更多地听取患者的意见。我的意思是聆听更广泛的声音，而不仅仅是在检查室里跟来看诊的患者交流。那些来自全世界的低语声正讲述着人们对自己身体、疾病和健康的直觉认知。许多人曾给约翰·萨尔诺写过感谢信，描述萨尔诺的方法如何拯救了他们的性命，但医学领域的反应是："没有研究支持。"好吧，现在终于有了。

记得我的一位病人曾在闲聊时说："我知道我受伤后的恢复时间比别人更长。"这句话在我脑海中萦绕许久，它完美地说明了人们可以凭直觉本能地了解自己对疾病的响应方式，只是医学还没有准备好听见这些声音。

如果想在健康领域取得重大突破，我们必须开始关注完整的真相，而不是通过只言片语强化自身的偏见和疑虑。主流医学和身心医学两派的观点常常过于两极分化，甚至妖魔化对方，导致他们无法承认彼此治疗方法中的可取之处。如果因担心患者自责而放弃探寻有关自发缓解的真相，那我们就是在伤害每个人的利益。

那么，谁有能力改变这种局面呢？

你。

我看到，多年来，尽管技术突飞猛进，变化的发生却很缓慢。医学界已经拥有了触手可及的惊人资源，从利用大数据提供身体内部工作状态观察窗口的可穿戴设备，到将人体内细胞重编程为新型高效癌症斗士的先锋免疫疗法，这些令人振奋的技术具备无限潜力，可能引领我们找到通向健康与治愈的革命性新方法。但是我们能够抓住机遇吗？我们需要的是重新评估建立了当前医学体系的根基，是反思我们对于医学实践和疾病治疗的基本假设。这些改变的推动者不会是医生，而是像你和我一样的普通人，是那些认定自己不能坐等专家提供解决方案的人，是那些认为疾病进程会被更高层次推动力影响的人。你的选择不仅能够塑造自己的健康和生命，还能改变整个医学领域。

如果耳边的声音让你觉得自己应该为疾病负责，让你感受到压力而非力量，那就应该忽略这种声音。别管它，这不是给你听的，听不见也没关系。并不是每条信息都针对所有听众，并不是所有事物都会引起共鸣、带来启发，也并不是所有事情都要立刻发生。有时候人们确实需要通过疾病获得喘息之机，重新调整、休息、评估现状；然而有时候，人们也可能还没有做好与糟糕的那部分自己告别的准备，还需要更多时间。那就给自己一点时间。做这件事不需要日程表，你应该得到一个机会而非负担。如果你感觉它变成了负担，那也许还没到需要破釜沉舟的时候，这也没有关系。这是你的路，不是别人的路。

为了不让他人的评判或责备成为你前进时的负担，就要记住：归根结底这一切无关于疾病与治愈，我们并不是在讨论做或不做某件对的或错的事情就能决定治愈是否发生，而是在说人要寻找有意义的生活——能够理解并体会到自身价值的生活，能够清晰辨别目标与期待的生活。在这一前提下，生命的长短并没有那么重要。

萨拉，今年38岁，因躁狂症在麦克莱恩医院住院。她生命中的大部分时间都在和双相情感障碍作斗争，最近酒瘾又复发了。她现在和母亲一起生活，没有工作，钱几乎都花光了。家里人接济过萨拉很多次，在她病情失控时把她带来了医院。萨拉同时服用着多种药物，但它们似乎没有一开始那么有效了。

萨拉的同卵双胞胎姐姐特蕾莎想要帮点忙，于是跟我预约了一次诊疗。特蕾莎十几岁时也被诊断出患有双相情感障碍，并挣扎多年，所以她准确地知道萨拉正在经历什么。

见面的日子到了，特蕾莎和萨拉走进办公室时我大为震惊，因为几乎看不出这对双胞胎之间有任何相似之处。除了精神异常，萨拉也要应付精神疾病和抑郁引起的各种生理问题——也许疾病暴发时混杂的应激激素会对细胞和组织造成疯狂轰炸，双相情感障碍可能引起肥胖症、心脏问题、甲状腺疾病等各方面身体疾病。萨拉身上布满被抑郁、躁狂症和艰辛生活蹂躏的痕迹，看上去比实际年龄老许多。

特蕾莎先讲述了她自己的故事。她和萨拉在二十多岁时有着相似的患病轨迹，接受同一位精神科医生的诊疗。医生会让她们试着服用一种药物，然后停药再尝试另一种，但似乎永远无法改善症状。后来特蕾莎注意到，只要远离酒精、注意饮食，就能让她的病情更加稳定。另外，晚上是出门还是待在家里也会产生影响。

特蕾莎在28岁时做出了决定——够了。她说："我就是觉得不能再这样下去了——我要停止没完没了的药物试验、谈话疗程和周期性复发。我要掌控自己的生活。"

她戒掉加工食品，让自己沉浸在冥想练习中。当然，冥想不是解决严重精神疾病的灵丹妙药，但对于特蕾莎而言，这正是最关键的基础，它像根系一样联结着所有变化。看到特蕾莎的劲头与热情，我毫不怀疑这些改变能够深刻地影响她的思想，然后是她的身体。

想要做出真正的改变并不容易，甚至可以说十分困难，开始的两年尤其如此。但是，特蕾莎的冥想练习为其他重大转变叩开了大门，并给她带来了满意的工作和婚姻。现在，特蕾莎觉得自己已经建立起了自爱的堡垒，挫折不会再让她轻易陷入曾经的恶性循环了。她健康、快乐，在过去的8年间没有服用过任何药物。"你可以做到的，"她对萨拉说，"只要你下定决心。"这对双胞胎姐妹并排坐着，看上去好像来自两个不同的世界。她们的年龄只相差60秒，健康状况却相差许多年。

这对双胞胎的故事告诉我们遗传并不能决定命运。同卵双胞胎的基因相似度高达99%，然而，萨拉和特蕾莎的健康状况相差太大，仅仅阅读体检指标的话，医生永远也猜不到这是一对姐妹。特蕾莎经历过破釜沉舟的时刻，但萨拉还没有。从那个时刻起，两人就分道扬镳，渐行渐远。

习惯于依赖旧模式思考和生活并不是性格缺陷，而是人类天性的一部分。默认模式网络让生活更高效、更轻松，但它很可能伤害我们。即使是走在健康和痊愈之路上的人们，即使是那些正在为拯救自己的生命而做出改变的人们，也往往会不自觉地为自己留下一条退路，偷偷留下一扇通向不健康习惯的后门，好让自己挺过困难和压力。如果条件有利，压力不大，在港口留下一条船也许没什么问题。但当事情变得棘手，你没有太大胜算、已经开始思考自己是否要坚持战斗下去时，一旦存在后退的选项，你就会选择它，让身体重新回到旧的舒适区。

为了获得想要的生活，尤其是在患病的时候，你必须确定港口是否还停靠着船只。如果有，就将它们永远焚毁。我们在前文简单提及了"船只"的定义——旧的生活习惯、不健康的食物或其他什么东西。显然，酗酒和烟瘾都在此列。其实，每一种能让人上瘾、引起刺激-奖励反馈的东西都应包含在内。饮食、日常活动，甚至他人的存在都有可能激活多巴胺通路，让人眼睁睁看着自己走进泥潭。但船只还有可能比这些更加隐蔽，它们通常披着合理性的外衣。

面临重大或艰难的改变时，我们可能会找到各种理由否定改变的效果，劝说自己不要白费力气。明知自己需要改变，却寻找种种看似合理的借口拒绝改变，这就是在依赖港口里的船只。

出乎很多人意料的是，人际关系也可能成为船只。我们做出重大改变时，生命中的其他参与者可能感到困扰。这时，他人的情绪和期待就是船只。与朋友、爱人或家人的正面关系会变成我们逃避的借口：因担心改变会影响这种关系，我们选择踌躇不前。

我可以毫不费力地列出各种合理性。当意识到自己能够通过必要的改变重塑人生，却在行动开始之前就考虑放弃的合理性时，你就需要警惕了——这就是寻找船只的表现。你担心什么人会生气或失望吗？你害怕未知吗？你是否开始想象脱离了旧轨道的人生，并因此产生了抵触和厌恶情绪？

有时，做出重大改变的确会让我们失去一些东西。离开家乡去追求适合自己的生活时，我失去了很多——故乡、家人，还有留在那个被玉米田环绕的小镇上的我——但收获的更多。想拥有点燃火柴的勇气，就要把注意力集中在将要得到的东西上。

点燃火柴

人们可以通过各种方式找到彻底改变人生的契机和坚持改变的动力。克莱尔·哈瑟告诉我，她最初的主要动力是恐惧。在获知诊断、刚刚发觉自己马上就要死掉时，克莱尔处于严重的恐惧之中。这时，她发现网上有些研究说盐的摄入与胰腺癌的发生有因果关系。"我特别喜欢咸味的食物，但很快就戒掉了盐，速度超出了我的想象。"克莱尔说。

恐惧让克莱尔开始改变。然而恐惧这种燃料的消耗速度很快，并不能支撑我们走完对抗慢性疾病或绝症的整个旅程。接下来，克莱尔选择直面死亡，明确自己到底想在剩下的生命里过上怎样的生活。这一举动驱散了恐惧，给克莱尔带来了更持久的动力和能量。她会问自己："癌症想要教会我什么？疾病想要传达什么信息？其中的机会在哪里？"克莱尔选择与自己的身体融洽相处，通过聆听它的声音，朝着善待身体、精神和心灵的方向转变了行为习惯与思考方式。这些方法让克莱尔既能追寻自己想要的生活,也获得了源源不断的动力。

朱尼珀·斯坦是那个说自己"接受诊断,但不接受预后"的人。她接受自己必须与疾病共存,却不接受人们想象中她与疾病共存的方式。她不想成为坐在轮椅上的新娘,不想被身体拖后腿,不想成为家庭的负担。她知道自己想要什么:一个家庭,一具能够带着她走遍世界、完成所有梦想的正常躯体,以及不被持续性疼痛纠缠的生活。在被瑜伽练习折磨的最困难、最痛苦的日子里,她牢牢记得自己想要什么。

米拉·邦内尔说,她很快就知道自己需要做出某些改变,却很难让大脑与自己达成一致。大脑固执地重复着刺激-奖励反馈循环——被多巴胺和5-羟色胺不断强化的化学性快乐通路。"就像谈判一样。我的身体试图告诉大脑怎样做才能恢复并保持健康,但大脑不愿意接受这些规矩。"

压力过大时,我们会退回已经习惯的旧模式。这一现象背后的原理已经有了清晰的解释:大脑会在身体感到压力时要个小花招,让我们相信正确的做法就是使用过去熟悉的方法。"就这一次。"我们这样告诉自己,还自欺欺人地相信了。从这个角度来说,大脑确实很强大。成瘾症也是这个道理:让人上瘾的物品通过神经通路带来即时的欢愉和舒适,却对健康和痊愈能力造成永久的负面影响。我们之前谈到过成瘾,酒精、药物、食物和行为习惯,甚至某些思想方式也可能具有成瘾性。比如,消极或局限性思维方式就会令人上瘾,阻碍大脑形成更健康的思想回路。打破旧的习惯、信仰和行为模式也像克服成瘾一样困难,你的生物和神经机制会极尽一切努力阻止变化的发生。

那么,在面对最穷凶极恶的对手——我们自己的思想时,怎样才能做出根本性改变并坚持下去呢?

有些人通过仪式行为来记录变化，有些人则一步到位——简搬到了巴西，巴勃罗飞速改变了饮食习惯，再也没变回去过。还有的人像克莱尔一样，在渐进的学习过程中逐渐满足了自己的深层需求，让那些老旧过时的不健康行为自动消失了。他们不断填补着旧信念或旧习惯留下的灵魂空洞，直到自己彻底康复。

深陷绝境，眼看就要向以前的习惯、信念或选择投降时，你可能很难做出正确的决定，因为处于压力状态下的默认模式网络会想方设法欺骗你。因此，重点是，你需要提前为这种局面做好准备。下面列出了我们现在就应当思考的问题：

- 我面对压力时的情绪触发点在哪里？在什么情况下我最想放弃？我是否能够避免这些情况的出现？是否能提前做好应对准备？

- 我的人生愿景是什么？有没有什么东西能够鼓舞我的士气、让我愿意牺牲此刻的欢愉？我要如何实现愿景？会遇到什么阻碍？

- 处于以上情况时，我可以向谁寻求建议？谁能在我打电话过去时支持我而非动摇我？

- 如果我坚持住了，我可以给自己什么奖励？这一奖励应该及时、有意义，并能让自己感到快乐。与自己在意的人联系一次，还是放一首自己喜欢的歌曲？

- 什么能够帮助我更好地理解自身价值，看到我带给世界的美好？

- 为什么我决定改变自己的生活？要牢记原因，牢记自己真正想要的生活和期待的健康状态，让自己感受到它们的美好。

思想的编码方式会阻止我们孤注一掷地烧掉自己的船。那些长期存在的神经突触会将我们引向可能伤害自己、危害自己康复的习惯、行为和信念。如果已经存在一条走了无数遍的道路，为什么还要在森林中开辟新路？想象水流过河床，在大地上刻下深沟，随着时间的流逝，河床将越来越深，河水越来越难以分流。思想就是大脑中的电流，它也会沿着阻力最小的路径前进，就像水穿过沟槽。我们已经知道，默认模式网络可以将人禁锢在特定的习惯和思维模式中，让这些模式定义我们的生命和健康，给我们绘制一张通向未来的地图，让我们在自己都没有意识到的情况下遵循地图的指示前进。

但是我们也知道，默认模式网络可以被推翻重建。

人的大脑电路没有被焊接在一起，我们可以创造新的神经联系，将快乐和奖励与更健康的习惯关联起来。但这并不是一件容易的事，只有烧掉由旧神经连接做成的船，才能创造新的连接。在《夺宝奇兵3》这部电影的结尾，印第安纳·琼斯穿过布满致命机关的庙宇，面前是一道宽阔到不可逾越的深渊。没人知道接下来会发生什么，但唯一的前进道路就是跳进深渊。琼斯博士跳了，然后脚下触到了一座坚实的桥。桥一直就在那里，只是隐藏着自己的存在。大脑构建新的神经突触时，神经递质也会进行相似的信仰之跃，然后抵达深渊，构建一座新的桥梁。通过障碍后，琼斯博士用一把沙子标记了路径，好在下次更容易发现这条道路、更快穿越它。大脑中的神经连接也是这样工作的。下一次需要的时候，你会发现这条神经通路更熟悉、更顺畅了。

创建新的神经通路需要45天的时间。想象一下它在人的一生中所占据的时间，真的不算太久。但当你身处其中，日复一日地试着纠正自己的习惯、思维方式和一辈子的信念时，确实会感到这样的日子永无尽头。

为了熬过这45天，你可以把自己想象成巴甫洛夫的狗，正在进行反射训练：一旦做出了任何可以帮助自己留在治愈之路上的行为，就立刻给自己大量的快乐回报。这里的行为包括识别出一次消极或局限的思维模式、拒绝促炎性食物，等等。你可以给自己列一张清单：什么值得你奖励自己？

同时要记得，所有的努力都是为了绘制一张新的地图。开拓新道路并不容易，谁都会时常感到沮丧。但你已经在前进了。你离开了沙滩，港口被远远抛在身后。反正那里也没有船只等候了，根本无法回头。要么前进，要么死。

如果45天意味着全新的人生，你值得为那45天做出任何事情。

在过去的15年中，我见证了许多康复。正如本书介绍的那样，这些案例都是独一无二的，只有一个克莱尔，只有一个米拉。但是我们从个性中找到了共性。如果医学领域想要进行下一次飞跃，我们需要尽快学习自发缓解带来的经验：为了更彻底地治愈身体，必须治愈饮食习惯、免疫系统、压力反应和自我认同。这4条线索巧妙地贯穿了我所见证的每一个康复故事，并可能为下一次医学革命奠定基础。但首先，我们可以在小范围内完成革命，在我们自己的身上完成革命——就像书中记述的绝症幸存者所做的那样，从烧掉自己的船开始。

我选择去上大学就意味着选择放弃家乡。在过去的许多年中，我好像一直被撕裂着，既要满足家庭的期待，又要满足自己对人生的渴望——成为一个健康向上的人。我很难继续忍受那种被严苛规矩和狭隘信仰所禁锢的生活，但同时，离开也不是一件容易的事，赌注太高了：一旦离开，就再也回不去了。我会被逐出传统。对于家人来说，我已经死了。

这是我做过的最艰难的选择之一。但事实证明，它也是人生最重要的礼物之一，因为做出选择后我就没有退路了。我弃船上岸，我的家人将船烧掉。你生命中的艰难时期（比如生病时）都是烧掉船只的好时机。有时候，疾病就是那个替你下令烧船的人。问题是：船烧毁后，你会躺在沙滩上，还是继续前进？

我们谁都不知道自己剩下的人生有多长。世界上没有永生的秘诀，一切终会结束。本书记述的绝症幸存者是在接受这个事实的基础上找到了继续向前的道路，他们在当下奋力享受最美好、最纯粹和最充实的人生，找出那些能够帮助他们变得更健康、更有生命活力的重大而深刻的改变，并尽力去实现。如果这意味着重构生活，他们会重构；如果这意味着放弃狭隘的关系，他们会放手。他们看着镜子里的自己，问：别人讲述的有关我自己的故事是怎样的？为什么那是错误的？没人会半途而废，或自以为能欺骗死亡。他们踏上旅途，就是为了向世界宣布当下的生命是属于自己的。这是他们痊愈的原因。这些人因对待自己身体的方式而痊愈，因改变了自己对世界、对未来消极或破坏性的信念而痊愈。最终，他们重写了"我是谁"的故事，修复了自我认同，从而获得了做出改变的自由和能力，挽救了自己的生命。

"这首先是思想和精神上的斗争，身体紧随其后。"谈到自己的痊愈时，米拉这样说。

结语
远处的希望与脚下的可能

身处中心就看不到世界之外的纷繁景色。那些宏大而超乎想象的东西——边缘处的人们会首先看到它们。

——库尔特·冯内古特，美国作家

希腊海岸：公元前300—350年

时光倒流，让我们回到另一个时代。想象你生活在古希腊，一个乡下的小村庄里。你是一个农夫或渔民，日出而作，日落而息。生活并不轻松，所以你要十分拼命地劳作。如果受伤或生病，当地医生也许会开点草药，或为你祷告。你也许要亲自前往寺庙，许诺为医神阿斯克勒庇俄斯献上金银祭品，说出的数字可能比你能拿出来的要更多。如果病重，你还要沿着朝圣之路跋涉到内陆某座久负盛名的阿斯克勒庇俄斯神庙。

阿斯克勒庇俄斯神庙以医神命名，被视为希腊的医疗中心，那里整合了情绪、精神和物理疗法。抵达之后，你会被带去宿舍。晚上，你在宿舍与其他病友一起休息。早晨，你会向牧师讲述夜里的梦。牧师医生会为你开出处方：可能是一个净化疗程，吃营养丰富的干净饮食，并到浴场沐浴；你甚至会被要求进行艺术治疗，通过创作来排遣内心的忧伤情绪。牧师医生可能会为你量身准备个人祷告词，让你铭记在心、不断重复，以保持内心的积极态度。手术这种更为严肃的治疗手段也会在神庙进行。鸦片类麻醉剂会让人进入半梦半醒的状态，训练有素的手术师则会由此接手。你的名字还可能被刻上大理石板。数千年后，想要寻求更佳治疗方法的人们将找到这些石板，发现上面记载着你的经历、所患疾病和治疗手段。

值得注意的是，许多经历过自发缓解的人都曾尝试与这些古老仪式十分相近的治疗策略：果断彻底的饮食习惯改变、对心灵的求索、离开寻常生活的压力和磨难、来到有益于身体和精神健康的疗愈中心。在对梦境、祷告和冥想的运用中，人们发觉，治愈通常始于身体更深层的地方。

我并不是在宣扬古代生活。那时的人们对身体和疾病知之甚少，他们会向圣泉抛掷硬币来祈祷痊愈。我也会向喷泉扔硬币许愿，但不会认为它能治愈我。然而，人类确实应该反思，在大步前进的过程中是不是遗忘了什么重要的东西。如果我们回到过去，拾起那些已经被忘却的知识，将它与当今令人赞叹的科学、创新、技术编织在一起，是不是会拥有无与伦比的医学模式？毫无疑问，若想让治愈能力再上一个新台阶，我们终将重拾那些被放弃的方法——没有别的途径。

夏威夷，檀香山：2049年

"早上好，克莱尔。欢迎来到健康诊所。你今天感觉怎么样？"

走进在诊所预约的房间，视觉传感器立刻通过脸部扫描认出了克莱尔，并调出了她的全部健康信息。数据是从各处收集来的：跟踪器、环境传感器、可穿戴设备、手机应用和数字化的电子病历等。人工智能热情问候克莱尔的同时，还以比人类突触快百万倍的速度将所有数据整合成了精细画像。可以说，它比克莱尔本人和医生还要了解克莱尔的健康状况和健康史。人工智能从这些信息中获取了克莱尔的癌症家族史信息，她的姑婆因癌症离世，克莱尔的名字正是来自她的姑婆。在2049年，癌症已经实属罕见了。自从医疗系统全面改革以来，癌症、糖尿病、心脏病等生活方式病，以及自身免疫疾病和抑郁症等慢性疾病患者数量急速下降，有时甚至很难及时找到精确的统计数据。

当克莱尔准备好之后，人工智能就会通过柔和的声音引导她穿上长袍。同时，借助独特算法，人工智能可以利用克莱尔的数据轻松找出她的健康隐患和可能的改善方向：人工智能了解克莱尔的习惯，知道她正在尝试或已经实现哪些改变，因而可以超能力般地连接起有关克莱尔的数十万个数据点，向她提出健康改善建议。过去，人们可能需要一生的时间才能找到其中的联系。人工智能还能将个体数据与最新研究关联起来：一旦接入互联网，就立即检索业界认可的最新研究成果，并将它们整合到自己的系统中，供所有患者使用。

人工智能还会知道过去提出过的健康建议是否有效。如果克莱尔没能完全遵守那些建议，它也会提供新的选择，通过分析数据让计划变得更可行或更具吸引力，同时完全不带有主观评判色彩。其实，在克莱尔走进诊所的时候，人工智能已经知晓了一切：过去几周以来，数据一直在源源不断地流入，然后被轻松地整合进了克莱尔的全景式健康画像中。她本人不需要提供任何信息，因为信息早已存在。人工智能的角色就是如此：成为你绝对公正、无可挑剔的专属观察者，帮你实现健康、有生机、有活力的人生。

等一下——克莱尔的医生在扮演什么角色？人工智能彻底取代了人类医生吗？

完全没有。

2049年，人工智能解放了医生，让他们得以完成自己真正的工作。"医师"（physician）这个词糅合了拉丁语和旧式法语。拉丁语的physica表示与自然有关的事物，在旧式法语中fisicien可以翻译成"治愈的艺术"。在2049年，医生成为真正的治愈艺术家，他们的角色不可或缺。

克莱尔可以舒服地躺在卧室里通过电脑与人工智能沟通。家中植入的人工智能程序可以有效地检查克莱尔的日常营养摄入、目标完成状态、压力水平，并快速评估克莱尔处于副交感神经兴奋状态的时长。但今天是上门问诊日，除了检查之外，她还需要与自己的健康指导医生进行面对面交流。医生了解克莱尔，并以一种与和蔼全知的人工智能截然不同的方式关心着克莱尔。

克莱尔不是很了解与自己同名的姑婆，但她母亲曾和姑婆十分亲密，并对克莱尔讲起过她。在家人看来，姑婆一直是个小太阳般热心的人，坦诚直率，从不虚与委蛇。姑婆留下了一本胰腺癌康复手册，这是她当年自己在线出版的电子书，意外地受人欢迎。这本手册是姑婆博客文章的选集，浅显易懂地介绍了姑婆患上绝症、以为自己还剩下几个月生命时做出的每一步选择与应对措施。手册的结尾很有戏剧性，姑婆没有在几个月内离世，癌症消失了十几年。困惑的医生努力想找到解释，后来却只是认定最初的诊断有问题。但姑婆了解自己的身体，她知道癌症确实存在过。当经历了漫长的疾病缓解期，癌症重新杀回身体的时候，姑婆终于证明了自己，这让医学界不得不认真对待她的经历。

不仅仅是姑婆。标准医学曾将那些惊人的康复案例当作个例和意外，并回避寻找可能的解释。这让那些经历了惊人康复的人们愈发不满，他们从全国甚至世界各地发出了越来越强的声音，讲述着自己的试错故事与成功经验，想要帮助他人从中获益。

他们做到了。曾让克莱尔姑婆备受瞩目的道路已经变成了人们习以为常的道路，很多人沿着她的足迹实现了彻底治愈——就像姑婆许多年前做到的那样。现在，这条路更好走了。21世纪初的道路还布满荆棘，姑婆孤身一人在荒野前进时，每踏出一步都要应对外界的质疑和抵制。但随着人们对新治疗手段的呼声越来越高，医学界终于开始改变。

技术也在变化，或者说飞速发展——纳米机器人可以轻松进入血管，定位并根除正在生长的癌细胞，或者修复血管壁、去除衰老细胞、治疗甲状腺和心脏问题……类似的治疗方法变得越来越常见。可穿戴设备能够收集重要数据，记录血压、血氧和压力水平，并随着价格下降而愈发普及。非物质化和去货币化法律的通过让电脑和手机应用成本骤降，产能飞升；[1]新算法和新技术一旦出现，就会被免费扩散上亿次，几乎惠及全部人群。

这些轻便的技术顺畅无声地[2]融入了克莱尔的生活，在克莱尔都没有觉察的情况下就知道她在副交感神经兴奋状态中停留了多久，并知道如何帮助她在两种状态中切换。这些技术甚至能提醒克莱尔进行压力转换，将身上的"威胁压力"转化为"挑战压力"。当克莱尔喝着早晨的第一杯咖啡、点击手机上的应用按钮时，日历就会弹出，占满整个屏幕。各个事项被用不同颜色标记着，有些颜色代表向副交感神经兴奋状态转化的事（比如午餐时间步行去办公室附近见一位朋友），有些代表可能带来"挑战压力"的机会（与一位喜欢争论且总是反驳她的同事开会）。

每周，克莱尔的人工智能都会向她的手机里下载购物清单和饮食计划。只需要把清单发送给百货商店，商店就会将待采购的物品打包好等待克莱尔上门取货，或干脆在克莱尔回家和孩子们见面的时候送货上门。腕带会适时振动，提醒克莱尔一天中的喝水或休息时间。克莱尔时常头痛，保持水分、控制压力是预防头痛、避免吃药的最好方法。

医生进来时，克莱尔感受到了自己喷涌的催产素。这是和爱人或亲密友人见面时的反应——克莱尔很喜欢与她的医生见面。面谈大约每隔几个月进行一次，交谈时长并不固定，需要的话可以一直进行下去。克莱尔还记得小时候母亲带她看医生的经历，她大部分时间都和护士待在一起，量体重、做检查、完成无穷无尽的待办事项。医生会在最后时刻冲进来，只待几分钟就离开，而且大部分时间都盯着电脑。

现在，克莱尔与医生联系紧密。这个见证了克莱尔孩子出世的女人曾为克莱尔的健康付出了许多艰辛努力。医生精通人际关系艺术，这成为医学院最重要的课程之一。克莱尔讲述了自己的担忧——最近有一项颇具挑战的商业交易工作需要加班，她有点焦虑，感觉身体没能很好地处理这个压力，导致了消化问题、体温调节问题、睡眠异常……由于家族病史，克莱尔可能在这个年纪患上自身免疫性疾病，她有点担心身体上的小毛病是疾病的预警信号。

"有这个可能。"医生表示同意，"压力可以引发许多自身免疫性疾病，特别是在你这种遗传易感的情况下。但是，我们可以一起努力防止这一切发生。"

人工智能已经提示过医生，克莱尔的皮质醇和肾上腺素水平偏高，近期睡眠并不规律。医生从桌子上拿起平板电脑快速滑动着（大多数时候医生并不需要使用平板电脑，因为她的主要目标是坐下来和病人沟通），打开了克莱尔最后一次端粒检查结果。端粒检查可以通过面部拭子轻松完成。结果显示，克莱尔的端粒长度和完整性都还不错。另外，她的健康年龄（比时间年龄更能反映个体的真实状况）状况也不错。但如果克莱尔正面临重大压力问题，那最好尽快解决，否则这些问题可能引起上升螺旋，最终导致患者情绪沮丧、身体失能、陷入自己不想要的生活。

后来的时间里，克莱尔和医生讨论了人工智能收集的数据和得出的结论，并制订了行动计划。其中包括：克莱尔要和丈夫沟通，让他意识到她需要更多支持；恢复之前效果显著的抗炎饮食习惯；早晨挤出时间游泳、练习瑜伽或者在附近快步走。人工智能的建议总能立刻降低克莱尔的皮质醇水平，并在压力最大的日子里也尽量帮助她维持压力激素的稳定。在屏幕上点了几下后，医生让人工智能密切关注克莱尔的压力水平和炎症标记，这样她们就能在破坏产生之前及时发现苗头。

数十年前，我们曾希望建立起一种像安全护栏一样的医疗系统，当人们走在高耸的悬崖边那些曲折的人生之路上时，医疗系统能够保证他们的健康与安全。然而，我们却发展出了让救护车等待在悬崖下的医疗系统，只等着人们从高处掉落再把他们飞速送往医院。我们确实在拯救生命，但对死亡和痛苦的根源却一无所知。终于，被技术进步、希望的力量和健康领域优秀典范所推动的医学改革带领我们走上了正确的道路。克莱尔的医生与医生身后的整个医疗系统像护栏一样守卫着克莱尔一生的健康。

2049年，物理世界和人工智能的无缝对接悄然实现了身心完全融合。算法比我们更了解我们自己，能够发觉人类喜怒哀乐产生的原因，告诉我们什么样的关系和互动带来了压力与疲倦，什么带来了平和与能量。总有低声絮语提醒着我们对自己的精神、身体和心灵健康负起责任。

医生不必再整日追逐最新的疾病治疗研究进展、奔波于不可能完成的工作任务间，而是可以专注于患者。人工智能成了医生的大脑，这让医生可以全心倾听患者的心声，扮演好顾问和教练的角色。医学院的录取不再关注高强度背诵的能力，而是更重视候选人的同理心与对人类行为和交流模式的兴趣。克莱尔才是自己身体的知识专家，医生则是真心实意对待克莱尔的教练。当然，现在我们可以测量两个人之间的感情程度了。克莱尔能够体会到医生温暖、客观、专业、纯粹的情感，走出房间时也会感觉自己刚刚和一位智者交谈，而那位智者曾花费数年学习用心感受人类行为，尊重个体权利与选择。

在研究证明医生的关心和关注甚至会在亚原子水平产生重大影响之后，医学的价值也发生了巨大改变。人们对医生的期待不再是成为信息提供者（这是人工智能的工作），而是完善、理解、见证患者的人生图景，并根据患者经历量身打造出照护方案。人工智能没有取代医生，而是解放了他们，让他们可以真正地实践医学艺术——一门汇集了医学"四大支柱"的艺术：调节免疫系统，平衡营养结构，改善压力应对，修复自我认同。大量研究证实了"四大支柱"的重要性，现在，在医生的处方里，更多出现的是行动、体验和重大生活改变，而不仅仅是实际药物。

最重要的是，我们已经了解了人工智能的专长与局限。有一样实现真正治愈必需的东西是任何人工智能都无法给予的：爱。

人工智能可以探查并整理大量数据，帮助我们改善身体甚至精神健康。它比最有经验的专家更擅长发现疾病和病因。但是它不会爱。科技可能带来治疗革命，带来前所未有的身体享受，然而，有些疆域只有爱可以抵达，只有纯粹的关注、同情和联结可以抵达。爱会引领我们继续深入，最终接近治愈的世界。在某些我们还不甚理解的影响下，物理世界的法则和样貌甚至会被那些更深层的世界改变。这就是疾病消退的时刻。

克莱尔离开诊所时，她的人生之路得到了修正。短期之内，她不再有坠落悬崖的风险。

马萨诸塞州，波士顿：现在

我办公室的墙上张贴着两份文件，患者往往会在第一时间注意到它们——这也是我的意图。它们是《独立宣言》和《解放宣言》。

"我们认为以下真理是不言而喻的：人皆生而平等，享有造物主赋予他们的不可剥夺的权利，包括生命、自由和追求幸福的权利。"

我把它们贴在墙上是为了提醒患者和我自己，很多时候，我们真正需要的并不是药物，也不是由我这样的专业人士进行的心理治疗（尽管有时的确会有帮助），而是摆脱一切枷锁，寻找能让我们完全、彻底、尽情展露真实自我的生活。"幸亏精神科医生没有掺和波士顿倾茶事件！"有时候我会给患者讲这个笑话，"他们会给事件参与者一人一张处方，打发他们回家。但这些人需要的不是处方药，而是摆脱束缚，拥抱自由并有尊严的生活。他们需要创造一个更好的世界，一个能发挥他们真正潜能的世界，一个能被他们的光芒照亮的世界。"

从许多角度看，《独立宣言》都可以被当作寓言故事。革命也是寓言故事，让我们看到了曾经不存在的可能性。它们描绘了更好的未来，从想象照进了现实：我们看到了未来的愿景，就能实现这个愿景。

现在，我们需要一场新的革命，一场寓言故事的革命。这个故事里有疾病的缓解与康复，有痊愈后的人生，还有这一路的艰辛历程。

从绝症中康复不是什么令人愉悦的体验，向陌生人剖析自己的灵魂也没那么简单顺利，但本书中我采访过的所有绝症幸存者都慷慨地分享了他们是如何带着谦卑与勇气走完了叩问内心、直面死亡、发现真我的历程。正是因为自己接到死亡诊断后不得不踏上了一段孤独求索的旅程，他们才获得了向世界分享这些故事的动力。

当克莱尔·哈瑟初次被诊断患上胰腺癌时，她在网上疯狂搜索过那些与她病情相仿的患者的康复故事，但什么也没有找到。这就是克莱尔决定深入详细地分享自己的经历的原因——她想让下一个患者能够找到哪怕一个康复故事，她的故事。与许多曾联系过我的患者一样，克莱尔怀抱着对他人的热忱帮助之心。发觉自己的胰腺癌痊愈之路能为他人和整个世界打开了一扇可能性之窗后，克莱尔决定用自己的经验回馈世界。

这本书谈到的每一位患者都把自己变成了"单病例随机对照试验"：在深入探索的旅程中，他们自己是唯一的受试对象。这些故事暗暗指出了通向新医学与新科学的重要方向：逐渐摆脱对随机试验的绝对依赖，转而关注与个体更加相关的个体数据。正像这本书中的案例所讲述的，最个性的东西就是最共性的。挣扎在病痛中时，你或你爱的人的治愈并不仅仅与你们自己有关。人类健康故事是一个比我们自己的生老病死宏大得多的故事，我们每个人都是其中的一小部分。这个故事从数千年前起始，直到我们离开还将继续被讲述下去。而我们的努力很有可能决定这个曲折故事的未来走向。

我们需要对医学的未来心怀希望。幸运的是，希望已经出现了，它暗藏在那些治愈绝症的故事里，暗藏在实践"希望疗法"的医生和护士心中，暗藏在已发表的科学研究中（虽然被埋藏在平均数法则之下）。看看那些散落在图表边缘的个例数据吧，让视线越过平均，其实比我们想象的更加常见。而只要有足够的渴望，我们也能成为其中的一员，成为推动医疗改革的力量之一。

改变不是突然发生的，也不是在应该发生时发生的，而是在人们拒绝继续被忽略、大声喊出自己的故事时发生的。请加入我们，把崭新的医学愿景分享给正在病痛中挣扎、需要另辟蹊径的人们，分享给医学系统内有能力促使改变产生的人们，分享给你爱的人，尽管他们也许尚未面临健康难题，甚至可能永远不会遇到这些问题。每一个分享了自己人生故事的康复患者都有一个愿望，这也是我的愿望——让这些故事与你们的故事一起被大声传诵，直到所有人都站起身来认真聆听。

后　记

2003年开始研究自发缓解时，我感到十分孤独。然而近年来，我的同行者也多了起来。在这里，我也要鸣谢他们对这一领域做出的长足贡献。

凯利·特纳（Kelly Turner）的优秀著作《癌症完全缓解的九种力量》（*Radical Remission*，2014年）探讨了癌症领域的自发缓解。在《心灵更胜药物：科学证明你可以疗愈自己》（*Mind Over Medicine*，2014年；2020年修订）中，莉萨·兰金（Lissa Rankin）同样讨论了自发缓解这个话题，并在修订版中有所增补。她的这本书为那些想要更进一步调节并维持自身健康的人们提供了优秀且全面的建议。还有些人促进了该领域的发展：卡里尔·赫希伯格（Caryle Hirschberg）和马克·伊恩·巴拉希（Mark Ian Barasch）的《伟大的康复》，伯尼·西格尔（Bernie Siegel）的《爱·治疗·奇迹》，肯尼思·佩勒蒂尔（Kenneth Pelletier）的《用心灵治愈，被心灵谋杀》，路易丝·海斯（Louise Hays）的《治愈你的身体》。这些作品从不同角度增进了人们对自发缓解的认知。

2014年，美国国家癌症研究所宣布开启了"异常响应者计划"，并收集了超过100位患者的组织样本用于科学分析。

2018年，哈佛大学医学院生物信息学系主任艾萨克·塞缪尔·科哈内（Isaac Samuel Kohane）博士主持建立了一个有关异常响应者的网站。有些疗法在常人身上没有效果，却在某些患者身上取得了成功。科哈内博士想要汇集这些打败了概率的患者，建立起全美国第一个异常响应者注册网站。

　　在过去的许多年间，我一直对研究对象进行着持续追踪，这对于研究自发缓解尤为重要。我想让大家意识到，我们应该关注这一现象在所有疾病中的发生情况，而不仅仅是癌症。我希望这一倡议能够开启科学探索新时代的大幕，我们终将能够真正理解和应用那些案例带来的宝贵经验。

致　谢

首先，我要感谢那些多年来一直慷慨分享自己的生活、故事与病情记录，引领我深入其人生的患者们。语言无法表达我的感激之情。他们也使我发生了脱胎换骨的改变，让我变成了全新的个体和更优秀的医生。

我还要感谢麦克莱恩医院和古德撒玛利亚医学中心的所有患者。这些年来，他们一直向我分享着人生中的各种时刻和私密的故事。这些故事不断向我揭示着人类的本质，以及身体和精神间彼此的纠缠和深入影响。

我也很难尽述自己对艾丽莎·尼克博克（Alyssa Knickerbocker）的感谢。她极其聪慧而有才干，在这个漫长的出版项目中始终保持着高水准，即使在分娩、失眠、面对我的书写疏漏时也能保持镇定冷静，我不得不说，她非常棒。道格·艾布拉姆斯（Doug Abrams）和艾伦·斯蒂夫勒（Ellen Stiefler）以积攒多年的经验智慧对我进行了耐心指导，也使我获益匪浅。我还需要感谢布·普林斯（Boo Prince）出色而有见地的指导，以及泰·洛夫（Ty Love）、拉拉·洛夫（Lara Love），珍妮尔·朱利安（Janelle Julian）和其他同事的耐心周到，他们都极富经验。

我由衷的感激之情也要传递给出版社的整个团队，尤其是鲍勃·米勒（Bob Miller）和莎拉·墨菲（Sarah Murphy），他们的人格魅力和智慧给我留下了深刻的印象。我难以回报他们对我的恩情。我常常因出版社同事们的善良品格、奉献精神和孜孜不倦的工作态度而赞叹不已。能与具有如此精湛技术水准的同事合作，是一件非常荣幸的事。

如果没有吉尔·博尔特·泰勒（Jill Bolte Taylor）的聪明才智，我很难想象这本书会是什么样子。吉尔擅长劝说他人坚持自己的初心，也擅长教人驾驭写作和沟通，她是一位讲故事的天才。第一次见面的时候，吉尔对我说："我等了你22年。都过去22年了，从来没有一位医生问过我是怎么把中风治好的。这是个相当了不起的故事，当然也正是我想要通过这本书解决的问题。"后来，吉尔不仅成为我的密友，也成为我的出色顾问。

我还需要感谢我在麦克莱恩医院、哈佛大学和古德撒玛利亚医学中心的同事和朋友，这些年来，他们给我提供了坚实的支持。尤其是麦克莱恩医院的管理团队：斯科特·劳赫（Scott Rauch）博士、乔·戈尔德（Joe Gold）博士、盖尔·辛普雷亚（Gail Tsimprea）博士、邓肯·麦克考特（Duncan MacCourt）博士、西蒙娜·萨瓦（Simona Sava）博士、莉萨·拉纳斯（Lisa Llanas）博士、马克·朗舍（Mark Longsjo）、达林·斯科特（Darlyn Scott）和里奇·席尔瓦（Rich Silva），他们与我一同见证了这一研究项目的高潮和低谷。我也不会忘记后勤人员的帮助：玛丽安·贝茨（MaryAnn Betts）和苏·麦克菲（Sue McPhee）完美地处理了他人难以想象的琐碎事务，露丝·伯恩斯（Ruth Byrnes）一直以来都向我提供了坚定的支持和鼓励。此外，我还要感谢古德撒玛利亚医学中心的管理团队，包括马里塞拉·马雷罗（Marisella Marrero）博士、肯尼斯·劳森（Kenneth Lawson）博士、马修·赫斯凯斯（Mathew Hesketh）和马修·科蒂

（Matthew Cotti），他们在我不时因写作和演讲而请假时表现出了极大的耐心与宽容。还有，肿瘤专家卡里姆·马里克（Karim Malek）博士、神经放射科专家考沙尔·梅塔（Kaushal Mehta）博士和古德撒玛利亚医学中心高级住院医生克里斯·卡塔沃洛斯（Chris Katavolos）博士曾向我提供重要见解，麻省理工学院的安德烈亚斯·梅尔辛（Andreas Mershin）博士、加州大学伯克利分校的亨利·斯塔普（Henry Stapp）博士和哈佛大学的迈克尔·罗汉（Michael Rohan）博士从物理学家的角度为我提供了类似的支持。但是，本书若出现任何疏漏错误，责任均由我一人承担。

在这里，我还要表达对以下老师的感激之情：惠顿学院的理查德·布特曼（Richard Butman）博士、肯尼·多德（Kenny Dodd）和杰里·罗特（Jerry Root），普林斯顿神学院的詹姆斯·洛德（James Loder）博士和第欧根·艾伦（Diogenes Allen）博士，以及哈佛大学的莱斯·黑文斯（Les Havens）博士、约翰·麦克（John Mack）博士和埃伦·兰格（Ellen Langer）博士，他们的情怀和见地深刻地影响了我的思想和个人发展轨迹。当然，名单很难保持完整，我仅列举部分为例。

我感谢伊萨姆·内梅（Issam Nemeh）博士和凯西·内梅（Kathy Nemeh）多年来的一贯耐心，他们在我努力了解人们的康复方式和相关康复因素时一直支持着我。伊萨姆和凯西组成了一个温馨的家庭，同时也是一支高效的队伍，他们的一生都致力于为他人带来福祉和治愈，是我想要追随的榜样。同样，我也要感谢米格尔·科尔（Miguel Coll），他的坚韧态度和奉献精神是照亮我前进道路的明星。安妮·库维利尔（Anne Cuvelier）和新港城（Newport）小组也是如此，他们扩宽了我的视野，让我窥见了人类旅程的神秘与奇妙。这项工作还得益于比尔·汉斯（Bill Hanes）的慷慨支持和牢固友谊，以及金·谢夫勒（Kim Schefler）的睿智建议。

我还要感谢我的家人们，他们也为这本书的诞生做出了牺牲，尤其是我的孩子兰登、布林和西蒙——他们为这个世界带来了璀璨而特别的光亮。然后是大卫，我的兄弟和朋友。我和他生活在不同的世界，身边的民众和媒体对外界有着截然不同的看法。然而大卫让我意识到，尽管存在种种差异，我们真正想要的、需要的都是相同的东西，是最基本的，还没有被媒体和偏见扭曲的东西。

我要特别感谢我的同事和最好的朋友拉切尔·唐纳德（Rachael Donalds）。我难以尽言她对我的启发与激励。她作为Biosay公司的创始人之一做出了极具影响力的贡献。Biosay的初衷就是提供一种帮助人们完全掌控自身健康状况的必需工具，书中描述的一些想法就是受到Biosay产品的启发。我相信，拉切尔的工作能够带领我们走向一个全新的世界，在那里，我们通向健康的新征程上不仅有新药物的陪伴，还有对精神状态的重视。

最后，我还要感谢戴维·唐纳德（David Donalds）和内里·唐纳德（Neri Donalds）。他们是我的坚实后盾，为我提供了出色的建议，帮助我高效地探索了许多不同的思想世界。我特别感谢内里，她沉着、细致、专业，帮我管理着合同以及专业领域与个人生活中的一切琐碎细节。

参考文献

第一章

1. 多年来我在研究中一直恪守这一承诺，所以读者会发现很多疾病都在本书中反复被提及了。这些都是棘手的绝症，是多疑的我进行探索的最佳场景。

2. William B. Coley, "Contribution to the Knowledge of Sarcoma," *Annals of Surgery* 14, no. 3 (1891)：199－220, www.ncbi.nlm.nih.gov/pmc/articles/PMC1428624/？page=1.

3. Carol Torgan, "Immune System Shaped by Environment More Than Genes," National Institutes of Health, February 2, 2015, www.nih.gov/news-events/nih-research-matters/immune-system-shaped-environment-more-genes.

4. S.M. Rappaport, "Implications of the Exposome for Exposure Science," *Journal of Exposure Science and Environmental Epidemiology* 21, (2011)：5－9.

第二章

1. 这个比喻的灵感来自 1912 年《爱荷华卫生公报》中发表的诗《护栏抑或救护车》。

2. Robert Langreth, "Six Miracle Cancer Survivors," *Forbes*, March 2009.

3. "White Blood Cells Can Sprout 'Legs' and Move Like Millipedes," Science Daily, May 4, 2009, www.sciencedaily.com/releases/2009/05/090504094424.htm.

4. Charles W. Schmidt, "Questions Persist：Environmental Factors in Autoimmune Disease," *Environmental Health Perspectives*, June 2011.

5. Marc Ian Barasch, "Remarkable Recoveries：Research and Practice from a Patient's Perspective," *Hematology/Oncology Clinics of North America* 22, no. 4 (2008)：755－766, www.academia.edu/20207816/Oncology_Hematology_Article.

6. 同上，756页。

7. M. K. Bowers, C. Weinstock, "A Case of Healing in Malignancy," *American Academy of Psychoanalysis Journal* 6, no. 3 (1978)：393‑402. 也可以在思维科学研究院的数据库中找到：https://library.noetic.org/library/publication-bibliographies/spontaneous-remission, Appendix 2, 541‑542.

8. 一个多世纪以前，西格蒙德·弗洛伊德将心理健康定义为爱与工作的能力，即在深层次上给予和接受爱的能力，以及在一段较长时间内有效工作的能力。丹尼尔的恢复体现在这两个领域的能力的突然改善。

9. 现在，科学家们终于开始关注正面情绪对免疫系统的影响。例如，詹妮弗·斯泰拉等人在两项独立的研究中发现，健康人的积极情绪与较低的促炎细胞因子水平有关 (J. E. Stellar, N. John-Henderson, C. L. Anderson, et al., "Positive Affect and Markers of Inflammation：Discrete Positive Emotions Predict Lower Levels of Inflammatory Cytokines," *Emotion* 15, no. 2 (2015)：129‑133, www.ncbi.nlm.nih.gov/pubmed/25603133)。其他研究证实，细胞因子的水平与健康状况下降以及多种疾病（例如心脏病、2型糖尿病和自身免疫性疾病）有关。

10. James McIntosh, "What Is Serotonin and What Does It Do？" Medical News Today, February 2, 2018, www.medicalnewstoday.com/kc/serotonin-facts-232248.

11. Jessica M. Yano, Kristie Yu, Gregory P. Donaldson, et al., "Indigenous Bacteria from the Gut Microbiota Regulate Host Serotonin Biosynthesis," *Cell* 161, no. 2 (2015)：264‑276, www.ncbi.nlm.nih.gov/pmc/articles/PMC4393509/.

12. Paul Enck, "Spore-Forming Bacteria Regulate Serotonin Biosynthesis in the Gut," Gut Microbiota for Health, June 22, 2015, www.gutmicrobiotaforhealth.com/en/spore-forming-bacteria -regulate-serotonin-biosynthesis-in-the-gut/.

13. Mary Longmore, Ian B. Wilkinson, et al., *Oxford Handbook of Clinical Medicine*, Oxford University Press, 2014:417.

14. 根据这一思路，细菌只是致病的一个因子，而非根本原因。在人体内外，我们时刻都被数百万细菌包围着。只有当免疫系统中的某些重要功能出问题的时候，这些细菌才会成为入侵者。

15. 这个故事和前面丹尼尔的故事很像。丹尼尔是重新感受到了曾祖母无条件的爱，并让这种爱长久地支持着他。

16. H. Foster, "Lifestyle Changes and the 'Spontaneous' Regression of Cancer: An Initial Computer Analysis," *International Journal of Biosocial Medicine* 10, no. 1 (1988): 17–33.

第三章

1. Emily Boller, *Starved to Obesity: My Journey Out of Food Addiction and How You Can Escape It Too!* Post Hill Press, 2019.

2. 从技术角度讲，2型糖尿病并非无法治愈，但难度很大，所以医生们一般认为患者不可能痊愈。

3. *Global Report on Diabetes* (Geneva, Switzerland: World Health Organization, 2016), https://apps.who.int/iris/bitstream/handle/10665/204871/9789241565257_eng.pdf;jsessionid= 0F963002F4841769C455B12790BD8BDA? sequence=1.

4. 同上。全球糖尿病患病率自1980年以来几乎翻了一番，成人患病率从4.7%上升到8.5%。近年来患病率增幅又有提升，不仅成年人如此，儿童也是如此。肥胖率的上升被认为与糖尿病患病率的上升有重要关系。

5. D. W. Nyamai, W. Arika, P. E. Ogola, et al., "Medicinally Important Phytochemicals: An Untapped Research Avenue," *Research and Reviews: Journal of Pharmacognosy and Phytochemistry* 4, no. 1 (2016): 35–49, www.rroij.com/open–access/medicinally–important–phytochemicals–an–untapped–research–avenue–.php? aid=67696.

6. Claire Haser, *Living with Pancreatic Cancer*, www.living with pancreaticcancer.com.

7. B. Chassaing et al., "Dietary Emulsifiers Impact the Mouse Gut Microbiota

Promoting Colitis and Metabolic Syndrome," *Nature*, March 2015.

8. T. Colin Campbell, "Nutrition, Politics, and the Destruction of Scientific Integrity," T. Colin Campbell Center for Nutrition Studies, August 16, 2016.

9. T. Colin Campbell, *The China Study*, BenBella Books, 2017.

10. Campbell Appleton, "Effect of High and Low Dietary Protein on the Dosing and Postdosing Periods of Aflatoxin B1–Induced Hepatic Preneoplastic Lesion Development in the Rat," *Cancer Research* 43, no. 5 (1983)：2150‐2154.

11. Banoo Parpia, Cornell–China–Oxford Project videocast, Cornell University. www. cornell.edu/video/playlist/the–china–project–studying–the–link–between–diet– and–disease.

12. 200年前，在19世纪初，糖类主要是富人的食物，美国人均每年消耗约2磅（0.9千克）糖，仅占热量摄入的不到1%。在过去两个世纪中，这个数字一直在稳定增长，美国普通人每年消费大约152磅（68.9千克）糖。每个饮食西化的国家都面临这一趋势，在西方饮食更为流行的大型城市中更是如此。糖的大量消费让"平衡摄入"这个概念都没有多少参考意义了，因为所谓的"正常摄入量"本身都发生了偏差。新罕布什尔州卫生与公共服务部，www.dhhs.nh.gov/dphs/nhp/documents/sugar.pdf

13. Lily Sanborn, "Sugar Cravings：Evolution, Addiction, or Both？," *Frontiers:Washington University Review of Health*, April 20, 2015.

14. "2019：The Year for Nutrition," Lancet 393, no. 10168 (2019)：200, www. thelancet.com/journals/lancet/article/PIIS0140–6736(19)30080–7/fulltext？utm_ campaign=tleat19&utm_source=HubPage.

15. 我曾应一位朋友邀请去希腊某个小岛度假，在那里见识到美食和社区联结的力量。在那里，人们晚上在外面坐上好几个小时，吃着营养丰富，以蔬菜、鱼类和葡萄酒为代表的地中海食物，开心地交谈。而在雅典这样的大城市，人们涌向快餐店，并认为这样做"很酷"。公共卫生灾难在暗中蔓延，心脏病、糖尿病、癌症、肥胖症和其他疾病的发生率不是在升高，而是在飞速上升。

第四章

1. "The Top 10 Causes of Death," World Health Organization, May 24, 2018, www.who.int/mediacentre/factsheets/fs310/en/.

2. B. A. Glenn, C. M. Crespi, H. P. Rodriguez, et al., "Behavioral and Mental Health Risk Factor Profiles Among Diverse Primary Care Patients," *Preventative Medicine* S0091-7435(17)30495-4, December 22, 2017, doi: 10.1016/j.ypmed.2017.12.009. B. Bortolato, T. N. Hyphantis, S. Valpione, G. Perini, M. Maes, et al., "Depression in Cancer: The Many Biobehavioral Pathways Driving Tumor Progression," *Cancer Treatment Reviews* 52, January 2017, 58–70, doi: 10.1016/j.ctrv.2016.11.004.

3. Noha Ahmed Nasef, Sunali Mehta, Lynnette R. Ferguson, "Susceptibility to Chronic Inflammation: An Update," *Archives of Toxicology* 91, no. 3 (2017): 1131–1141.

4. 同上，1131页。

5. 很多人认为，血液中的高水平脂肪会导致胆固醇黏附在动脉壁上，进而导致动脉粥样硬化。但现在我们知道这是一种误解，在内皮没有损伤的前提下，斑块不会发生。Robert P. Hoffman, "Hyperglycemic Endothelial Dysfunction: Does It Happen and Does It Matter? " *Journal of Thoracic Disease* 7, no. 10 (2015): 1693–1695. E. P. Weiss, H. Arif, D. T. Villareal, et al., "Endothelial Function After High-Sugar-Food Ingestion Improves with Endurance Exercise Performed on the Previous Day," *American Journal of Clinical Nutrition* 88, no. 1 (2008): 51–57.

6. Nasef, Mehta, Ferguson, "Susceptibility to Chronic Inflammation." Terrence Deak, Anastacia Kudinova, Dennis F. Lovelock, et al., "Neuroimmune Mechanisms of Stress Across Species," *Dialogues in Clinical Neuroscience* 19, no. 1 (2017). Ruth A. Hackett, Andrew Steptoe, "Type 2 Diabetes Mellitus and Psychological Stress—A Modifiable Risk Factor," *Nature Reviews:Endocrinology*

13, no. 9 (2017): 547 - 560. Petra H. Wirtz, Roland von Känel, "Psychological Stress, Inflammation, and Coronary Heart Disease," *Current Cardiology Reports,* September 20, 2017, 111.

7. "Autoimmune Disease List," American Autoimmune Related Diseases Association, www.aarda.org/diseaselist/.

8. F. G. Hage, "C-reactive protein and hypertension," *J Hum Hypertens* 28, no. 7, (2014): 410 - 415.

9. Amit Kumar Shrivatava, Harsh Vardhan Singh, Arun Raizada, Sanjeev, et al., "C-reactive protein, inflammation and coronary heart disease," *The Egyptian Heart Journal Review* 67, no. 2 (2015): 89 - 97.

10. J. Watson, A. Round, W. Hamilton, "Raised inflammatory markers," *BMJ* 344, no. 454 (2012).

11. A. Nerurkar, A. Bitton, R. B. Davis, et al., "When Physicians Counsel About Stress: Results of a National Study," *JAMA Internal Medicine* 173, no. 1 (2013): 76 - 77.

12. P. H. Wirtz, R. von Känel, "Psychological Stress, Inflammation, and Coronary Heart Disease," *Current Cardiology Reports,* September 20, 2017, 111.

13. Ljudmila Stojanovich, "Stress and Autoimmunity," *Autoimmunity Reviews* 9, no. 5 (2010): A271 - A276.

14. L. Stoianovich, D. Marisavlievich, "Stress as a trigger of autoimmune disease," *Autoimmune Review* 7, no. 3, (2008).

15. "How Stress Influences Disease: Study Reveals Inflammation as the Culprit," Science Daily, April 2, 2012, www.sciencedaily.com/releases/2012/04/120402162546.htm.

16. Nicole D. Powell, Erica K. Sloan, Michael T. Bailey, et al., "Social Stress Up-Regulates Inflammatory Gene Expression in the Leukocyte Transcriptome via β-Adrenergic Induction of Myelopoiesis," *Proceedings of the National Academy of Sciences* 110, no. 41 (2013): 16574 - 16579.

17. M.Østensen, L.Fuhrer, R.Mathieu, et al., "A Prospective Study of Pregnant Patients with Rheumatoid Arthritis and Ankylosing Spondylitis Using Validated Clinical Instruments," *Annals of the Rheumatic Diseases* 63, no. 10 (2004): 1212‐1217.

18. Jose U. Scher, Andrew Sczesnak, Randy S. Longman, et al., "Expansion of Intestinal *Prevotella copri* Correlates with Enhanced Susceptibility to Arthritis," eLife, November 2013.

19. S. Dimitrov, E. Hulteng, S. Hong, "Inflammation and Exercise: Inhibition of Monocytic Intracellular TNF Production by Acute Exercise via β 2–Adrenergic Activation," *Brain, Behavior, and Immunity* 61, March 2017, 60‐68, www.ncbi.nlm.nih.gov/pubmed /28011264.

第五章

1. Theodore M. Brown, Elizabeth Fee, "Walter Bradford Cannon: Pioneer Physiologist of Human Emotions," *American Journal of Public Health*, October 2002.

2. Walter B. Cannon, *The Way of an Investigator*, W. W. Norton, 1945.

3. H. Benson, J. A. Herd, W. H. Morse, et al., "Behavioral Induction of Arterial Hypertension and Its Reversal," *American Journal of Psychology* 271, no. 1 (1969): 30‐34.

4. Anne Harrington, *The Cure Within: A History of Mind–Body Medicine* (New York: W. W. Norton, 2008).

5. S. W. Lazar, C. E. Kerr, R. H. Wasserman, et al., "Meditation experience is associated with increased cortical thickness," *Neuroreport*. 2005; 16(17): 1893‐97. www.ncbi.nlm.nih.gov/pmc/articles /PMC1361002/.

6. Rachael Donalds, *"Digital" Determinants of Health*, TEDx New Bedford, February 23, 2018. https: //youtu.be/89CjV6tqIAM.

7. Sian Yong Tan, Yvonne Tatsumura, "Alexander Fleming: Discoverer of Penicillin," *Singapore Medical Journal*, July 2015.

8. E. S. Epel, J. Daubenmier, J. T. Moskowitz, et al., "Can Meditation Slow Rate of Cellular Aging? Cognitive Stress, Mindfulness, and Telomeres," *Annals of the New York Academy of Sciences* 1172, August 2009, 34 – 53.

9. E. S. Epel, E. H. Blackburn, J. Lin, et al., "Accelerated Telomere Shortening in Response to Life Stress," *Proceedings of the National Academy of Sciences of the United States of America* 101, no. 49 (2004): 17312 – 17315.

第六章

1. "The Inflammatory Reflex: A New Understanding of Im– munology," SetPoint Medical, https: //setpointmedical.com/science/inflammatory–reflex/.

2. Barbara L. Fredrickson, Michael A. Cohn, Kimberly A. Coffey, et al., "Open Hearts Build Lives: Positive Emotions, Induced Through Loving–Kindness Medi– tation, Build Consequential Personal Resources," *Journal of Person– ality and Social Psychology* 95, no. 5 (2008): 1045 – 1062, www.ncbi.nlm.nih.gov/pmc/articles/PMC3156028/.

3. Barbara Fredrickson, *Love 2.0:Finding Happiness and Health in Moments of Connection*, Hudson Street Press, 2013.

4. Bethany Kok, Barbara Fredrickson, "Upward Spirals of the Heart: Autonomic Flexibility, as Indexed by Vagal Tone, Re– ciprocally and Prospectively Predicts Positive Emotions and Social Connectedness," *Biological Psychology* 85, no. 3 (2010): 432 – 436.

5. Nicole K. Valtorta, Mona Kanaan, Simon Gilbody, et al., "Loneliness and Social Isolation as Risk Factors for Coronary *Heart* Disease and Stroke," *Heart* 102, no. 13 (2016): 1009 – 1016, https: //heart.bmj.com/content/102/13/1009.

6. Julianne Holt–Lunstad, Timothy B. Smith, Mark Baker, et al., Stephenson,

"Loneliness and Social Isolation as Risk Factors for Mortality: A Meta-Analytic Review," *Perspectives on Psychological Science* 10, no. 2 (2015): 227 - 237. 又见: "Lone- liness Has Same Risk as Smoking for Heart Disease," Harvard Health Publishing, June 2016, www.health.harvard.edu/staying-healthy/loneliness-has-same-risk-as-smoking-for-heart-disease.

7. Jane E. Brody, "The Surprising Effects of Loneliness on Health," *New York Times*, December 11, 2017, www.nytimes.com/2017/12/11/well/mind/how-loneliness-affects-our-health.html. N. J. Donovan, O. I. Okereke, P. Vannini, et al., "Association of Higher Cortical Amyloid Burden with Loneliness in Cognitively Normal Older Adults," *JAMA Psychiatry* 73, no. 12 (2016): 1230 - 1237. doi: 10.1001/jamapsychiatry.2016.2657.

8. Tim Adams, "John Cacioppo: 'Loneliness Is Like an Ice- berg—It Goes Deeper Than We Can See,' " *Guardian*, February 28, 2016, www.theguardian.com/science/2016/feb/28/loneliness-is-like-an-iceberg-john-cacioppo-social-neuroscience-interview.

9. Karin Brulliard, "A Woman's Dog Died, and Doctors Say It Literally Broke Her Heart," *Washington Post*, October 19, 2017, www.washingtonpost.com/news/animalia/wp/2017/10/19/a-womans-dog-died-and-doctors-say-her-heart-literally-broke/.

10. Abhishek Maiti, Abhijeet Dhoble, "Takotsubo Cardio- myopathy," *New England Journal of Medicine* 377, October 2017, e24, www.nejm.org/doi/10.1056/NEJMicm1615835.

11. Neeta Mehta, "Mind-Body Dualism: A Critique from a Health Perspective," *Mens Sana Monographs* 9, no. 1 (2011): 202 - 209, www.ncbi.nlm.nih.gov/pmc/articles/PMC3115289/.

第七章

1. Everett L. Worthington Jr., Michael Scherer, "Forgive- ness Is an Emotion-Focused

Coping Strategy That Can Reduce Health Risks and Promote Health Resilience:
Theory, Review, and Hypotheses," *Psychology and Health* 19, no. 3 (2004):
385 – 405, www.tandfonline.com/doi/abs/10.1080/0887044042000196674.

第八章

1. Robert Langreth, "Six Miracle Cancer Survivors," *Forbes*, March 2009. www.
   forbes.com/2009/02/11/cancer–cure–experimental–lifestyle–health_0212cancer.
   html#140bd28d6277.

2. S. M. Vaziri–Bozorg, A. R. Ghasemi–Esfe, O. Khalilzadeh, et al., "Antidepressant
   Effects of Magnetic Resonance Imaging–Based Stimulation on Major Depressive
   Disorder: A Double–Blind Randomized Clinical Trial," *Brain Imaging Behavior*
   6, no. 1 (2012): 70 – 76, www.ncbi.nlm.nih.gov/pubmed/22069111.

3. William J. Cromie, "Depressed get a lift from MRI," *The Harvard Gazette*,
   January 22, 2004. https://news.harvard.edu/gazette/story/2004/01/depressed–
   get–a–lift–from–mri/.

第九章

1. Faruk Tas, "Metastatic Behavior in Melanoma: Timing, Pattern, Survival, and
   Influencing Factors," *Journal of Oncology*, Volume 2012, Article ID 647684,
   http://dx.doi.org/10.1155/2012 /647684.

2. K. A. Katz, E. Jonasch, F. S. Hodi, et al., "Melanoma of unknown primary:
   experience at Massachusetts general hospital and Dana–Farber Cancer Institute,"
   Melanoma Research, vol. 15, no. 1, (2005): 77 – 82.

3. G. Vijuk, A. S. Coates, "Survival of patients with visceral metastatic melanoma
   from an occult primary lesion: a retrospective matched cohort study," *Annals of
   Oncology*, vol. 9, no. 4, (1998): 419 – 422.

4. Michael Pollan, *How to Change Your Mind*, Penguin, 2018: 301.

5. "Dr. Vincent Felitti: Reflections on the Adverse Childhood Experiences (ACE) Study," YouTube video, 32: 33, posted by National Congress of American Indians, June 23, 2016, www.youtube .com/watch? v=−ns8ko9−ljU.

第十章

1. Harry McGurk, John MacDonald, "Hearing Lips and Seeing Voices," *Nature* 264, no. 5588 (1976): 746‐748, www.nature .com/articles/264746a0.

2. A.J. Crum, E.J. Langer, " Mind−Set Matters: Exerciseand the Placebo Effect," *Psychological Science* 18, no. 2 (2007): 165‐171.

3. Becca R. Levy, Ellen Langer, "Aging Free From Negative Stereotypes: Successful Memory in China and Among the American Deaf," *Journal of Personality and Social Psychology* 66, no. 6 (1994): 989‐997.

4. F. Pagnini, C. Cavalera, E. Volpato, et al., "Ageing as a mindset: a study protocol to rejuvenate older adults with a counterclockwise psychological intervention," *BMJ Open* 9, no. 7 (2019): e030411. www.ncbi.nlm.nih.gov/pubmed/31289097.

5. E. Smith, M. Desai, M. Slade, et al., "Positive Aging Views in the General Population Predict Better Long−Term Cognition for Elders in Eight Countries," *Journal of Aging and Health*, July 24, 2018. https: //doi. org/10.1177/0898264318784183.

6. Giovanni Pico della Miranola, *Oration on the Dignity of Man*, 1496.

7. J. E. Logan, E. N. Rampersaud, G. A. Sonn, et al., "Systemic Therapy for Metastatic Renal Cell Carcinoma: A Review and Update," *Reviews in Urology* 14, nos. 3‐4 (2012): 65‐78.

第十一章

1. Lulu Wang. *This American Life*, "In Defense of Ignorance," Act One. Chicago Public Media, April 22, 2016.

2. Bernard Crettaz, *Cafés Mortels:Sortir la Mort du Silence*, Labor et Fides, 2010.

3. Sophie Elmhirst, "Take Me to the Death Cafe," *Prospect*, January 22, 2015, www.prospectmagazine.co.uk/magazine/take–me –to–the–death–cafe.

第十二章

1. D. Spiegel, J. R. Bloom, H. C. Kraemer, et al., "Effect of Psychosocial Treatment on Survival of Patients with Metastatic Breast Cancer," *Lancet* 2, no. 8668 (1989): 888 - 891, www .ncbi.nlm.nih.gov/pubmed/2571815.

2. A. J. Cunningham, C. V. Edmonds, C. Phillips, et al., "A Randomized Controlled Trial of the Effects on Survival of Group Psychological Therapy for Women with Metastatic Breast Cancer," *Psycho–Oncology* 7, no. 6 (1998): 508 - 517.

3. A. J. Cunningham, C. V. Edmonds, C. Phillips, et al., "A Prospective, Longitudinal Study of the Relationship of Psychological Work to Duration of Survival in Patients with Metastatic Cancer," *Psycho–Oncology* 9, no. 4 (2000): 323 - 339, www.ncbi.nlm.nih.gov/pubmed /10960930.

4. A. J. Cunningham, C. Phillips, J. Stephen, et al., "Fighting for life: a qualitative analysis of the process of psychotherapy–assisted self–help in patients with metastatic cancer," *Integrative Cancer Therapies* 1, no. 2 (2002): 146 - 161.

5. A. J. Cunningham, K. Watson, "How Psychological Therapy May Prolong Survival in Cancer Patients," *Integrative Cancer Therapies* 3, no. 3 (2005): 214 - 229.

6. Marcia Angell, "Disease as a Reflection of the Psyche," *New England Journal of Medicine* 312, June 1985, 1570 - 1572, www.nejm.org/doi/full/10.1056/

NEJM198506133122411.

7. Julia Belluz, "America's most famous back pain doctor said pain is in your head. Thousands think he's right." *Vox*, July 23, 2018. www.vox.com/science-and-health/2017/10/2/16338094/dr-john -sarno-healing-back-pain.

8. A. J. Burger, M. A. Lumley, J. N. Carty, et al., "The effects of a novel psychological attribution and emotional awareness and expression therapy for chronic musculoskeletal pain: A preliminary, uncontrolled trial." *Journal of Psychosomatic Research* 81 (February 2016): 1 - 8. www.ncbi.nlm.nih.gov/pubmed/26800632.

结语

1. Peter H. Diamandis, Steven Kotler, *Abundance:The Future Is Better Than You Think*, Free Press, 2012.

2. Rachael Donalds, "Digital Determinants of Health," filmed in New Bedford, CT. TEDx video, www.youtube.com/watch? v =89CjV6tqIAM.

杰弗里·雷迪杰
Jeffrey Rediger, M.D.

美国人，1997年毕业于印第安纳大学医学院，获医学博士学位。现执教于哈佛大学医学院，也是执业内科医生和精神科医生。曾获得布莱威尔领导力奖（Bravewell Leadership Award）提名，该奖项表彰在整合医学领域做出重大贡献的医生。

自愈的概率

作者_ [美]杰弗里·雷迪杰　译者_ 邓攀

产品经理_ 谭思灏　装帧设计_ 文薇　产品总监_ 木木

技术编辑_ 顾逸飞　责任印制_ 梁拥军　出品人_ 贺彦军

果麦
www.guomai.cn

以 微 小 的 力 量 推 动 文 明

图书在版编目（CIP）数据

自愈的概率 /（美）杰弗里·雷迪杰著 ; 邓攀译.
-- 上海：上海科学技术文献出版社，2023
ISBN 978-7-5439-8833-0

Ⅰ.①自… Ⅱ.①杰… ②邓… Ⅲ.①免疫学－普及
读物 Ⅳ.①R392-49

中国国家版本馆CIP数据核字（2023）第081356号

CURED: THE LIFE-CHANGING SCIENCE OF SPONTANEOUS HEALING By JEFFREY
REDIGER, MD
Copyright©2020 BY JEFFREY REDIGER
This edition arranged with THE MARSH AGENCY LTD& IDEA ARCHITECTS
Through BIG APPLE AGENCY,INC., LABUAN,MALAYSIA
Simplified Chinese cdition copyright:
2023 Guomai Culture and Media Co.Ltd
All rights reserved.

图字：09-2023-0462 号

责任编辑：苏密娅
封面设计：文　薇

自愈的概率
ZIYU DE GAILÜ
［美］杰弗里·雷迪杰　著　　邓攀　译
出版发行：上海科学技术文献出版社
地　　址：上海市长乐路 746 号
邮政编码：200040
经　　销：全国新华书店
印　　刷：河北鹏润印刷有限公司
开　　本：890mm×1280mm　1/32
印　　张：11.25
字　　数：268 千字
印　　数：1-7, 000
版　　次：2023 年 9 月第 1 版　　2023 年 9 月第 1 次印刷
书　　号：ISBN 978-7-5439-8833-0
定　　价：59.80 元
http://www.sstlp.com